精神分裂症

患者的康复管理策略

主　编　潘淑均　朴海善

副主编　李　赓　宋　红　秦雪萍

编　者（按姓氏笔画排序）

马元元　宁夏精神卫生中心

马陈雯姝　宁夏精神卫生中心

朴海善　宁夏医科大学

朱　媛　宁夏精神卫生中心

刘倩云　宁夏精神卫生中心

李　赓　宁夏精神卫生中心

肖　荣　宁夏民政厅民康医院

宋　红　宁夏民政厅民康医院

张冰美　宁夏第四人民医院

哈丽娜　宁夏医科大学

秦雪萍　宁夏泾源县人民医院

潘淑均　宁夏医科大学

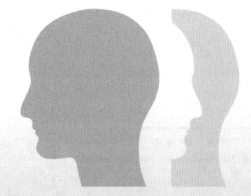

U0321515

西安交通大学出版社

XI'AN JIAOTONG UNIVERSITY PRESS

国家一级出版社

全国百佳图书出版单位

图书在版编目（CIP）数据

精神分裂症患者的康复管理策略／潘淑均,朴海善主编.—西安：
西安交通大学出版社,2023.2

ISBN 978-7-5693-3024-3

Ⅰ.①精…　Ⅱ.①潘…②朴…　Ⅲ.①精神分裂症-康复
Ⅳ.①R749.3

中国国家版本馆 CIP 数据核字（2023）第 008912 号

书　　名	**精神分裂症患者的康复管理策略**
主　　编	潘淑均　朴海善
责任编辑	张永利
责任校对	郭泉泉

出版发行	西安交通大学出版社
	（西安市兴庆南路 1 号　邮政编码 710048）
网　　址	http://www.xjtupress.com
电　　话	（029)82668357　82667874（市场营销中心）
	（029)82668315（总编办）
传　　真	（029)82668280
印　　刷	西安五星印刷有限公司

开　　本	787mm×1092mm　1/16　**印张**　14.5　**字数**　314 千字
版次印次	2023 年 2 月第 1 版　　2023 年 2 月第 1 次印刷
书　　号	ISBN 978-7-5693-3024-3
定　　价	86.00 元

如发现印装质量问题,请与本社市场营销中心联系。
订购热线:(029)82665248　(029)82667874
投稿热线:(029)82668803
读者信箱:med_xjup@163.com

前　言

　　精神分裂症是一种反复发作的慢性精神障碍,给患者本人及其家庭带来了沉重的负担和压力。可以说,帮助患者获得和维持精神分裂症的康复状态是全社会的责任。本书的编写人员根据多年的工作积累和经验,编写了这部旨在帮助精神分裂症患者的综合性康复管理策略的图书。本书可以使读者清晰地了解精神分裂症的病因、发病机制、药物治疗、心理－社会治疗方法及预防复发管理,认识到患了精神分裂症既不可怕也不羞愧,知晓精神分裂症是可以有效管理并能够维持康复状态的一种脑部疾病,从而认真学习关于精神分裂症的相关知识,积极主动应对精神分裂症康复过程中的各种问题。

　　本书内容共分为9章。其中,第一章至第三章介绍了精神分裂症的基本知识,如病因和发病机制、临床表现和分型、病程及治疗策略、复发征兆识别和心理社会干预措施;第四章至第八章介绍了精神分裂症的服药管理、康复评估、医院康复、家庭康复和社区康复;第九章介绍了精神分裂症的法律与伦理问题。

　　精神分裂症病程的迁延性和反复发作的特点使得精神分裂症患者维持全面康复有非常大的挑战,需要医院治疗、社区康复管理和家庭支持同步进行。但是,由于为精神分裂症患者提供的康复措施专业性强,需要包括精神科医生/护士、社会工作者、心理治疗师、患者家属等掌握扎实的理论和实践操作技术。因此,本书既从理论上讲解了精神分裂症的康复要点和原理,也从实践技能上描述了精神分裂症患者的康复执行策略,同时呈现了我们多年来的实践结果,希望能为致力于帮助精神分裂症患者获得理想康复疗效的同人提供专业指导。

　　由于编写人员水平有限,因此书中难免存在不足之处,希望读者在阅读本书时能多提修改意见及建议,以便我们日后完善。

编者

2022 年 7 月

目　　录

第一章　精神分裂症概述

第一节　精神分裂症的概念与流行病学情况

一、概念

精神分裂症(schizophrenia)是一组病因未明的重性精神障碍,多起病于青少年,临床表现涉及认知、思维、情感、行为等多方面精神活动显著异常,并导致明显的职业和社会功能损害,一般无意识障碍和明显的智能障碍,病程多迁延。精神分裂症占精神科住院病种的一半以上,约一半的患者最终结局为精神残疾,给患者及其家属和社会造成了严重的负担。

在美国 2013 年发布的《精神障碍诊断与统计手册(第 5 版)》(DSM - 5)精神障碍分类与诊断标准中,首次将精神分裂症等疾病以谱系障碍进行分类,称为精神分裂症谱系及其他精神病性障碍,包括分裂型(人格)障碍、妄想障碍、短暂精神病性障碍、精神分裂症样障碍、精神分裂症、分裂情感性障碍、物质/药物所致的精神病性障碍、由于其他躯体疾病所致的精神病性障碍、紧张症、其他特定的精神分裂症谱系及其他精神病性障碍、未特定的精神分裂症谱系及其他精神病性障碍。

二、流行病学情况

精神分裂症可见于各种社会文化、各种社会和各种地理区域中,不同地区患病率的差异可以很大,导致差异的原因除了地域、种族、文化等因素之外,还与所使用的诊断标准不一致有关。总体来看,精神分裂症男、女患病率大致相等,性别差异主要体现在初发年龄和病程特征上。90% 的精神分裂症起病于 15 ~ 55 岁,男性发病的高峰年龄段为 10 ~ 25 岁,女性发病的高峰年龄段为 25 ~ 35 岁。与男性不同,中年期是女性的第二个发病高峰年龄段,3% ~ 10% 的女性患者起病于 40 岁以后,多项随访研究支持女性患者整体预后好于男性。精神分裂症患者发展成为物质依赖,尤其是尼古丁依赖的危险性明显增加。此外,精神分裂症患者遭受躯体疾病(尤其是糖尿病、高血压及心脏疾病)和意外伤害的概率也高于正常人,平均寿命缩短 8 ~ 16 年。据世界卫生组织估计,全球精神分裂的终生患病率为 3.8‰ ~ 8.4‰;美国报道的精神分裂症的终生患病率高达 13‰,每年的新发病例,即年发病率为 0.22‰左右,尽管 2/3 的患者可能需住院治疗,但仅一半的精神分裂症患者获得了专科治疗。

1982 年,我国开展了 12 个地区的精神疾病流行病学调查,其中精神分裂症的终生患病率为 5.69‰,12 年后(1994 年)再次进行的随访调查发现,精神分裂症的终生患病率上升为 6.55‰,而且在 15 岁以上人口中,城市的精神分裂症患病率显著高于农村(前者为 7.11‰,后者为 4.26‰)。国内大多数流行病学调查资料都提示精神分裂症女性患病率略高于男性,城市患病率高于农村;同时还发现,无论城乡,精神分裂症的患病率均与家庭经济水平呈负相关。

世界卫生组织联合世界银行和哈佛大学公共卫生学院采用伤残调整生命年(DALYs)来估算,在 15~44 岁年龄组人群常见的 135 种疾病或健康状况中,精神分裂症位列总疾病负担的第八位,占总疾病负担的 2.6%;如果以因残疾而丧失的生命年计算,精神分裂症位列第三,占总疾病负担的 4.9%;在发达国家,因精神分裂症导致的直接花费占全部卫生资源花费的 1.4%~2.8%,约占所有精神疾病花费的 1/5。据估算,我国有近 700 万人罹患精神分裂症,由此每年会产生巨额的医疗费用支出,造成患者及其家属劳动力的大量损失。并且,目前精神分裂症仍然是导致精神残疾的最主要疾病。

第二节　精神分裂症的症状学

由于精神分裂症的诊断是以精神症状为基础的,因此精神症状对识别本病有决定性意义。然而,精神分裂症表现错综复杂,没有哪一个症状和体征具有诊断的绝对特异性,所出现的各种症状与体征同样可见于其他精神神经疾病中,并且症状和体征会随着病程的演变而变化,不同个体、处于疾病的不同阶段的患者临床表现可有很大差异,但无论如何,精神分裂症自身临床表现具有其特征性,有在思维、情感、行为意向的不协调和脱离现实环境方面的特点。

一、前驱期症状

前驱期症状是指在出现典型的精神分裂症症状之前,患者常常出现不寻常的言行。多数患者前驱期症状可持续数月甚至数年,或者这些变化不太引人注目,常被家人忽视,一般并没有马上被看作是病态变化,常在诊断确定后才会去回顾性认定。

精神分裂症最常见的前驱期症状表现为以下几个方面。①情绪改变:如抑郁、焦虑、情绪波动、易激惹等;②认知功能改变:如古怪或异常的观念,生活、学习、工作能力下降等;③感知改变:即对自我和外界的感知改变;④行为改变:如敏感多疑、社会活动退缩、兴趣下降或丧失;⑤躯体症状:多种躯体不适,如头痛、背痛、消化道症状、睡眠和食欲改变、乏力等。

二、精神症状

自20世纪80年代中期以来,根据症状的聚类分析结果,精神分裂症患者存在以下5个症状群(五维症状),即阳性症状、阴性症状、认知症状、激越症状、情感症状(包括定向力及自知力障碍)。

(一)阳性症状

阳性症状是指异常心理过程的出现。最常见的阳性症状包括幻觉、妄想、思维形式障碍和紧张症等。

1. 幻觉

幻觉(hallucination)是指没有实际的外部刺激存在时个体出现类似感觉的体验,是精神分裂症最突出的感知觉障碍,以言语性幻听最为常见。精神分裂症的幻听内容可能是命令性幻听,幻听中的声音会命令患者做这做那,病情较轻时患者尚能拒不服从,较重时患者不得不服从。命令性幻听只有少数是提醒患者每日的日常任务,如"擦干净这张桌子""脱掉衣服";大多数是损害性的,可引起患者自伤、伤人和自杀。例如,一位农妇听到声音说"你不将自己的一根手指切掉,你的孩子今天就要被淹死",患者立即用刀将左手小指切掉了;另一个患者说:"声音说我没用,我爱人和别人好了,让我自杀算了。"命令性幻听也可能是评论性幻听,如一位中学生听到有声音说"你是个废物,什么事都做不好",有时又会说"你是个天才,所有人都在羡慕你"。命令性幻听也可以是议论性幻听,两个或几个声音在议论患者或与患者相关的事,如"耳中有五六个人的讲话声音,男女都有,一半人在骂我,一半人在为我辩护"。幻听有时以思维鸣响(思维化声)的方式表现出来,即患者所进行的思考都被声音读出来,如患者想喝水即出现"喝水,喝水"的声音,患者对声音的体会是"自己的思想变成了声音"。患者也可看到其他类型的幻觉,如患者凭空看到有个人出现在角落里(幻视);一个女性患者看到谁的手,就感到谁的手在偷偷摸自己(幻触);一位患者总能闻到自己身体发出类似大便的味道,怎么洗都没有用,不但自己能闻到,而且感到别人也能闻到(幻嗅);患者因尝到食物内有种农药的怪味而拒绝吃饭(幻味)等。

精神分裂症患者的幻觉体验可以是真性幻觉,指幻觉形象具体、生动、鲜明,来自客观空间,通常由感官获得;也可以是假性幻觉,指幻觉形象模糊、不鲜明、不生动,来自主观空间,往往不通过感官感知,如声音不是用耳朵听到的,而是"感到"脑海里有声音说话。幻觉不管是清晰具体,还是朦胧模糊,多会给患者的思维、情绪和行动带来不同程度的影响。在幻觉的支配下,患者可能做出违背本性、不合常理的举动。

2. 妄想

妄想(delusion)属于思维内容障碍,是在病态推理和判断基础上形成的一种病理性的歪曲的信念。精神分裂症的妄想具有以下特点:①内容荒谬离奇,逻辑荒谬,发生突然,但患者却坚信不疑;②妄想所涉及的范围有不断扩大和泛化的趋势,或具有特殊意义;③妄想的内容可与患者的生活经历、教育程度和文化背景有一定的联系;④患者对妄想多不愿暴露并企图隐瞒它。在疾病的初期,部分患者对自己的某些明显不合理的想法可能持将信将疑的态度,但随着疾病的进展,患者逐渐与病态的信念融为一体,并受到妄想的影响而做出某些反常的行为。妄想可以是原发性妄想,也可以是继发性妄想。原发性妄想又称真性妄想,指不是由其他精神症状引发、没有发生基础的妄想,表现为内容不可理解,不能用既往经历、当前处境及其他心理活动等加以解释,包括妄想知觉、妄想心境、妄想性回忆。继发性妄想又称类妄想观念,是继发于其他心理活动异常的妄想,如以错觉、幻觉、情感因素或某种愿望为基础产生的妄想。

妄想是精神分裂症出现频率最高的症状之一,表现形式多样,临床上以被害、关系、嫉妒、钟情、非血统、宗教和躯体妄想等多见,一个患者可以表现一种或多种妄想。例如,一位患者认为周围人的谈话是在议论自己,别人的咳嗽是针对自己的,甚至认为电视上播出的和报纸上登载的内容也与自己有关(关系妄想),认为自己的父母和单位里的人合伙要毒害自己,在自己喝水的杯子上做了手脚,每天都会释放出定量的毒药,造成自己慢性中毒,在饭里放了毒药,所以自己只能买袋装食物吃(被害妄想);一名患者坚信自己的妻子有外遇,认为妻子与单位里的多名男同事有不正当关系,见到妻子与男同事讲话就质问她(嫉妒妄想);一名40岁的女性患者坚信某明星喜欢她,理由是每次看电视时该明星都会对着她笑,为此她每周给该明星写信,虽然未得到一次回复,却认为这才是真正的爱情,认为该明星在考验她(钟情妄想);一名高三学生虽然临近高考,但自己不敢学习,认为自己心里想的一切都被别人知道了,如果学习,做题的思路就被周围同学知道,会超过他(被洞悉感);一名患者经常描述自己的心理活动与行为受到外界某种神秘力量或超声波干扰控制(物理影响妄想);一名患者发病后认为自己是某皇室贵族的儿子,而现在的父母亲只是养父母而已(非血统妄想)。

3. 思维形式障碍

思维形式障碍(disorders of the thinking form)又称联想障碍,主要为思维过程的联想和逻辑障碍,是精神分裂症最具特征性的症状。常见的思维形式障碍症状包括以下几种。

(1)思维奔逸(flight of thought):又称飘忽观念,其核心特征是多、高、快、变。多是讲话多;高是声音高;快是语速快;变是话题随内、外环境刺激而变,包括音联、意联和随境转移。音联、意联是话题随言语的发音和语义而改变,随境转移是话题随环境线索而改变。例如,医生请患者读当天的报纸,标题是"朝着光明的道路前进",患者边读边加以说明:朝是朝廷的朝,革命不是改朝换代,我们家门是坐北朝南,朝字上、下有两个"十"字,中间有个"日"字,子曰学而时习之,朝字左半有"日"字,右半有"月"字,两字合起来念明,光明黑暗,开灯关灯,(医生催她念报)朝中方、四方形、三角形、几何面、方的、圆的,不以规矩不成方圆……此时,进来一位老医生,患者马上站起让座,说向白衣战士学习,向白衣战士致敬(音联、意联、随境转移)。

(2)思维贫乏(poverty of thought):指联想概念与词汇贫乏,核心特征是空和无。患者感到脑子里空空的,没有什么可想的,也没有什么可说的,主动言语少;或虽然语量不少,但内容空洞,严重的患者也可以什么问题都回答不知道,并且患者对脑子空白无自知力,不感到着急。

(3)思维散漫(looseness of thought):又称离题症,指思维的目的性、连贯性和逻辑性障碍。在交谈时,患者说的话总是在毫无意义地绕圈子,经常游移于主题之外,尤其是在回答医生的问题时,句句说不到点子上,但句句似乎又都沾点儿边,令听者抓不到要点,表现为每一段话虽能理解,但段与段之间缺乏逻辑联系。

(4)思维破裂(splitting of thought):指概念之间联想的断裂,建立联想的各种概念内容之间缺乏内在联系,表现为患者的言语或书写内容有结构完整的句子,但各句含意互不相关,只是语句的堆积,整段内容令人不能理解。例如,医生问:"你在哪里工作?"患者答:"这是多余的问题,卫星照在太阳上,阳光反射到玻璃上,跟着我不能解决任何问题,马马虎虎,捣捣糨糊。"医生问:"你近来好吗?"患者答:"我不是坏人,家中没有房产,计算机病毒是谁捣的鬼,我想回家。"严重时,言语支离破碎,个别词句之间也缺乏联系,成了语词杂拌(word salad)。在意识障碍的背景下出现语词杂拌,称为思维不连贯(incoherence of thought)。例如:"鸡在叫,人生,人生,我是周老爷(患者姓周),宝莲灯,保养身体……"

(5)思维插入(thought insertion):指患者感到有某种思想不是属于自己的,是别人强行塞入的,甚至诉说是别人借用他的头脑进行思维活动。

(6)思维被夺(thought deprivation):指患者感到自己思想被某种外力突然抽走,患者常形容为"思维突然被吸走,被拿走,被抽空"。

(7)语词新作(neologism):是概念的融合、浓缩和无关概念的拼凑。患者自创一些奇怪的文字、符号、图形或语言,并为其赋予特殊的意义,他人无法理解。例如,"♀&♀"表示同性恋,"∞"表示亲密友好。

(8)逻辑倒错性思维(paralogic thinking):以思维推理缺乏逻辑性为特点,表现为推理结论缺乏前提依据,或因果倒置,令人觉得离奇古怪,不可理解。例如,一名患者吃生菜叶、吃草,他解释说:"我的属相是牛,牛是吃草的,所以我应该吃草。"

(9)象征性思维(symbolic thinking):属于概念转换,以无关的具体概念代替某一抽象概念,不经患者解释,旁人无法理解。例如,患者经常反穿衣服,表示自己"表里合一,心地坦白"。

(10)思维云集(pressure of thought):又称强制性思维(forced of thought),指患者感到大脑内不由自主地突然涌现出大量无现实意义、不属于自己的联想,是被外力强加的。这种联想的内容多、变化大,前后可能没有联系,其出现不为患者所预料,内容毫无现实意义。

4. 紧张综合征

紧张综合征因全身肌张力增高而得名,包括紧张性木僵和紧张性兴奋两种状态。两者可交替出现,是精神分裂症紧张型的典型表现。木僵时以缄默、随意运动减少或缺失以及精神运动无反应为特征。木僵患者有时可以突然出现冲动行为,即紧张性兴奋。

（二）阴性症状

阴性症状是指正常心理功能的缺失，涉及情感、社交及认知方面的缺陷，包括情感迟钝、意志减退、言语贫乏、快感缺失及社交退缩。其中，情感迟钝和意志减退是精神分裂症最常见的阴性症状。情感迟钝是指对能引起鲜明情感反应的刺激，患者反应较平淡，表现为不能理解或识别别人的情感表露和/或不能正确表达自己的情感，在情感的反应性、面部表情丰富度、目光接触次数、讲话语调（韵律）等方面的下降，以及通常在言语时用作加强语气的手部、头部和面部动作的减少。意志减退是积极的、自发的、有目的的活动减少，患者常表现为活动减少，无所事事，缺乏主动性，行为变得孤僻、被动、退缩，在坚持工作、完成学业、料理家务等方面有很大困难，对未来无打算、无追求、不关心，有的患者可以连续几小时不语不动，个人生活不能自理，甚至本能欲望也缺乏。

（三）认知症状

认知能力包括注意、记忆、定向和精神运动性操作。近年来，国外有学者统计表明，有85%左右的精神分裂症患者有认知功能障碍，由此可以认为，认知功能障碍是精神分裂症的主要症状之一，也是影响患者社会功能康复和疾病预后的重要因素。认知功能受损涉及多个认知领域，包括注意障碍、记忆障碍、抽象思维障碍、执行功能障碍和信息整合功能障碍。①注意障碍：如视觉和听觉注意障碍、注意分散或随境转移、注意专注或转移困难、选择性注意障碍、觉醒度降低。②记忆障碍：大多数患者都有一定程度的记忆损害，这种损害是广泛性的，涉及记忆系统的每个主要组成部分；患者的工作记忆、瞬时记忆、短时记忆、长时记忆等都有损害，涉及言语流利性、命名、看图说话、定义等多方面。③抽象思维障碍：主要包括分类与概括障碍、联想障碍、解决问题的决策能力障碍等。④执行功能障碍：表现为难以形成、制订、完善与执行计划，难以解决或处理问题，纠正错误能力降低，也难以执行目标任务。⑤信息整合功能障碍：包括视觉－听觉整合、视觉－运动觉整合、视觉－听觉－运动觉整合、现实信息与以往信息整合等联想过程的整合紊乱。

（四）激越症状

1. 攻击暴力

攻击暴力（violence）是指部分患者有表现激越、冲动控制能力减退及社交敏感性降低，患者可以在精神病症状的支配下出现反复谩骂、威胁或破坏行为。轻者可能表现为随意抢夺别人手上的香烟、随意变换电视频道或将食物丢到地上，往往延迟满足困难，可以强人所难，坚持立即满足其要求；严重者可出现冲动攻击与暴力行为。一般认为，精神分裂症患者发生攻击暴力行为的可能性比正常人大四倍，但精神分裂症患者成为攻击暴力受害者的可能性远比正常人更大。研究还发现，精神分裂症患者发生严重凶杀行为的可能性并不比正常人高。暴力攻击行为的高危因素包括：男性患者，病前存在品行障碍、反社会型人格特征，共患物质滥用以及受幻觉妄想的支配等，而预测攻击暴力行为的最佳因子是既往的攻击、暴力行为史。

2. 自杀

有 20% ~50% 的精神分裂症患者在其疾病过程中会出现自杀企图。新近的 Meta 分析认为,最终死于自杀的精神分裂症患者约为 5%。自杀行为多出现在疾病早期,在入院或出院不久时发生。引起自杀最可能的原因是抑郁症状(尤其是期望值高、病后失落感严重、意识到理想难于实现、对治疗失去信心的年轻男性患者),而虚无妄想、命令性幻听、逃避精神痛苦及物质滥用等则是常见的促发因素。

(五)情感症状以及定向力、自知力障碍

1. 情感症状

情感症状在精神分裂症中的发生率极高,主要表现为情感的不协调、情感倒错,抑郁、焦虑、恐惧等负性情感在精神分裂症患者中也不少见。但需要注意的是,家庭成员和临床医师常常被患者外显的精神病性症状所吸引,而对情感症状重视不够。

约有 80% 的精神分裂症患者在其疾病过程中会体验到明显的抑郁和焦虑情绪,尤以疾病的早期和缓解后期多见。精神分裂症患者的抑郁、焦虑症状可能属于疾病的一部分,也可能是继发于疾病的影响、药物不良反应和患者对精神病态的认识和担心。抑郁情绪明显的患者常常具有阴性症状较少、情感体验能力保持较好、思维概括能力较好及预后较好的特点,但发生自杀和物质滥用的风险也更高。

2. 定向力障碍

定向力障碍(disorientation)是指对环境和/或自身状况认识能力的丧失或认识错误。定向力障碍可单独出现,也可同时涉及多个方面的异常,多见于意识障碍时,是意识障碍的一个重要标志。需要说明的是,有定向力障碍者并不一定存在意识障碍,如在陌生城市出现迷路时并无意识障碍。定向力障碍的表现形式包括以下几种。

(1)时间定向障碍(temporal disorientation):时间定向的正确性取决于近期记忆、生活节律性(如到什么时候做什么事)和注意力。有意识障碍的患者多表现为对短片段的时间不能正确判断,如分不清白天与黑夜、上午与下午以及当前的大体时间;对较长的时间单位不能正确认识,如分不清年、月、日和季节者,则主要见于记忆障碍及某些精神分裂症等。

(2)空间定向障碍(spatial disorientation):表现为对自己所处的空间位置不能正确辨认。空间地点定向的正确性取决于近期记忆和远期记忆,如痴呆和意识障碍的患者不知道在哪个医院、睡哪张床、身处何地等,有的患者表现为出门后不知道回家,或在病房内找不到自己的房间和床位。

(3)人物定向障碍(personal disorientation):人物定向的正确性取决于近期记忆和远期记忆。近期记忆减退者可把刚见过几面的人认错,这种把人认错的现象既可归为人物定向力障碍,也可归为错视。远期记忆减退可对熟悉的人的名字及其与自己的关系不能识别,甚至连自己的子女和配偶都会认错。

(4)自我定向障碍(self-consciousness disorientation):对自身状况的认识能力丧失或

错误,包括自己的姓名、年龄和职业等。在自我定向中,年龄变化的概率比姓名和职业大,故最先受损;姓名是不变的,最后受损。自我定向障碍的先后顺序是年龄—职业—姓名。

(5)双重定向障碍(double orientation):指患者对时间、地点、人物出现双重体验,其中一种体验是正确的,而另一种体验多与妄想有关,是妄想性的判断和解释。如一名患者称自己既在学校,又在医院,同时认为刚吃过早餐但现在已是傍晚,给他治病的人既是医生又是清洁工。这两种不同判断,其中之一往往是正确的,但另一种则是错误的,是带有妄想性质的判断。该症状从本质上讲属于自我意识障碍的范畴,主要见于精神分裂症患者。

3. 自知力障碍

自知力(insight)又称领悟力或内省力,是指患者对自己精神状态的认识和判断能力,即能否观察或辨识自己有病和精神状态是否正常,能否做出正确分析和判断,并指出自己既往和现在的表现与体验中哪些是属于病态。不同精神疾病对自知力的损害程度是不同的,自知力障碍在临床上可分为3种情况。

(1)自知力完整(有自知力):指患者能认识到自己有病,知道哪些表现是病,并要求治疗,主动就医,多见于神经症、人格障碍的患者。

(2)有部分自知力:指患者对病态表现只有部分认识,见于精神病的各个阶段。随着病情的发展变化,自知力的完整程度也随之变化。

(3)自知力丧失(缺乏或无自知力):指患者完全否认自己有精神病,拒绝治疗,见于各类精神病性障碍患者。

自知力缺乏是重性精神障碍的重要标志,临床上往往将有自知力及自知力恢复的程度作为判定病情轻重和疾病好转程度的重要指标。自知力完全恢复是精神疾病康复的重要指标之一。

第三节　精神分裂症的病因与发病机制

精神分裂症的确切病因和影响因素目前还不十分明确,其发病机制仍不清楚,因此现有的研究都围绕着生物－心理－社会这一模式展开。

一、遗传因素

在精神分裂症的各种发病因素中,遗传因素最具影响力且得到强有力的证据支持。家系研究、双生子及寄养子研究均发现,精神分裂症患者亲属中的患病率明显高于群体患病率,且亲缘关系越近,患病风险越高。精神分裂症一级亲属本病的患病率为1.4%～16.2%,同卵双生子的同病率(约为50%)至少为异卵双生子的3倍,寄养子研究亦提示遗传因素在本病的发生中起主导作用。

精神分裂症确切的遗传模式尚不清楚,在人类基因组中,有 100 多个遗传区域与精神分裂症有关。目前认为,该病是一种复杂的多基因遗传病,其遗传度为 70%～85%。全基因组遗传连锁分析研究表明,精神分裂症并不是单基因遗传病,而可能是由多个微效或中效基因共同作用,并在很大程度上受环境因素的影响。新一代基因测序技术的发展促进了对精神分裂症遗传因素的研究,已经报道的与精神分裂症相关的染色体区域包括 6q24 – p22、6q13 – q26、10p15 – p11、13q32、22q12 – q13、1q32 – q41、5q31、6q25.2、8p21、8p23.3、10q22 和 10q25.3 – q26.3 等,其中尤以 6 号染色体与精神分裂症关系密切,尤其在前 5 个区域得到了不同样本的重复验证。精神分裂症的表观遗传学研究也显示,DNA 甲基化、组蛋白修饰和 mRNA 等的异常均可能与精神分裂症的发病有关。

二、环境危险因素

来自双生子、寄养子研究的结果肯定了遗传因素的重要性,精神分裂症作为高遗传风险性疾病,在致病基因的表达方面还受到环境或后天因素的调节。单卵双生子罹患精神分裂症同病率的不一致性提示,环境因素在精神分裂症发病中起着不可忽视的作用。

(一)母孕期

有研究提示,妊娠早期和中期(流感病毒、弓形虫、单纯疱疹病毒、麻疹病毒、风疹病毒等)发生感染,可增加精神分裂症患病的危险性。Mednick 对 1957 年在芬兰赫尔辛基流感流行期间出生的婴儿于 20 年后研究发现,这些人患精神分裂症的人数明显高于对照组(未发生流感地区),但到目前为止,没有学者在精神分裂症患者的人脑脊髓液中查到病毒或其抗体。因此,精神分裂症与流感病毒感染的关系尚难确立。

(二)围生期

一些回顾性研究表明,与未患病同胞或正常对照对比,精神分裂症患者存在较多的产科并发症(如产伤、缺氧、先兆子痫等)。产科并发症与精神分裂症之间联系的解释有:它们可能是直接原因(如胎儿缺氧),也可能是早先存在胎儿异常或胎儿遗传背景的反映,甚至还可能提示出生前母体的健康行为。

(三)出生季节

在冬末春初出生的人群中,精神分裂症患者较夏季出生者有所增加。冬季出生与精神分裂症的关系尚不清楚,或许冬季与流感病毒感染、日照、维生素 D 缺乏有联系,也有可能与妊娠时间有关,后者通过生殖细胞遗传修饰的季节性变化发挥影响。

(四)其他因素

母体孕期经历精神创伤等应激事件可导致子代出生时低体重、神经发育受损、成年后学习记忆能力下降,甚至出现焦虑、抑郁等表现。孕妇在妊娠期吸烟、饮酒、接触毒物等可能通过影响胎儿神经系统发育,增加子女成年后患精神分裂症的可能性。此外,有些因素,如母孕期严重营养不良、微量营养素的缺乏(如维生素 D 缺乏、叶酸或同型半胱氨酸缺乏、铁元素缺乏等)、重金属中毒(如铅中毒)、癫痫、智力低下、头部创伤、自身免疫病、受孕时男方年龄过大(>45 岁)等,也能增加精神分裂症的发病风险,但这些方面的证据太少且没有定论。

三、神经发育异常

精神分裂症的神经发育异常假说观点认为,受遗传和/或环境因素的影响,疾病的病理学改变在生命的早期阶段即已开始。脑解剖和神经病理学研究发现,精神分裂症患者有边缘系统和颞叶结构的缩小,半球不对称,某些皮质和皮质下脑区存在细胞结构紊乱,但不一定有神经胶质增生。这些变化都是个体早期神经发育性的问题(胎儿期 6 个月以后的神经损伤会发生神经胶质增生)。

四、神经生化异常

神经递质在调节和保持正常进食活动方面起着重要作用,而许多抗精神病药物的治疗作用也与某些中枢神经递质浓度或受体功能密切相关,因此有学者提出了精神分裂症的多种神经递质假说。

(一)多巴胺假说

该假说于 20 世纪 60 年代被提出,到目前为止,它在精神分裂症神经生化异常假说中仍居主要地位。其主要观点:纹状体 D_2 系统的高多巴胺能状态引发阳性症状,而前额叶 D_1 系统的多巴胺能状态与较高级别的认知功能缺陷相关。"多巴胺神经发育缺陷假说"认为:在儿童期,多巴胺神经突触发育不全(某些多巴胺神经通路发育障碍或前额皮质 D_1 受体原发性低下);到了青春期后,多巴胺神经尤其是中脑皮质通路的负荷加大,才逐渐表现出该通路的多巴胺功能不足,通过启动反馈机制,中脑多巴胺神经元代偿性释放增加,导致中脑边缘通路过度激活,出现幻觉、妄想等阳性症状。若中脑皮质通路仍然功能不足,则表现为认知缺陷、阴性症状和情感症状。

(二)谷氨酸能神经异常假说

谷氨酸作为一种氨基酸神经递质,是脑中一种主要的兴奋性神经递质,在精神分裂症中的作用正日益受到关注。涉及该假说的理论有 3 个方面:其一,"NMDA 受体功能下降模型"理论认为,谷氨酸 N－甲基－D－天冬氨酸(NMDA)受体功能低下是精神分裂症的重要致病因素之一;其二,精神分裂症的多巴胺异常是继发于谷氨酸能神经元调节功能紊乱基础之上的;其三,研究发现,精神分裂症易感基因与谷氨酸传递有关。

（三）5-羟色胺异常假说

该假说认为,5-羟色胺(5-HT)功能过度是精神分裂症阳性和阴性症状残存的原因之一。前额叶皮质5-HT功能不足,提示大脑皮质无法对皮质下进行适度抑制,从而出现皮质下多巴胺能神经元活动的亢进;阴性症状是由于边缘系统多巴胺能神经元的继发点火受到抑制。药理学方面的研究证据表明,抗5-HT$_{2A}$受体药物利坦舍林通过拮抗5-HT$_{2A}$受体,可激活中脑皮质多巴胺(DA)通路,改善阴性症状和认知功能。第二代抗精神病药物(如氯氮平、利培酮、奥氮平等),其不典型特征正是由于除了对中枢多巴胺受体有拮抗作用外,还对5-HT$_{2A}$受体有很强的拮抗作用,故对阳性、阴性和认知症状均有效。

（四）γ-氨基丁酸功能降低假说

γ-氨基丁酸(GABA)是脑内主要的抑制性神经递质。该假说的主要观点认为,由于脑发育障碍,γ-氨基丁酸中间神经元受损,但青春期以前这种缺损还可以通过上一级的谷氨酸能神经纤维数量和功效增加所代偿,随着神经系统发育成熟,该机制不足以代偿时,就表现为对皮质的兴奋性神经元和边缘系统抑制的降低,导致脱抑制性兴奋,从而引发精神症状。

此外,精神分裂症可能还与其他系统(如神经肽、肾上腺素、乙酰胆碱、氧化应激、第二信使等)的改变和/或这些系统间的相互作用有关。不过,上述的神经生化改变是疾病的原因还是结果,是相关因素还是伴随状态,他们之间是单独致病还是相互作用致病,至今尚无定论。

五、感染与免疫学因素

感染是精神分裂症可能的易感危险因素。流行病学资料显示,精神分裂症患者多出生于晚冬和初春,感染是其最可能的影响因素。在妊娠早期和中期的感染暴露(流感病毒、弓形虫、单纯疱疹病毒、麻疹病毒、风疹病毒等)以及自身免疫的异常都可能是引起后代在成年期后发生精神分裂症的重要危险因素。多数学者认为,不同病原体的感染可能都是通过类似的免疫反应机制引发因子通过胎盘进入胎儿体内,或通过血脑屏障进入胎儿大脑,刺激小胶质细胞和星形胶质细胞产生大量细胞因子、氧自由基和兴奋性谷氨酸,导致神经细胞毒性损伤,通过影响神经发育或变性损伤,从而引起精神分裂症有关神经通路发育障碍等。

精神分裂症患者的血浆或脑脊液中可检测到IL-1、IL-2、IL-6、IL-8等多种炎性因子以及干扰素(INF)浓度的增高,表明精神分裂症患者存在中枢神经系统免疫学异常。有证据表明,中枢神经系统和免疫系统之间存在着复杂的网络调控机制,细胞因子可能在这种网络中发挥重要的作用。精神分裂症患者的体液免疫和细胞免疫中均有细胞因子处于激活状态,这种过度激活可能引起免疫功能紊乱,还可能引起自身免疫性疾病。

六、社会和心理因素

尽管大量的证据表明生物学因素在精神分裂症的发病中占有重要地位,但是社会和心理因素(包括文化程度、职业和社会阶层、居住地、移民、社会隔离、心理社会应激事件、人格因素、神经心理因素等)在精神分裂症的发病中仍可能起着重要作用。

(一)急性应激等负性生活事件的影响

Paykel 估算,在生活事件发生后的半年时间里,精神分裂症的发病危险性会增加 1 倍,无论是初发患者,还是复发患者,都存在这种情况。有研究对唐山大地震导致的心理创伤后应激障碍的抽样调查结果发现,抽样调查的 1813 人中,地震导致的急性应激障碍(acute stress disorder,ASD)和迟发性应激障碍(post-traumatic stress disorder,PTSD)的患病率均明显升高,分别为 22.2% 和 18.5%,尤以一级亲属因地震死亡和遭受严重财产损失者的患病率更高,且灾难后孤儿幸存者 30 年后仍有较高的 PTSD 现患率。英国伦敦地区的一项研究显示,精神分裂症发病率较高的社会因素或可归因于社区内的贫困、人口密度增加和不平等,并可作为预测精神分裂症的风险指标;社区之间不平等或贫困每增加 1%,精神分裂症及其相关疾病的发病率约增加 4%。但至今为止,尚未发现相关证据表明社会和心理因素就是精神分裂症的病因,但社会和心理因素可通过削弱机体防御功能诱发精神分裂症。这些社会和心理应激因素对精神分裂症的复发也有重要的诱发作用。

(二)文化环境

研究显示,不同的民族、不同的文化、不同的社会风气和宗教信仰、不同的生活环境和习惯等均与精神分裂症的发生密切相关。有研究报道,在某些移民中,精神分裂症的患病率升高。Cdegaard 发现,在明尼苏达州挪威移民中,精神分裂症的患病率是挪威国内的 2 倍,新环境的影响可能在促发易感人群患病的过程中发挥作用。另外,研究发现,来自农村和文化程度低的精神分裂症患者,其幻觉妄想的内容比较简单,常与迷信等内容有关;而来自城市和文化程度较高的患者,其幻觉妄想的内容多与高科技的现代生活有关。

(三)人格因素

人格指先天素质和后天习得综合形成的个体活动模式。Kretschmer 认为,正常人格、分裂样人格和精神分裂症是一个渐变的连续体,分裂样人格是异常心理的部分表现,精神分裂症则是异常心理的充分表现。不同人格特征的个体易患不同的精神障碍疾病。例如,精神分裂症患者大多病情具有分裂样性格,表现为孤僻少友、生活缺乏动力、缺乏热情或情感较为冷漠、自己难以体验到快乐、对他人关心少、过分敏感、怪癖等;具有强迫人格特征的个体,做事多犹豫不决,按部就班,苛求完美,事后反复检查,对自己过于克制和过分关注,遇事易焦虑、紧张、苦恼;性格敏感、脆弱的个体,在外界不良因素刺激下,容易患应激相关障碍或神经症等;癔症性人格特征的人,容易患癔症等。

第四节　精神分裂症的诊断和临床类型

一、DSM-5 精神分裂症诊断标准

在美国精神医学学会于 2013 年出版的第五版《精神疾病诊断与统计手册》(*Diagnostic and Statistical Manual of Mental Disorders*,Fifth Edition,DSM-5)中,关于精神分裂症的诊断标准如下。

A. 存在 2 项(或更多)下列症状,每一项症状均在 1 个月中相当显著的一段时间里存在(如经成功治疗,则时间可以更短),至少其中一项必须是(1)、(2)或(3)。

(1)妄想。

(2)幻觉。

(3)言语紊乱(如频繁地离题或不连贯)。

(4)有明显紊乱的或紧张症的行为。

(5)阴性症状(即情绪表达减少或动力缺乏)。

B. 自障碍发生以来的明显时间段内,1 个或更多的重要方面的功能水平(如工作、人际关系或自我照顾)明显低于障碍发生前具有的水平(当障碍发生于儿童或青少年时,则人际关系、学业或职业功能未能达到预期的发展水平)。

C. 这种障碍的体征至少持续 6 个月。此 6 个月应包括至少 1 个月(如经成功治疗,则时间可以更短)符合诊断标准 A 的症状(即活动期症状),可包括前驱期或残留期症状。在前驱期或残留期中,该障碍的体征可表现为仅有阴性症状或轻微的诊断标准 A 所列的 2 项或更多的症状(如奇特的信念、不寻常的知觉体验)。

D. 分裂情感性障碍和抑郁,或双相障碍伴精神病性特征已经被排除,因为:

(1)没有与活动期症状同时出现的重性抑郁或躁狂发作。

(2)如果心境发作出现在症状活动期,则他们只是存在此疾病的活动期和残留期整个病程的小部分时间内。

E. 这种障碍不能归因于某种物质(如滥用的毒品、药物)的生理效应或其他躯体疾病。

F. 如有孤独症(自闭症)谱系障碍或儿童期发生的交流障碍的病史,除了精神分裂症的其他症状外,还需有显著的妄想或幻觉,且存在至少 1 个月(如经成功治疗,则时间可以更短),才能做出精神分裂症的额外诊断。

标注:如果是以下病程,标注仅用于此障碍 1 年病程之后(如果他们不与诊断病程的标准相矛盾的话)。

初次发作,目前在急性发作期:障碍的首次表现符合症状和时间的诊断标准。急性发作期是指症状符合诊断标准的时间段。

初次发作,目前为部分缓解:部分缓解是指先前发作后有所改善,而现在部分符合诊断标准的时间段。

初次发作,目前为完全缓解:完全缓解是先前发作后没有与障碍相关的特定症状存在的时间段。

多次发作,目前在急性发作期:至少经过两次发作后,可以确定为多次发作(即第一次发作并缓解,然后至少有一次复发)。

多次发作,目前为部分缓解。

多次发作,目前为完全缓解。

持续型:符合障碍诊断标准的症状在其病程的绝大部分时间里存在,阈下症状期相对于整个病程而言是非常短暂的。

二、精神分裂症的诊断特征

精神分裂症的特征性症状涉及认知、行为和情感的功能失调,但没有任何单一症状是此障碍的诊断性特征。精神分裂症的诊断要识别与职业或社交功能损害有关的一系列体征和症状,有此障碍的个体在多数特征上变化显著,因为精神分裂症是混合性的临床综合征。

精神分裂症在至少1个月中有相当显著的一段时间存在至少两个诊断标准A的症状,这些症状中至少一个必须是明显存在的妄想、幻觉或言语紊乱,明显紊乱的或紧张症的行为和阴性症状也可能存在。那些经过治疗、活动期症状在1个月内缓解的情况中,如果临床工作者估计缺少治疗的话,症状会持续存在,那么仍然符合诊断标准A。

精神分裂症涉及一个或更多主要功能方面的损害(诊断标准B),如果障碍起病于儿童期或青少年期,则未能达到预期的功能发育水平。将精神分裂症个体与其兄弟姐妹相比,对诊断是有帮助的。在此障碍的病程中,功能失调持续显著的一段时间,而且不是任何单一特征的直接后果,意志减退(如追求目标导向行为的动力减少)与在诊断标准B中描述的社交功能失调有关。在有精神分裂症的个体中,有明确证据表明认知损害和功能损害是有关的。

此障碍的一些症状必须持续至少6个月(诊断标准C)。发病前症状经常先于活动期,而特征表现为轻度或域下形式的幻觉,或妄想的残留症状可能在活动期后出现,个体可能表达各种罕见或奇怪的信念,但还没有达到妄想的程度(如牵连观念或奇幻思维);他们也可能有不寻常的感知体验(如能感受到看不见的人);言语通常能被理解,但是含糊不清;行为奇特,但不是明显紊乱的(如在公共场所喃喃自语)。阴性症状在发病前和残留期常见,并可能是严重的。曾经社交积极的人,可能不再遵循以往的惯例。这些行为经常是此障碍的最初征兆。

心境症状和完全的心境发作在精神分裂症中是常见的,并且可能与活动期症状并存。然而,不同于精神病性心境障碍的是,精神分裂症的诊断需要在缺少心境发作的情况下存在妄想或幻觉。此外,所有的心境发作只能存在于小部分精神分裂症活动期和残留期病程中。

除了在诊断标准中确定的五个症状领域外,认知、抑郁和躁狂症状领域的评估对区分不同精神分裂症谱系及其他精神病性障碍来说是非常重要的。

三、精神分裂症诊断中必须考虑的因素

(一)起病

大多数精神分裂症患者初次发病的年龄为青春期至 30 岁左右,起病多较隐匿,急性起病者较少。

(二)前驱期症状

在出现典型精神分裂症的症状前,患者常常伴有不寻常的行为方式和态度的变化。由于这种变化比较缓慢,可能持续几个月甚至数年,或者这些变化不太引人注目,一般并没有立即被看作是病态的变化,有时在回溯病史时才能发现。前驱期症状包括神经衰弱症状,如失眠、紧张性头痛、敏感、孤僻、回避社交、胆怯、情绪不佳、违拗、难于接近、对抗性增强、与亲人和好友关系冷淡或疏远等,有些患者会出现不可理解的行为和生活习惯的改变。

(三)病程与预后特点

精神分裂症在初次发病缓解后可有不同的病程变化。大约 1/3 的患者可获临床痊愈,即不再有精神症状,但即使在这些"康复者"中,由于精神分裂症深刻地影响了患者正常生活和体验,患者在病愈后也会发现自我感受与过去有所改变,另一些患者可呈发作性病程,其发作期与间歇期长短不一,复发次数也不尽相同,复发与社会、心理因素有关。与抑郁和躁狂发作有完全缓解期不同,精神分裂症发作与中止无突然转变和明显界限。一些患者在反复发作后可出现人格改变、社会功能下降,临床上呈现为不同程度精神残疾。残疾状态较轻时,患者尚保留一定的社会适应能力和工作能力。另一部分患者病程为渐进性发展,或每次发作都造成人格的进一步衰退和瓦解。病情的不断加重,最终导致患者需长期住院或反复入院治疗。

(四)重视精神分裂症的阴性症状

研究表明,精神分裂症阴性症状对精神分裂症患者的功能预后和生活质量的影响较阳性症状的影响更大,照料阴性症状患者的家属的心理负担更大。阴性症状通常比阳性症状持续时间长,并且更难治疗。阴性症状的改善与功能结局的改善不同有关。功能结局包括生活技能、社会功能和角色功能,针对精神分裂症阴性症状的治疗可能会使功能

有所改善。

四、精神分裂症的关键特征

（一）妄想

妄想是固定不变的信念，即便存在与其信念相冲突的证据，患者也会对其坚信不疑。妄想的内容可能包括多种（如被害的、关系的、躯体的、宗教的、夸大的）主题：被害妄想（如相信自己将要被其他人、组织或其他群体伤害、羞辱等）是最常见的，关系妄想（如相信一定的姿势、评论、环境因素等是直接针对他的）也是常见的，夸大妄想（如个体相信他/她有超乎寻常的能力、财富或名声）和钟情妄想（如个体错误地相信另一个人钟情于他/她）也能见到，虚无妄想包括确信一个重大灾难将要发生，而躯体妄想是聚焦于有关健康和器官功能的先占观念。

妄想是古怪的，明显不真实或不能被相同文化中的个体所理解，也并非来源于日常生活经验。比如，个体相信一个外部力量把他的内脏换成了其他人的内脏，而没有留下任何伤疤。非古怪妄想，如相信有警察监视他/她，尽管缺少确凿证据。那些表现为失去思想或躯体被控制的妄想也是古怪的，包括相信自己的思想被外部力量删除（思想被剥夺），大脑被植入了别人的思想（思想被插入），躯体或行动被外部力量控制（控制妄想）。妄想和信念有时是很难区分，部分取决于当其真实性存在明确的、合理的相反证据时的相信程度。

（二）幻觉

幻觉是当没有实际的外部刺激存在时，出现类似感觉的体验。这种感觉清晰又生动，具备正常感觉所有的一切因素，并不受自主控制。幻觉可以发生在任何感觉形式上，但在精神分裂症及相关障碍中，幻听是最常见的。幻听通常被体验为不同于他/她自己想法的声音，不管这声音是否熟悉，幻觉必须出现在清醒的知觉状态下；那些在即将入睡（临睡前）或即将醒来（觉醒前）时出现的幻觉，被认为是正常的体验。

（三）思维（言语）紊乱

思维紊乱（思维形式障碍）通常从个体的言语中推断出来。个体可能从一个话题跳转到另一个话题（思维脱轨或联想松弛），对问题的回答可能是不大相关或完全无关（接触性思维脱轨）。个体言语可能严重紊乱，以至于完全无法理解，其语言组织毫无逻辑，类似感觉性失语（语无伦次或"语词杂拌"）。因为轻度言语紊乱较常见，所以这一症状必须严重到一定程度才会影响有效沟通。精神分裂症在起病前和残留期可能出现轻微的思维障碍。

（四）明显紊乱或异常的运动行为（包括紧张症）

明显紊乱或异常的运动行为可能表现为各种方式，从儿童式的"荒唐"到无法预测的激越。个体在任何目标导向的行为中都可能出现问题,导致日常生活出现困难。

紧张症行为是对环境反应的显著减少,包括对抗指令(违拗症)、保持一个古怪的姿态、完全缺乏言语和运动反应(缄默症和木僵),也包括无明显诱因时无目的的、过多的运动行为(紧张性兴奋),其他特征表现为刻板运动、凝视、扮鬼脸、木僵和学舌。

(五)阴性症状

阴性症状在精神分裂症的症状表现中占相当大的一部分比例。精神分裂症存在两个显著的阴性症状,即情感表达减少和意志减退。情感表达减少包括面部表情、目光接触、讲话语调(韵律)的减少,以及通常在言语时用作加强语气的手部、头部和面部动作的减少;意志减退是出现主动的、自发的、有目的的活动减少,个体可能坐很长时间,对参与工作或社交活动几乎没有兴趣。其他阴性症状包括语言贫乏、快感缺失和社交减少。语言贫乏表现为言语表达减少;快感缺失表现为对正性刺激缺少愉快体验和回忆过往愉快经历时愉悦性的减少;社交减少是指明显缺乏社交兴趣,可能与意志减退有关,但也可能是社交机会少的体现。

(马陈雯姝　李　赓)

第二章 精神分裂症的病程及治疗策略

第一节 精神分裂症的病程及结局的影响因素

一、精神分裂症的病程

精神分裂症是一种慢性疾病,常伴发精神病性症状,通常起病于青少年后期和青壮年,女性发病年龄比男性约晚 5 年,且常以急性发病者多见,男性起病更为隐匿。与男性相比,女性病前的社会功能较好,预后也较好。

精神分裂症患者中有大约 2/3 表现为慢性或亚急性发作,少数表现为急性发作。大约 20% 的患者仅发作一次,缓解后终生不再发作。反复发作或持续不断恶化者可出现不同程度的人格改变、社会功能下降,临床上可呈不同程度的残疾状态,更有甚者需要长期住院或反复入院治疗,导致患者丧失社会功能。在精神科临床住院的患者中,至少有一半以上为精神分裂症患者。

首次发作的精神分裂症患者在发作前 2～5 年中,大约有 75% 的患者已表现出广泛的前驱期症状,如行为改变,包括学习、工作、社交和人际关系的恶化。从本质上讲,前驱期症状常以情感或认知表现为主,如抑郁心境、社交退缩、注意缺陷或困难、动机缺乏、激越或焦虑及睡眠障碍,临床上也难以与阴性症状和认知缺陷相鉴别。前驱期的其他症状还包括猜疑、奇特或怪异的想法和偏执,可能类似于阳性症状,但通常为一过性的或相对单一的表现,这些类精神病性症状直到患者临床发病时才可能完全显现为阳性症状。精神分裂症患者首次发作后通常以逐渐和持续退化为特征,特别是在开始的 2～5 年内尤为显著。有研究证据提示,神经功能的退化与大脑皮质的灰质容积逐渐减少相一致。在功能退化早期,精神症状可能会变得更丰富或不稳定,一些发病年龄较晚的患者阳性症状获得缓解并不少见,但在基本自然病程与治疗的累积效应之间却难以区分。通常情况下,阳性症状的治疗效果较显著,而阴性症状的治疗难度大且在病程进展中日益显著。首次发作的精神分裂症患者约 75% 可以达到临床治愈,但反复发作或不断恶化的患者比例较高。

近年来关于复发和服药依从性的研究发现,精神分裂症患者出院后 1 年内复发率高达 33.5%,1 年内再住院率为 18.9%,其中最主要的复发因素为中断治疗或自行减药。研究表明,首次发作的精神分裂症患者 5 年内的复发率超过 80%,中断药物治疗者的复发风险是持续服药者的 5 倍,所以坚持服药是维持病情稳定的主要措施。随着现代治疗技术的不断进步,目前大约有 60% 的患者可以达到社会性缓解,也就是具备一定的社会功能。

二、精神分裂症结局的影响因素

精神分裂症作为一种影响个体功能的重大精神疾病,可引起个体的认知、情感及意志行为等方面的精神活动异常,导致患者出现明显的职业和社会功能损害,对个人、家庭及社会均造成严重损害。精神分裂症的影响因素有多种,具体如下。

1. 家族史

目前,在各种关于精神分裂症的研究中,遗传因素是最具影响力的,且得到了强有力的证据支持。Kallmann 统计了 1087 名精神分裂症先证者亲属中的发病率,各级亲属中的发病率为 4.3% ~16.4%,其中以子女、同胞及父母最高。近期的研究结果显示,精神分裂症在一级亲属中的患病率为 1.4% ~16.2%,而健康对照组中精神分裂症在一级亲属的患病率为 0.2% ~1.1%。该资料进一步说明精神分裂症的家族聚集性相当明显。综合各国的家系调查,精神分裂症患者亲属中的患病率明显高于群体患病率,且亲缘关系越近,患病风险越大。

2. 发病年龄

精神分裂症发病年龄越早,预后越差,发生精神衰退和人格损害的概率越大。

3. 性别

目前多项研究均提示,女性精神分裂症患者预后较男性精神分裂症患者好。

4. 社会文化因素

精神分裂症的发病并无明显的文化及地域差异,因此社会因素多被考虑为影响因素之一。国内外很多大规模调查证实,低社会阶层及贫民区的人群因精神疾病而住院的比率明显高于生活较安定的高社会阶层人群。国内 12 个地区精神疾病流行病学协作调查资料发现,精神分裂症的患病率在社会经济水平低的人群为 10.2%,不在业的人群为 7.5% ~25.4%,明显高于经济水平高的人群(4.6%)和在业人群(2.9% ~6.9%),因此认为精神分裂症的发生可能与物质生活环境差、经济困难所造成的心理负担重、社会心理应激多有关。

5. 有无诱发因素

Paykel 估算,应激性生活事件发生后的半年时间里发生精神分裂症的危险性会增加 1 倍,无论初发患者还是复发患者都存在此种情况。因受明显的不良心理社会因素或精神刺激而诱发的患者的预后好于无心理社会因素或精神刺激的患者。英国伦敦地区的一项调查结果发现,精神分裂症发病率较高的社会因素或可归因于社区内的贫困、人口密度增加和不平等,并可作为预测精神分裂症的风险指标;社区之间不平等或贫困每增加 1%,精神分裂症及其相关疾病的发病率约增加 4%。当然,目前还没有证据表明社会心理因素就是精神分裂症的病因,但社会心理因素对精神分裂症的发生可能起到了诱发作用。这些社会心理应激因素对精神分裂症的复发也有重要的诱发作用。

6. 病前性格

部分患者在病前就存在一些特殊的个性特征,如孤僻、内向、怕羞、敏感多疑、思维缺乏逻辑性、喜好幻想等,有人称之为"分裂性人格"。国外有学者研究发现,精神分裂症患者病前有 50% ~ 60% 具有分裂性人格,同时患者亲属中可发现类似个性特征。对高发家系的前瞻性对照研究表明,精神分裂症和精神分裂症样人格在遗传素质上可能有关联。病前人格相对完好的患者的预后好于病前存在人格缺陷的患者。

7. 起病方式

急性起病的患者预后好于起病缓慢或潜隐的患者。

8. 临床类型

从精神分裂症的临床类型来看,单纯型的患者预后最差;青春型的患者预后较差;紧张型的患者预后较好,但容易复发;偏执型的患者预后较好。

9. 症状特点

间断发作的患者的预后好于病程持续发作的患者,临床症状不典型的患者的预后好于临床症状典型的患者。

10. 病程

病程较短的患者的预后好于病程较长的患者。

11. 治疗时机

早期、及时全面和系统治疗的患者的预后较好,反之则较差。

12. 对药物反应不良者

患者对药物疗效反应良好且副作用发生率小者,其预后好于对药物疗效反应差且副作用明显者。

13. 依从性

有良好依从性的患者的预后好于依从性差的患者。

14. 家庭因素

家庭和睦、经济条件较好、婚姻关系保持良好、能获得良好监护的患者的预后好于家庭关系不良、婚姻破裂、经济条件较差、无人监护的患者。

15. 社会因素

有良好工作记录和人际关系的患者的预后好于无固定工作和人际交往不良的患者。

第二节　精神分裂症的治疗策略

精神分裂症是一种慢性迁延性疾病,病程多为慢性、复发性、进行性加重的过程,个体在临床症状、病程和预后方面的差异很大。有些患者经过系统治疗能获得临床康复,而另一些患者的病程为慢性持续状态,通常会伴有急性加重期,多需要终身治疗。在精神分裂症的全病程治疗中,既需要快速控制阳性症状,又需兼顾长期疗效和预防策略,防止疾病慢性化。因此,精神分裂症的治疗目标包括控制急性发作、缩短发作时间、降低发作程度、减少复发次数、减低总体危害,以及提高社会功能、自主独立性和生活质量。治疗过程依赖于良好的医患关系、多学科的共同干预、患者良好的依从性,以及有针对性的社会支持系统的共同努力。

一、精神分裂症的药物治疗

精神分裂症的一线治疗方式为抗精神病药物治疗。抗精神病药物治疗一般分为三个阶段,即急性期、巩固期和维持期,每一期都有不同的用药原则。急性期一般为发病后的 6 ~ 8 周,旨在快速控制精神病性症状和相关症状,减少不良反应的发生,并为长期治疗做准备,初始治疗效果不佳者则持续时间更长;巩固期旨在进一步缓解症状,促进恢复,一般使用时间不得少于 6 个月或更长,同时应减少应激,监测不良反应,提供支持,以便降低病情反复的可能性;维持期一般为 1 ~ 5 年甚至终身,其目标为维持症状持续缓解,促进患者社会功能和生活质量的持续改善,预防复发。1977 年,P. Mogary 提出精神分裂症的全病程的概念,认为精神分裂症患者的治疗应该接受包括抗精神病药物在内的综合性、全程甚至终身治疗。疾病可以分为精神病前期、精神病期、恢复期或残留期。针对全病程的概念,治疗目标不单单是以控制症状为主,还要考虑疾病前期、精神病期治疗对恢复期的影响,其目的是使患者全病程改善并回归社会。

(一)前驱期的治疗原则

一旦明确了精神分裂症的前驱症状,就应立即治疗。药物可用于前驱期、先兆发作或急性发病的防治,以及改善间歇期症状。

(二)急性期的药物治疗原则

急性期药物治疗的原则是尽量减轻和缓解急性症状,重建和恢复患者的社会功能,早期使用抗精神病药物。

精神分裂症急性期是指首次出现精神分裂症诊断标准的发作,或有精神分裂症病史的患者出现精神病复发。急性期以幻觉、妄想、精神运动性紊乱为特征,多伴有行为冲动、严重焦虑、困惑或混乱、多疑、情绪不稳定等表现,以及有导致不安、激越、敌意和好斗等行为。此期的治疗目的是减轻精神病性思维和行为障碍的严重程度,减少伤害,确定导致急性发作的因素,建立治疗联盟,尽快恢复患者的功能水平。此期的治疗计划需要兼顾短期和长期的疗效,并预防严重不良反应的发生,还要注意攻击和自杀的风险。

对于首发、复发、急性发作的患者,要做到以下几个方面:①早发现,早治疗;②积极进行全病程治疗;③根据经济情况,尽可能选用疗效确切、症状作用谱较为广泛、不良反应轻、便于长期治疗的抗精神病药物;④积极进行家庭教育,争取家属重视并配合对患者的全程治疗;⑤定期对患者进行心理治疗、康复训练和职业训练。

慢性精神分裂症患者病程多迁延,症状未能完全控制,常常残留阳性症状及部分情感症状,包括抑郁及自杀等;阴性症状和认知功能受损可能是患者主要的临床表现。慢性精神分裂症的治疗应达到以下几点:①进一步控制症状,提高疗效,可采用换药、加量、合并治疗方法;②加强随访,以便随时掌握患者的病情变化,调整治疗方案;③治疗场所可选在门诊、社区或医院的康复病房,或精神病康复基地;④进行家庭教育。需向慢性患者家属提供的帮助及建议有:①向家属(或患者)介绍疾病的性质及可能的预后、坚持药物治疗的重要性、药物治疗可能出现的不良反应及如何减少或预防治疗药物的不良反应等,增强患者家属(及患者)对治疗的信心,提高其治疗依从性;②鼓励患者积极参加社会活动,促进患者回归社会,在社会生活中有望进一步改善症状,提高疗效。

1. 治疗前评估

通过对患者及知情人进行病史采集和对患者进行精神检查、辅助检查获得了相关的临床信息,排除继发的精神病性障碍、双相障碍伴精神病性症状以及分裂情感性障碍。确诊后需评估:①精神分裂症的症状、数量及严重程度;②目前主要的临床综合征,是否存在急需处理的危急情况;③伴发的其他症状及其严重程度;④精神分裂症的病程特点、持续时间、治疗史;⑤躯体共病情况;⑥患者的社会功能水平;⑦探索影响发病和预后的可能危险因素。

考虑到抗精神病药物可能发生的不良反应,在开始接受药物治疗前,应该评估患者基线的代谢指标,包括体重指数(BMI)、腰围、心率、血压,以及运动障碍的征象(包括锥体外系不良反应和迟发性运动障碍)。计划服用氯氮平治疗的患者需要在治疗前检查全血白细胞计数及其分类,条件允许的话,还可以检测血清电解质、肝功能、肾功能、血糖、血脂、甲状腺功能,并做心电图检查,特别是拟使用可能延长 QT 间期药物的患者。对于准备进行电休克治疗(ECT)治疗的患者,需要做相应的治疗前评估,也包括记忆功能的基线评估。

2. 药物剂量和疗程

抗精神病药物的使用应遵循个体化、足疗程的原则。根据评估结果及用药原则,确定药物治疗方案后,即可开始初始治疗。应根据患者的耐受情况,尽快将药物从起始剂量增加至目标剂量。在给药初期,需要密切注意患者是否出现不良反应,包括锥体外系不良反应(EPS)、体位性低血压、嗜睡、抗胆碱能不良反应,以及其他非特异的不良反应。如果出现了不良反应,则需要向患者说明情况,给予相应的对症处理,放缓加药速度,以免患者出现抵触或误以为是病情波动而中断治疗。在药物的选择上,有以下几种方案:①选用镇静作用较强的低效价药物,以往治疗经验中经常首选氯丙嗪;②选用氟哌啶醇肌内注射,一般每小时 1 次,每次 5~10mg,连续肌内注射,一天总量为 15~20mg;③氯丙嗪+氟哌啶醇,此方法虽不主张,如初始即联合用药会增加药物副作用,使得后期治疗药物选择困难,但在临床中常常使用;④使用一种新型药物(如利培酮)、奥氮平与苯二氮䓬类(如罗拉)或氯硝西泮联合,这种方案目前使用日益增多。对于有些进展缓慢的患者,他们没有情绪和行为紊乱,对他们的治疗则应以治疗精神病性症状为主,此时使用镇静作用强的低效价抗精神病药则不太适合,而应当首选高效价药物,如利培酮、奥氮平、奋乃静、氟哌啶醇等。

低效价型的抗精神病药物因体位性低血压等不良反应,故加药宜缓,如使用氯氮平的患者可在 2～3 周内逐渐加药达到治疗剂量。因抗精神病药物常见不良反应与剂量相关,故应采用对患者有效的最低治疗剂量。虽然进一步增加剂量可能会使抗精神病药物的治疗作用有所增加,但是其不良反应通常也会随着治疗剂量增加而增加。因此,当使用较高剂量时,应仔细观察患者是否出现不良反应,并充分权衡风险和获益。

抗精神病药物达到治疗剂量后,需持续治疗 6～8 周。该初始治疗方案若获得部分缓解,且不良反应可以耐受,则可尝试将药物剂量向推荐的最大剂量逐渐增加,此时每增加一个剂量,应观察数周,以权衡这一剂量下的获益和风险,判断是否需要继续加量。如果使用高于常规治疗剂量范围时患者的症状没有得到改善,则应减少药量至最低有效剂量。若患者在常规治疗剂量下无缓解和/或不良反应难以耐受,则需要换用另一种抗精神病药物治疗。

针对某些药物的高剂量或超高剂量的研究,尚未发现更高的剂量会有更多获益,反而增加不良反应风险。对个体患者来说,如果充分权衡后使用较高的治疗剂量时确有症状改善,也需要限制高剂量用药的时间,并定期重新评估治疗获益和风险。有些不良反应(如抑郁情绪、帕金森综合征、镇静或失眠的增加)会被误以为是阴性症状加重,静坐不能、焦虑情绪会与激越状态相混淆,此时可以适当减少抗精神病药物的剂量,并给予相应的干预,从而加以鉴别。

3. 合并用药

精神分裂症急性期经常伴有激越/攻击、焦虑、睡眠紊乱,可以使用抗精神病药或合并使用苯二氮䓬类药物进行治疗,但需要注意长效苯二氮䓬类药物与奥氮平或氯氮平合用的风险。伴有心境高涨或情绪低落时,需仔细评估抗精神病药治疗方案的风险和获益,酌情使用心境稳定药或抗抑郁药。出现不良反应时即给予相应的干预。

4. 服药不依从

如果患者在急性期治疗时表现出服药不依从,或者疗效不佳的原因为服药不依从,则需要考虑如何改善患者服药的依从性,包括简化用药方式(如由一天多次服用改为一天一次服用),让患者参与到治疗方案的制订中,增加提醒服药的措施,也可以考虑使用抗精神药长效针剂的注射治疗。

抗精神药的长效针剂包括氟奋乃静癸酸酯、氟哌啶醇癸酸酯、哌普噻嗪棕榈酸酯等。此类药物为脂溶性,在人体内通过脂肪链逐步水解而达到长效作用。第二代抗精神病药物也已经有多种长效制剂先后上市,这类药物锥体外系不良反应相对轻微、起效迅速。目前,临床医生已经开始将长效针剂引入精神分裂症的急性治疗。需要注意的是,某些长效针剂需要进行扣分药敏试验,早期给予负荷剂量,而且长效针剂的剂量调整需要足够的用药时间才可以确定,故在达到稳态血药浓度之前不应该增加剂量;如果出现不良反应,则需要给予对症处理或适当减少剂量。

5. 换用另一种抗精神病药物

对于初始抗精神病药物不耐受,且足量、足疗程治疗无效或疗效甚微的患者,进一步治疗应考虑换用另一种第一代抗精神病药物(FGAs)或第二代抗精神病药物(SGAs),换药时同样需要考虑患者的个体因素和疾病特征，尽量选择作用机制不同的另一种药物。换药过程需要评估者的精神症状、不良反应以及反跳现象。

若患者因耐受性不佳而换药，则逐渐减少第一种药物的剂量，直至停药，随后应根据耐受性特征换用其他类型的第一代抗精神病药物或第二代抗精神病药物治疗。比如，对锥体外系不良反应特别敏感的患者，可以考虑使用不良反应相对轻微的奥氮平、喹硫平、阿立哌唑治疗，并减少起始剂量和减慢加药速度，以防再次出现治疗不耐受。初始药物治疗如果已经导致明显的代谢综合征，或已患有糖尿病、心血管疾病的患者，为避免代谢综合征进一步加重，在疗效允许的情况下，需要换用代谢综合征相对不明显的抗精神病药物，如阿立哌唑、齐拉西酮、伊潘立酮、鲁拉西酮及布南色林等。初始抗精神病药物治疗引起明显类强迫症状的患者，可以尝试使用阿立哌唑、齐拉西酮、氨磺必利、喹硫平或第一代抗精神病药物（如奋乃静、氟哌啶醇）治疗。

如果精神症状稳定，可以采用交叉换药法，即在数天至数周内，通过 3～4 步逐渐减少目前使用的药物剂量，同时逐渐增加替换药物，直至达到目标剂量。如果病情不稳定、复发风险较高且耐受性良好，则采用阶梯换药法，可以在第二种药物加量完成后再减少第一种药物的剂量。如果因不良反应明显而急需换药，则在考虑到反跳现象的基础上，可以适当加快第一种药物减量的过程。在大多数情况下，停用抗精神病药物的过程通常比较顺利，换药过程可在 1～2 周完成，但停用氯氮平时会发生胆碱能反跳现象，或停药时出现运动障碍。

换药过程中的胆碱能反跳现象常出现在高 M_1 受体亲和药物的减量过程中，如氯氮平、氯丙嗪或甲硫哒嗪，主要表现为流感样症状、激越、焦虑、失眠或胃肠道不适，建议放缓减量过程至 1 周以上，或短期加用抗胆碱能药物。氯氮平的减量过程需要更长时间。镇静作用强的药物在减量过程中会出现反跳性失眠，可以给予短效的镇静催眠药辅助换药过程。

对于换用的第二种抗精神病药物，需要按照个体化、足疗程的治疗原则，定期评估疗效和不良反应，为下一步的治疗做好准备。在急性期药物加量方面，一般不主张加药速度过快。加药速度过快容易产生副作用（如锥体外系不良反应、体位性低血压），并可使副作用先于治疗作用出现，影响到患者的服药依从性。此外，需引起警觉的是，所有急性紊乱精神病患者均应视为有潜在暴力的可能，医生有责任尽快确认有可能或已发生的暴力行为，进行紧急干预或处理，如进行心理疏导或行为限制等。

（三）巩固期的治疗原则

巩固期的治疗原则包括减少对患者的应激，降低复发的可能性和增强患者适应社区生活的能力。

急性期的精神症状得到控制后，病程进入巩固期。此期需要巩固治疗效果，其目标是尽量减轻症状和功能障碍，避免复发，促进患者社会功能恢复，提高其生活质量；同时，采用多种针对性的社会心理干预，以增强药物治疗的疗效，并改善最终结局。巩固期需考虑治疗措施的合理性，并需要考虑长期的治疗问题。此期的药物剂量不小于治疗剂量,一般需巩固治疗至少 6 个月左右,过早减药会导致症状波动。在此阶段,不宜高剂量或超剂量用药,一般认为这样做只增加药物的副作用,而对治疗效果改善不大。此外,不应在病情改善时立即减量,使病情再次反复;可以调整药物服用次数,最后调整到睡前顿服,但喹硫平例外,因其半衰期较短。老年人也应注意,夜间顿服低效价药物可能会增加夜间起床跌倒的危险。在急性期症状得到控制后,将低效价药物换成高效价药物(特别是非典型抗精神病药物)被认为是安全的,并且可增加长期用药的依从性。

(四)维持期的治疗原则

维持期的治疗原则包括保证患者维持和改善功能水平及生活治疗,使前驱期症状或逐渐出现的分裂症症状得到有效治疗,继续监测治疗副反应,制订用抗精神病药物进行长期治疗的计划。维持期抗精神病药物治疗的目的在于维持精神状态的平稳和促进功能恢复,避免复发,使得患者获得自我决定、全面融入社会和追求个人目标的能力。在此阶段,可以结合患者个人意愿,采用药物治疗和多种社会心理干预方式,其中药物治疗更为优先,一般沿用急性期的药物治疗方案,尽可能不在维持期更换药物。

有大量的研究表明,在维持期中,维持药物治疗可使复发率大大降低。维持期药物剂量逐渐减量,以减至最小剂量而能维持良好的恢复状态为标准。但这一标准很难把握,一般可减至治疗用药量的 1/2~2/3,但也有观点认为维持期需应用治疗量更长时间,一般需 4~6 个月,这样更能减少复发。维持期在首次发病后维持药物治疗不少于两年,如患者为复发者,维持时间应更长,一般认为应不少于 5 年。长效抗精神病药物远没有被充分使用,其原因是很多人认为长效药物的副作用比较严重。但有资料认为,与口服药物相比,长效抗精神病药物并不增加明显的副作用,也不会增大迟发性运动障碍和恶性症状群的发生率。

1. 维持治疗的剂量

随着维持治疗时间的延长,各种不良反应(包括神经系统、代谢风险、性症状、内分泌系统、镇静、心血管系统)对患者的累积效应常常比在急性期影响更大。使用第一代抗精神病药物治疗有效的患者进行维持治疗时,因患者的抗胆碱能不良反应、镇静、锥体外系不良反应、心血管不良反应的耐受性下降,维持治疗的剂量一般低于急性期治疗剂量。第二代抗精神病药物的长期耐受性、治疗中断率均优于第一代抗精神病药物,部分原因是第二代抗精神病药物导致的继发性阴性症状不那么明显,降低剂量的需求没有第一代抗精神病药物那么迫切。一项精神分裂症急性治疗 6 个月缓解后随机分配至接受较低剂量或全剂量抗精神病药维持治疗的 18 个月,之后随访 7 年的研究发现,2 年后剂量减少方案的患者复发率较高,随访 7 年时发现较低剂量组患者的康复率更高,这一研究提示较低剂量抗精神病药物的维持治疗对患者来说可能获得的康复率和社会功能改善更大。N. C. Andreason 等的长期研究也显示,高剂量的抗精神病药物与大脑灰质体积减小有关。因此,维持治疗期应权衡风险和获益,可以适当减少剂量,但无论是对于群体还是个体患者来说,如何把握维持剂量的下限常常很难定论。

2. 维持治疗的时间

多项随机研究显示,在急性治疗有效后的 2 年内,停用抗精神病药物的复发率超过

90%,首发精神分裂症患者 5 年内复发率超过 80% ,而维持药物治疗可明显降低复发风险,坚持服药 1 年的患者复发风险仅为 3% 。长期随访发现,有大约 10% 的患者在不治疗的情况下可不再发作,但目前无法预先识别出这类患者,只能建议所有患者均进行长期维持治疗。

不规律用药、自行减量也是多数精神分裂症患者反复发作的重要原因之一。因此,维持抗精神病药物治疗是精神分裂症患者获得长期康复的基石。即使急性精神分裂症患者已经完全缓解,仍然建议使用抗精神病药物维持治疗,包括首发精神分裂症的患者。指南推荐,首发患者维持治疗至少 1 年,复发患者维持治疗 2 ~ 5 年,严重患者需要长期维持治疗。

3. 不良反应的处理

维持治疗中需要对抗精神病药的不良反应进行监测和及时处理,常规监测患者的运动、体重、心血管功能、代谢等不良反应,尤其是代谢综合征,需要早期发现,尽早进行相应的干预。对于超重或肥胖的患者,还需要监测其空腹血糖和糖化血红蛋白,必要时可以换用对体重增加风险较小的药物,避免多种抗精神病药联合使用,改进患者的生活方式,或者合并使用二甲双胍进行治疗。对于已经发生糖尿病的患者,需要监测其血糖及糖尿病的并发症,严格控制饮食,规律服药治疗。对于出现高血压的患者,需要监测其血压,并开始规律进行口服降压药物的治疗。对于有高脂血症和高胆固醇血症的患者,推荐换用对代谢风险较小的药物,定期监测患者的各项代谢指标,并改进其生活方式。此外,维持期也需要仔细评估残留的阴性症状是否继发于锥体外系不良反应或抑郁症状,给予干预性处理可以缓解继发性的阴性症状、改善疗效。如果发现患者伴有迟发性运动障碍症状,则应换用氯氮平或其他对运动风险小的第二代抗精神病药物治疗。

4. 长效针剂的使用

对患者的长期治疗,势必会带来长期的不良反应,从而影响患者的治疗依从性。某些因素,如缺乏自知力、社会退缩、认知功能下降、病耻感、经济困难等,也会影响患者的服药依从性。对于此类患者,长效抗精神病注射针剂是一种较好的选择。与口服药物维持相比,长效抗精神病注射针剂能够降低精神分裂症患者的复发率和再入院率。也有一些患者偏好长效抗精神病注射针剂的方便性,优先选择长效抗精神病注射针剂作为维持治疗药物。

对于曾经有意或无意过量服药的患者来说,长效针剂治疗虽可以规避此类风险,但针剂的剂量选择相对固定,剂量调整没有口服药物方便,而且达到稳态血药浓度一般需要 2 ~ 4 个月的时间。同样,如果因不良反应需要停药,则长效抗精神病注射针剂造成的各种不适也会延长一段时间才会消退。长效针剂的不良反应类似于本药的口服剂型,第一代抗精神病药物的长效针剂长期使用应注意锥体外系不良反应和迟发性运动障碍的发生,推荐使用相对安全的第二代抗精神病药物的针剂进行维持治疗。

(五)难治性精神分裂症的治疗原则

难治性精神分裂症(treatment-resistance schizophrenia,TRS)或称治疗抵抗的精神分裂

症,有多种定义,符合临床实践的是 Conley 和 Kelly 的修改版,即过去 5 年内,精神分裂症患者至少使用过 2 种抗精神病药物足量(400～600mg/d 氯丙嗪等效剂量)、足疗程(4～6周)治疗均没有充分缓解(BPRS 总分≥45 分,CGI-S≥4 分,或 4 项阳性症状中至少 2 项≥4 分)。若因无法耐受不良反应而未达到足量、足疗程治疗的,则不应视为难治性精神分裂症。当考量一名精神分裂症患者是否为真正的难治性精神分裂症时,应该从以下几个方面进行审查和处理。

(1)是否为药物以外的其他原因导致的无效,比如治疗不依从。如果存在治疗不依从,应先改善治疗的依从性。

(2)重新评估患者的临床诊断,看是否忽略了某些重要的临床特征或误诊,明确诊断并制订针对性的治疗措施。

(3)若同时存在其他精神障碍、物质使用障碍和躯体疾病,则会妨碍对精神分裂症的有效治疗,此时应积极处理合并的精神或躯体障碍。

(4)抗精神病药常见的不良反应有静坐不能、帕金森综合征、镇静和失眠,与持续的激越状态或阴性症状相似,需要仔细鉴别,出现不良反应时需减低药物剂量。

(5)是否合并使用其他处方药或非处方药,药物相互作用可影响抗精神病药物的有效性,比如卡马西平、烟草中的尼古丁是肝脏细胞色素酶诱导剂,合并使用时会降低抗精神病药的血药浓度,故应适当调整剂量。

(6)评估引起症状加重或持续的可能触发因素和应激源,采用相应的社会、心理干预来处理社会心理因素。

经过以上评估和处理之后,仍无法获得有效缓解的精神分裂症,则可以视为难治性精神分裂症。经过初始治疗的精神分裂症患者中有 10%～15% 会成为难治性精神分裂症;所有患者中,最终有 30% 的患者会成为难治性精神分裂症。难治性精神分裂症和药物治疗有效的患者相比,其药物在体内的多巴胺 D_2 受体占有率近似,故导致难治的原因并不是脑内药物浓度不足。影像学研究发现,与药物治疗有效的精神分裂症患者相比,难治性精神分裂症患者的灰质体积减小(尤其是额叶),白质体积增加,纹状体多巴胺的合成降低,前扣带回的谷氨酸浓度升高。

一旦患者被确定为难治性精神分裂症,则应考虑调整治疗方案,防止延误治疗,一般可以考虑优化药物治疗策略,详细评估患者药物治疗史中每一种使用过的抗精神病药的剂量、时间、疗效和安全性。对于部分有效的患者,可以尝试将抗精神病药增加至患者能耐受的最大剂量,观察 3 个月,如果病情缓解,则进入维持期治疗;当高剂量抗精神病药足疗程治疗没有明显改善或出现明显不良反应时,应减少治疗剂量或换药。

难治性精神分裂症的药物治疗优先选择氯氮平。Meta 分析显示,氯氮平对难治性精神分裂症的疗效优于第一代抗精神病药物和奥氮平,其他抗精神病药之间并没有明确的疗效优势。氯氮平可以单独使用,或合并其他抗精神病药,如舒必利、氨磺必利、利培酮、奥氮平、喹硫平,但联合治疗的证据不充分。对于氯氮平治疗不能耐受或无效的患者,需要权衡风险和获益,与患者协商,停止氯氮平的治疗。此类患者的进一步治疗可以考虑两种抗精神病药的联合使用,或添加增效治疗。常见的增效治疗方式包括:①电休克治疗(electro-convulsive therapy,ECT)。无论是否为难治性精神分裂症,电休克治疗与抗精神病药联用对阳性症状的疗效均优于单用电休克治疗者。②经颅磁刺激(repetitive transcranial magnetic stimulation,rTMS)。其对于精神分裂症患者的言语性幻听和阴性症状可能有帮助,需要注意的是,这两种情况下使用的经颅磁刺激的范式和疗程不同。③抗抑郁药。具有 $5-HT_{2c}$ 受体、α受体拮抗作用的抗抑郁药可能会提高前额叶的多巴胺功能而缓解阴性症状。研究显示,作为增效治疗,氟西汀、曲唑酮、米氮平、米安色林对精神分裂症的阴性症状有改善;锂盐和抗惊厥药单用对精神分裂症没有疗效;锂盐、丙戊酸钠、拉莫三嗪在精神分裂症的急性期和维持期可能有疗效获益;乙酰半胱氨酸、D-丝氨酸可能具有辅助治疗阴性症状的作用,但仅作为一种试验性治疗,尚不能用于一般临床治疗当中。

二、精神分裂症的物理治疗

(一)改良电抽搐治疗

20 世纪 30 年代之前,精神疾病的治疗手段非常有限。1934 年,匈牙利神经精神科医生 Ladislas Joseph von Meduna 基于癫痫患者不会患精神分裂症的观点,采用药物诱发精神分裂症患者抽搐发作,发现可显著改善其精神症状。然而,随着医学研究的发展,人们逐渐发现这一推论是不正确的,即癫痫患者并不能免于患精神分裂症,但是这种方法对精神疾病是确实有效的。1937 年,意大利神经精神科医生 Ugo Cerletti 和 Lucio Bini 开始使用电刺激诱发抽搐,因为他们发现使用电刺激诱发抽搐比使用药物更容易,且较少出现诱发失败或异常抽搐发作等情况。

20 世纪 50 年代,电休克治疗的应用逐渐减少,影响这种变化的原因有两种。第一,抗精神病药、抗抑郁药及抗躁狂药物的不断出现,其治疗较电休克治疗所引起的创伤小;第二,媒体对电休克治疗的负性评价给大众留下了坏印象,很多媒体将电休克治疗描述成残酷、非人道的场面,使大众把电休克治疗看成一种可怕的惩罚方法,虽然这种歧视仍然存在,但越来越多的人认识到电休克治疗是一种有效的治疗方法,甚至在其他治疗无效时是一种救命的方法。同时,有人在原有方法的基础上对电休克治疗进行了改良,即改良电抽搐治疗(modified electro-convulsive therapy,MECT)。对比早期的电休克治疗,改良电抽搐治疗使用了麻醉剂、肌松剂、发作监测以及其他一些改良措施,这些改良措施使这种治疗方法更加安全,而且患者也容易接受。

急性精神分裂症患者使用改良电抽搐治疗的有效率为 40% ~80%。研究显示,联合改良电抽搐治疗和氯丙嗪的疗效优于单用改良电抽搐治疗或者单用氯丙嗪的疗效。改良电抽搐治疗主要针对阳性精神病性症状(如幻觉、妄想、思维障碍等)有效,病程短、精神病性症状急性加重、伴有紧张症特征、情感症状突出的精神分裂症患者对改良电抽搐治疗的疗效亦较好。改良电抽搐治疗对精神分裂样障碍、分裂情感性精神障碍或临床表现类似的非特异精神障碍也有类似疗效。多数指南推荐,对于使用了多种抗精神病药物治疗无效、需要快速起效的急性精神病性症状患者来说,可以考虑使用改良电抽搐治疗。改良电抽搐治疗对阴性症状无效。对慢性精神分裂症的改良电抽搐治疗,其有效率仅为5%～10%。在伴有严重拒食、自杀未遂、自伤/伤人风险,或因精神症状导致生命危险,以及对于具有紧张症特征的患者,如果应用药物治疗无效,也可以考虑紧急使用改良电抽搐治疗,以快速缓解症状,挽救生命。

(二)重复经颅磁刺激

重复经颅磁刺激(repetitive transcranial magnetic stimulation,rTMS)产生的磁场可引起神经组织中产生电流和神经元去极化,从而有一定的治疗效果。目前,重复经颅磁刺激治疗精神分裂症的证据有限。系统综述发现,低频重复经颅磁刺激作用于颞叶皮质对阳性症状有一定的治疗作用,尤其左颞叶皮质低频重复经颅磁刺激(1Hz)对药物无效的幻听有疗效,左背外侧前额叶高频重复经颅磁刺激(10Hz)对阴性症状可能有效。相比改良电抽搐治疗,重复经颅磁刺激虽无须全身麻醉和诱发癫痫发作,但其疗效明显不及改良电抽搐治疗,在临床实践中,仅可作为辅助治疗的一种手段。

三、精神分裂症的心理治疗

心理治疗主要用于神经症等轻症的心理疾病,而广泛和系统地用于精神分裂症患者的情况较少,其主要原因包括以下几个方面:一是精神分裂症的病因以遗传等生物学因素为主,心理治疗不能改变精神分裂症患者的精神症状,也不能帮助患者恢复自知力,当病变处于急性期时,心理治疗对精神分裂症治疗意义不大;二是部分精神科医生对心理治疗的经验不足;三是精神分裂症患者的心理治疗是一个持久的过程,治疗费用较高,对于患者来说是一种较大的经济负担。因此,不少精神分裂症患者从住院到出院,往往处于一个药物加封闭的治疗环境,仅强调了药物治疗,而忽略了心理治疗。

精神分裂症患者心理治疗常用的方法有支持性心理治疗、认知疗法、心理咨询与技能训练、集体心理治疗、家庭治疗、行为治疗、音乐治疗等。

对于首发精神分裂症患者,住院治疗需要经过急性期和恢复期两个阶段。急性期因精神症状较多,故患者会受精神症状的影响,缺乏自知力,不能领悟心理治疗的言语要求,此时借助心理治疗来提高患者对幻觉、妄想等症状的认知,控制自己的行为以及恢复自知力是比较困难的。因此,对精神分裂症患者进行心理治疗的主要目的不是去改变幻觉、妄想和其他精神症状,而是提高患者对疾病的认知水平,提高自我保健能力,在有效预防复发的基础上,力争患者社会功能的全面康复。

临床治愈是精神分裂症患者治疗的最终目的,也是医生、患者及其家属、社会的共同期望和需要。虽然药物治疗是临床治愈的基础,占有极其重要的地位(系统及彻底的药物治疗能使75%的首发精神分裂症患者得到恢复),但是心理治疗在精神分裂症患者的巩固期及维持期也非常重要。心理治疗不仅能增强患者对药物治疗的依从性,保证药物的维持治疗,降低复发率,而且有助于解决患者的心理需要和心理问题,全面提高患者的社会功能,获得临床治愈。

精神分裂症不同病期、不同症状下所选用的心理治疗技术方法也有不同。

(1)急性期患者:因精神症状丰富,受精神症状的影响及自知力的部分缺失,需要给予一定的尊重、同情、理解、帮助和安慰等支持性心理治疗。

(2)恢复期患者:精神症状基本消失,自知力逐步恢复,接触较好,能进行交流和学习,此时患者自身的心理需要和接受心理治疗的需要较多。患者需要对自己的疾病进行全面的了解,需要对疾病的病因或诱因进行探讨或分析,需要提高对精神症状的识别能力和抵制能力,需要掌握一些精神分裂症的治疗知识和预防知识,提高患者的依从性,从而巩固治疗效果。在回归社会的过程中,患者需要指导意见及训练,以便提高生活质量;学会应对社会应激(如偏见、工作变化、工作能力下降、家庭结构改变等)的知识和技巧,以维持心理平衡。同时,患者也需要乐观、自信和自强,改善病前不良的人际关系,适应发生变化的家庭结构,对病前不健康的心理状态进行改造,如性格缺陷、不良认知等。患者对待恋爱、婚育问题需要得到指导。对于伴发的情绪和行为障碍,以及神经症症状,需要同时进行治疗。针对精神分裂症患者的上述种种需要,可以采用集体心理治疗、心理咨询与技能训练、认知疗法、家庭治疗和认知行为等方法进行干预。

(3)慢性期患者:由于患者残留有部分精神症状,自知力不完整,因此多数患者需要长期住院治疗,导致其社会接触少、生活安排不丰富、基本生活规律为"吃—坐—睡",如此长期下去,患者的社会功能必然下降。为了避免精神衰退较早出现,需要对患者长期进行包括行为治疗、集体心理治疗、音乐治疗及支持性心理治疗,以便患者最大限度地恢复,能更好地融入社会并保留个人的社会功能。

四、精神分裂症的特殊人群治疗

(一)儿童精神分裂症患者

儿童精神分裂症患者的临床特征基本以个性改变,特征性思维障碍,感知觉异常,情感、行为与环境不协调以及孤僻为主要特征,治疗上仍以对症治疗为主,采用综合治疗措施。

儿童精神分裂症因其发病年龄早,故建议早发现、早治疗,尽快控制精神症状,达到临床治愈,住院效果更好。药物治疗从小剂量开始,逐渐加量,取得一定疗效后可巩固治疗,病情缓解后再缓慢减量,直至最低巩固有效剂量,然后给予维持治疗,这个过程一般需要2~3年或者更长的时间。如果足量治疗4~6周后患儿的精神症状无改善,则应考虑调换药物。在治疗过程中,切忌不规律服药或骤加骤停药物,定期复查血常规、肝肾功能、心电图等检查,防止躯体不良反应。

家庭治疗必不可少,其主要目的是使患儿及其家长理解疾病的性质,采取积极配合的态度,将患儿的社会功能损害降至最低。同时,对于心理支持、行为矫正、工娱治疗以及教育训练等方法,在疾病的不同时期可使用不同的治疗方案。

儿童精神分裂症的预后较差,如果能早发现、早治疗,患者的预后可明显改善。预后不良的指标包括患儿有病前人格特征(分裂性人格)、隐匿性发病、症状迁移、发病年龄小、有家族史、不良家庭环境以及对药物反应不敏感等;反之,则预后较好。

(二)老年精神分裂症患者

老年精神分裂症患者往往发病年龄较大(包括发病于青壮年持续至老年的精神分裂症患者),其临床特征主要为持续的偏执观念,思维松弛及情感不协调较年轻人少见。此类患者意识清楚,人格相对保持完整,神经系统检查很少发现阳性体征,且治疗所需的药物剂量较少,疗程短,出院随访未见有转成慢性脑器质性综合征者。有关老年精神分裂症患者的发病率和患病率的流行病学报告差异较大。

因老年患者的生理变化,包括血流量的变化,心、肝、肾等重大器官功能衰退,直接影响了药物在体内的吸收、分布、代谢及排泄,在进行抗精神病药物的治疗时,安全是首先考虑的问题,在选药、剂量调整、不良反应监测等方面均应谨慎。

随着第二代非典型抗精神病药物的出现,其对阳性症状及阴性症状、认知缺损均有疗效,且对于心血管系统不良反应较小,锥体外系不良反应发生率低,故为老年患者的首选药物。治疗起始剂量要低,一般不超过年轻患者的1/4,并且加量缓慢,有效剂量一般为成人剂量的1/3~1/2。但也有些老年人需要使用与年轻患者同样的剂量才能有效,关键在于个体化用药及避免不良反应。此外,在治疗过程中达到症状的淡化,便可视为达到了治疗目的,因为有些症状,尤其是某些妄想,通常难以彻底根除。老年患者多伴有躯体疾病,如高血压、冠心病、糖尿病、脑梗死等,通常需要合并用药,且这些疾病会影响精神分裂症的病情、治疗及预后。因此,对于老年精神分裂症患者,一方面需要积极治疗躯体疾病,另一方面还需治疗精神症状,在合并用药期间,应注意药物之间的相互作用。

对于抑郁伴有明显自杀企图或兴奋躁动、拒食、木僵或幻觉、妄想的患者,或对药物治疗效果不佳的体格健康的老年人,在条件允许的情况下,可使用改良电抽搐治疗。

老年期的心理社会干预:在患病初期,可进行门诊或家庭病床治疗,积极调用家庭和社会为其提供心理援助和生活上的帮助,消除其孤独感,增强其治疗依从性。如果症状严重,对个人或他人有威胁,或者无家人照顾,便是住院的指征。心理治疗可帮助患者建立良好的人际关系,改善其生活自理能力,促进其康复和回归社会。

(三)孕期、围产期和哺乳期精神分裂症患者

第一代抗精神病药物虽可以通过胎盘,但目前还没有证据显示女性精神分裂症患者生产前使用抗精神病药物与胎儿发生先天畸形之间有直接关系。第二代抗精神病药物(如氯氮平、奥氮平、喹硫平、利培酮等)对胎儿是否有明显影响,目前的研究尚不明确。因此,对于育龄期精神分裂症的女性,在精神症状严重或慢性以及服用大剂量对胎儿有影响的药物时,专家们的意见是一致的,即建议其不应该生育。对于服药2年以上且服药期间无复发的精神分裂症女性,可停药后妊娠。对于病情稳定的患者,在妊娠第1~3个月时完全停药,妊娠第4个月开始服用原治疗药物,从小剂量开始,逐渐加量,争取以

最小的剂量达到巩固治疗的效果。分娩前的 1～2 个月,患者必须服药,防止分娩后病情复发,但需注意药物对胎儿分娩过程前、后的影响。如果患者有停药后复发的历史,维持治疗可以稳定病情,权衡风险收益后,可选择最小有效剂量的第二代或高效价第一代药物。苯二氮䓬类药物能透过胎儿的胎盘屏障,同时能通过乳汁分泌,在孕期如果长期、较大剂量服用药物,可导致新生儿出现"戒断综合征",表现为震颤、烦躁不安、过度活动以及肌张力增高等;孕晚期使用药物可以导致胎儿心搏异常,新生儿在出生后出现嗜睡、呼吸困难、吸吮困难、肌肉松弛伴窒息等情况;哺乳期使用药物,可以引起新生儿高胆红素血症等情况出现。因此,使用该类药物时,应特别注意"短期""小剂量"的用药原则。

产后,因精神分裂症容易复发或呈加重趋势,故在产后应适当增加治疗剂量,对未进行维持治疗的患者,产后应尽快给予足量药物。哺乳期间,应权衡药物与哺乳之间的利弊,如果病情稳定,建议在哺乳期停药;如果病情需要,在接受低剂量治疗期间,可以适当进行哺乳。

精神分裂症患者在孕期、产褥期、哺乳期总的用药原则如下:

(1)凡育龄期女性,在为其使用精神科药物之前,应详细了解其病情,同时采取可靠、有效的避孕措施。

(2)如果用药期间一旦发现妊娠,患者首先应考虑终止妊娠,待病情完全稳定后,经咨询精神科医生,认为其可以妊娠后,才能再次妊娠。如果来不及终止妊娠,且患者病情稳定者,可以考虑停药。

(3)因妊娠期女性体内的内分泌变化可以使精神分裂症的病情趋于稳定,故对于过去无复发者以及临床缓解水平很高的病例,可以暂时停药,待妊娠 12 周后再次用药。

(4)对于确实需要维持治疗的患者,可考虑选择对母体及胎儿毒性最小、最安全的药物,且用量应减少至最低有效剂量(相当于原始维持剂量的 1/2 或 1/3),也可以维持原剂量,但应是施行周末停药的方法。

五、合并抑郁问题的精神分裂症的治疗

据统计,精神分裂症患者出现抑郁症状的发生率可达 20%～70%,国外报告的数据高于国内,可能与研究中的精神分裂症抑郁症状的诊断标准不同有关。精神分裂症出现抑郁的可能因素包括原发性和继发性两类。原发性因素的发生机制目前尚不清楚,是否与神经递质尤其是 5－HT 系统功能缺陷有关,还需进一步研究。继发性因素包括:①抗精神病药物长期使用,可出现药源性抑郁状态,其中锥体外系反应更容易导致抑郁、焦虑情绪;②反复发作的病程给患者带来极大的心理压力,尤其当患者的自知力恢复后,抑郁情绪更显著;③继发于妄想的心理反应以及其他心理社会影响,如自杀未遂、多次住院、境遇差等。

对于伴有抑郁症状的精神分裂症患者是否需合并抗抑郁药物治疗,专家有不同的意见。对于抑郁症状特别明显且有自杀倾向的患者,适当使用抗抑郁药物治疗是有益的。不需要合并用药的原因是抑郁症状作为精神分裂症的一种表现,会随着抗精神病药的起效而得到缓解,建议首选非典型抗精神病药物治疗,如疗效不满意,再合并抗抑郁药治疗。对于合用抗抑郁药疗效不满意者,可考虑使用碳酸锂进行治疗。

六、精神分裂症与自杀问题的应对策略

据统计,精神分裂症患者中有9%～24%的人死于自杀,导致自杀的原因各异。研究发现,随着年龄的增加,精神分裂症的自杀风险会下降,因此预防自杀的对象应以青壮年患者为主,未婚、社会隔离、无业、同时患有情感性疾病以及既往有自杀史者均是自杀的危险因素。研究还发现,自杀的精神分裂症患者多为慢性患者,并有急性加重的特点,也有部分患者因为对前途感到绝望而选择自杀。精神分裂症患者作为自杀的高危人群,预防的首要措施是对患者制订系统的治疗方案,包括药物及心理治疗,同时应增强安保措施,评估患者的自杀危险性,并能做到及时有效的危机干预。

(马元元)

第三章　精神分裂症的心理社会干预

第一节　对精神分裂症复发征兆的识别

精神分裂症复发是指患者经过治疗后,得以控制的精神症状(如幻听、妄想、思维紊乱)再度出现或恶化。在精神分裂症复发率的研究中,有 Meta 分析表明,精神分裂症患者在出院后 1 年、1~1.5 年和 3 年的平均复发率分别为 28%、43% 和 54%。也有研究认为,精神分裂症 5 年的复发率超过 80%。国内调查显示,精神分裂症在首次治疗后,81.9% 的患者在 5 年内复发,其中 22%~55% 的患者在 1 年内复发。肖静波等人指出,一年内,精神分裂症的复发率超过 40%。由于病情的不可逆性和反复恶化,因此精神分裂症患者大多数都可能长期存在自卑、绝望的不良心理状态,幸福感和生活水平普遍都比较低。高复发率给患者带来了不可逆转的脑损伤,同时给其家庭和社会造成了巨大的经济负担。因此,要注意观察患者的复发征兆,以利于及时采取有效的针对措施,预防精神分裂症的复发。

一、精神紊乱

一般情况下,面部表情通常能够较好地反映精神分裂症患者的内心状态。如果患者出现表情呆板,甚至是双眼发直,对于外界的刺激难以有表情上的变化,甚至会出现相反的表情,短暂或轻微的幻觉,独自呆坐或自语自笑,通常提示患者有复发的迹象。

二、情绪不稳定

病情稳定的精神分裂症患者,一般情况下能够和家人、朋友融洽相处。但是,如果患者表现出敏感多疑、情绪不稳定、暴躁易怒,甚至无端向家人或身边的人发脾气、砸东西,没有外因的影响下出现哭泣、流泪,或者悲伤难以自控的表现时,通常提示患者有复发的迹象。

三、逻辑思维混乱,认知功能减退

患者如果出现语言混乱,说话含混不清,常常独自一人自言自语且内容缺乏逻辑和指向性,当问其交流的对象和目的时却又说不上来,这些情况通常提示患者有复发的迹象。

四、日常生活无法自理,社会交往困难

病情稳定的患者通常能够胜任日常生活,每天正常洗漱,保持规律的生活作息。然而,对于精神分裂症复发的患者,则可能会突然出现意志减退、懒散等情况,比如不洗澡、不洗脸、不刷牙,甚至是好久不更换衣服,生活作息不规律,晚上不睡,白天不起,不出门,不与他人交流,退缩等表现。

五、社会功能减退

经过系统治疗后,处于稳定状态的精神分裂症患者一般能够胜任正常学习和工作,但如果患者连续失眠1周,难以集中注意力,记忆力下降,而且表现出工作和学习能力下降,甚至频繁出现迟到、早退,和同事反复发生矛盾冲突等情况时,需要高度警惕患者是否再次复发或处于复发的边缘。若患者对事物、家人或朋友失去兴趣,常常独自一人呆坐好久且不愿意和别人交流,就要高度警惕是否已经复发或即将复发。

六、自知力下降

对于缓解期的精神分裂症患者来说,其自知力已经获得明显改善,并对于自身的情况有一定的认知。此时,患者愿意接受维持治疗,因为他们知道维持治疗对于控制病情是有益的。然而,如果患者出现拒绝吃药、就医,甚至怀疑和阻抗医生的用药时,则多为复发的前兆。

第二节　对精神分裂症患者的心理社会干预措施

慢性精神分裂症患者社区康复治疗的服务形式包括门诊治疗、住院治疗、家庭病床治疗、社区康复治疗。门诊治疗由精神科医生专门负责接待慢性精神分裂症患者的门诊检查、药物治疗、咨询及随访工作。住院治疗是患者病情处于急性发作期,需要在医院进行系统治疗,包括药物治疗和心理康复训练。慢性精神分裂症患者经过住院治疗和康复训练后,出院时仍有一部分患者精神症状缓解不全,针对这部分患者,可以继续开展家庭病床治疗。

慢性精神分裂症患者社区康复治疗的内容包括:①医学康复,即应用维持剂量的抗精神病药物治疗和普及精神卫生常识教育;②心理康复,即以集体心理治疗或个体心理治疗的形式,对慢性精神分裂症患者出现的消极信念和心理状态进行有针对性的心理治

疗,以提高其心理应对能力;③家庭康复,即集体家庭教育和/或个别家庭干预,实施家庭干预;④社会康复;⑤职业康复。

心理社会干预就是在精神疾病的康复过程中,通过一系列心理、社会的处置方法,帮助患者学习应对技巧,增强应对能力,提高心理和社会功能,获得精神康复,重新回到社会。有循证依据,并在临床实践的心理社会康复干预模式包括认知行为疗法(cognitive behavioral therapy,CBT),基于家庭的精神健康服务(family-based services,FBS),社会技能训练(social skills training),正念认知行为疗法,绘画心理治疗,积极的社区治疗(assertive community treatment,ACT),支持性就业(supported employment,SE),精神分裂症的早期心理社会干预(psychosocial treatments for recent onset schizophrenia),心理教育等。研究证实,这些心理行为干预措施在症状控制、降低严重程度、提高患者社会功能和生活质量、改善认知功能、提高自知力、降低复发率等方面表现出了令人满意的临床疗效。

一、认知行为干预

认知行为疗法始于 20 世纪 50 年代末至 60 年代初,是一种目前广泛应用于精神障碍的心理治疗方法,是认知疗法(cognitive therapy,CT)和行为疗法(behavior therapy,BT)的结合,目的是通过调整个体的认知来改变其不良行为。该疗法是以治疗师引导患者发现自己的不合理信念,利用辩驳、提问、引导等方法,让其将原来和现在的认知进行分析和比较,从而认识到其自身存在的非理性认知,将这些非理性认知进行纠正,从而实现认知重构;与此同时,应用行为技术,分析患者的不良行为及其形成背景,并对不良行为进行矫正与训练,帮助个体解决行为的问题。认知行为疗法广泛应用于治疗抑郁症、焦虑障碍、人格障碍、物质滥用、进食障碍等。针对精神分裂症的心理干预中,认知行为疗法是研究最多的,也是指南推荐的主要方法之一。精神分裂症的认知行为疗法是帮助患者认识到想法、情感、行为之间的关系,并挑战功能失调的想法,从而改善情绪和行为,既可以有效解决患者在自我管理期间存在的问题,又能够激发患者的自身潜能,提高其自我管理能力,帮助患者在此过程中充分展现自我价值,逐渐唤起自尊、责任感,使其树立勇敢面未来生活的信心和勇气,积极融入社会的一种治疗措施。认知行为疗法有助于减轻精神分裂症患者的阳性症状,同时还可以缓解阴性症状,改善社会功能。

(一)认知行为疗法对精神分裂症患者的临床应用研究

精神分裂症患者的整体康复包括生理康复、心理康复和社会康复。由于现有的抗精神病药物治疗无法解决患者治疗依从性差,多次复发,以及思维贫乏、情感淡漠、社会退缩等阴性症状,患者的社会功能持续受损,难以继续正常生活,因此在精神分裂症的治疗指南中,在精神分裂症的前驱期、巩固期和维持期,均主张使用认知行为疗法。

多数研究结果支持针对精神分裂症的认知行为疗法可改善患者的总体精神症状。一项难治性精神分裂症谱系障碍门诊患者的随机对照试验(randomized controlled trial,RCT)表明,联用认知行为疗法的患者在 9 个月治疗结束时,阳性与阴性症状量表

（PANSS）总分较常规治疗的患者明显降低,说明难治性精神分裂症患者亦可通过联用认知行为疗法减轻总体精神症状。Mehl 对 14 项精神分裂症的随机对照试验荟萃分析发现,针对精神病的认知行为疗法对精神分裂症的妄想症状有小至中等效应,且效果可持续至随访 47 周,比常规治疗效果更佳。认知行为疗法在改善精神分裂症阳性症状方面的研究较多。多项研究指出,与常规治疗、支持治疗等相比,认知行为疗法对精神分裂症患者阳性症状疗效更显著。Jackson、Klingberg 等人的研究发现,认知行为疗法能改善精神分裂症的阴性症状。我国在应用认知行为疗法对精神疾病患者的临床应用研究中,认为认知行为疗法对恢复期精神分裂症患者预后恢复具有显著效果。杜彬、杨建立等人采用抗精神病药物氨磺必利联合认知行为疗法,与单纯氨磺必利药物治疗对照,对 98 例精神分裂症住院患者进行了 6 个月的干预,研究结果发现,联合治疗组患者的精神病性症状（阴性症状和 PANSS 总分）、生活质量、焦虑、抑郁评分显著低于对照组,认知功能成套测验共识量表的各项指标分值、自知力与治疗态度、社会支持得分显著高于对照组,治疗总有效率（92.45%）显著高于对照组（73.33%）,治疗满意度（96.23%）显著高于对照组（77.78%）。该研究认为,长期住院的精神分裂症患者接受氨磺必利联合认知行为疗法,有助于改善患者阴性症状,稳定患者情绪,提高治疗满意度,改善生活质量。我国一项首发（病程小于 3 年）精神分裂症门诊者的随机对照试验结果发现,相较于常规治疗,联用认知行为疗法的患者在 1 年随访时社会功能改善更明显。邱允、郑英君等人于 2012 年 1 月至 2017 年 12 月间,在广州医科大学附属脑科医院对 158 例精神分裂症住院患者进行抗精神病药联合认知行为疗法的研究,第 1～3 个月为强化治疗阶段,每周治疗 1 或 2 次（45 分钟/次）,在第 6 个月、第 9 个月、第 12 个月分别进行 1 次巩固性认知行为疗法。研究结果表明,采用两阶段认知行为疗法对慢性（病程大于 2 年）精神分裂症住院患者的总体症状和一般精神病理症状有增效作用,但对减轻阴性症状及疾病的严重程度显效缓慢。

（二）认知行为干预的实施程序

1. 运用共情建立合作、信任的治疗关系

由于精神分裂症患者的幻觉、妄想等症状难以被周围的人所接纳,患者感到自己不被周围人理解时,较少甚至根本不表达其内心的体验,表现为抗拒,因此对后续的治疗非常不利。共情是一种体验他人内心世界的能力,心理治疗师通过共情,让精神分裂症患者感受到被接纳和理解,有利于构建治疗联盟。心理治疗师在运用共情时,应结合患者的个性特征、认知能力和行为模式,将自己置身于患者的角色,能更准确和深刻地理解患者的处境,以达到共情的目的。对于不同的患者,心理治疗师应采取不同的表达共情方式。对于那些情绪反应强烈、表达混乱和迫切需要被理解的患者,心理治疗师应给予更多共情。在治疗初期,患者渴望袒露压抑许久的内心世界时,心理治疗师不要阻止患者的表达欲望,应在患者对事情的阐述和相应情感的表达结束后再进行共情。心理治疗师在表达共情时要适度。若表达不足,患者会感到未被理解,或理解不准确、不深入;若表达共情过度,患者会认为心理治疗师大惊小怪。心理治疗师要巧妙运用眼神、表情和姿

势动作来表达共情,并采用开放式询问向患者获得反馈,根据反馈结果及时修正,力求准确地理解患者。

2. 认知重构

认知疗法认为,由应激事件产生的歪曲信念介导了情绪问题和行为问题等结果。应激事件只是间接影响因素,而信念才是直接导致情绪障碍和不良行为的关键。应激事件可以是外部事件或内部事件,外部事件多为现实中发生的事情,内部事件为患者想象的某个情境或者心境。不合理的信念常常是极度糟糕、过分概括或绝对化、过度引申、夸大或缩小、"全或无"的思维,如"有件事情我没有做好,我要完了","我应该做到的,但是我总是做不好"。当患者坚持这些信念时,就会得出极端、不合理的结论。受应激事件引发的不合理信念则会进一步产生认知、情绪与行为等方面的不良结果,继而会让患者感到更加痛苦和困惑。因此,纠正患者的不合理信念,也就减少了由此介导的负性情绪和不良行为。

(1)引导患者把自己体验到的负性情绪和出现的不良行为列出来,如紧张、恐惧、羞愧、愤怒、不安、无助、失落、难过、悲伤、丧失感,以及伴随出现的退缩、攻击冲动、物质滥用、自我伤害等,并根据等级量表(0~10级)为它们打分,以便找出目前让自己最受困扰的负性情绪和不良行为。

(2)引导患者发现"在这些负性情绪和不良行为发生之前,是否与哪些外部事件或内部事件相关联",比如他人的一句话、一个眼神、一个动作,或者是自己对既往经历的回忆等。

(3)心理治疗师应引导患者思考,在这些事件发生的时候,自己会有哪些想法,并全部列出来,尤其是对自己的负性评价和负性结论。

(4)心理治疗师针对诱发事件和结果之间的联系,向患者提供反馈。

(5)心理治疗师根据患者的认知模式和主观感受,与患者进行沟通,向患者阐述其看待诱发事件及结果的观点未包含个人赋予事件的意义。

(6)心理治疗师引导患者对发生的事件进行积极的重新建构和释义。例如,他人的眼神或动作是想表达他的想法和情绪,并非是针对我的,是他特有的、习惯性的表达方式和反应方式,与我没有关联;对方语言表达的内容是对做事情的具体要求和目的,而不是借助这些来传递对我歧视、不尊重和排斥的信息;我对他人的眼神、动作、语言的反应是我自己特有的反应方式。

3. 放松训练,消除负性情绪

对精神分裂症患者伴发的焦虑、抑郁情绪,采用放松训练,可以帮助患者缓解不良情绪。

放松训练的原理:个体经过训练后,可以通过有意识地控制自己的生理和心理活动,以降低人的生理反应,从而改变主观体验,即通过有意识地让随意肌肉放松,人的心情状态也就放松了。一个人若能在经过放松训练后习得随意松弛全身肌肉,则能随时随地拥有轻松、平静的心情和舒适的心理状态。

放松训练的方法包含呼吸放松法、肌肉放松法和想象放松法。根据患者的意愿和能力采用不同的方法,可单独使用,亦可联合使用。身心的放松既包括身体肌肉的放松,也包括精神心理的放松,重点在于精神层面的放松。练习放松方法时,患者需要集中注意力,经过训练后,体验躯体和精神放松的感觉,并能在日常随时随地放松自如。放松训练的效果与患者的想象力及独立性有关,想象力丰富及暗示性强的患者效果更佳。

4. 改善阳性症状的技术

(1)对精神分裂症诊断的正常化:患者可能会对精神分裂症的诊断或幻觉妄想等精神病性症状感到羞耻和自责,进一步导致焦虑、抑郁及社交回避,这会加重患者的病情,不利于后续治疗,增加复发的风险。正常化技术有利于减轻、消除患者的病耻感。①每个人在一生中都会面对一种明显的疾病。②精神分裂症在不同时期、不同文化、不同地域中都是常见的问题。③患有精神分裂症既不是个人,也不是家庭的失败、耻辱或者错误。④许多精神分裂症患者能够管理好自己的问题,不受自身症状的控制和影响。⑤即使患有精神分裂症,我也能够过上正常的生活,如学习和工作、与人交往。

(2)应对幻觉的技术:应对幻觉是为了帮助患者发现并不是只有他才有幻觉,而且幻觉是可以被控制的。具体步骤如下:

1)许多人在一生中的某些时刻都会产生幻觉,而且诱发幻觉的因素有很多,在压力过大、感觉剥夺、睡眠剥夺、居丧、严重心理创伤、醉酒、拘禁和非法药物使用等情况下,都会出现幻觉。

2)学习应对幻觉的策略。患者掌握应对技能后,可以有效控制幻觉。例如,每个患者都可以尝试各种不同幻听的应对策略,最后选择最有效的应对方式,常用的应对策略有3类。①分散注意力:如在出现幻听的时候,患者可以做运动、唱歌、吹口哨、画画、祈祷、做自己喜欢的事等,目的是为了分散针对幻听的注意力。分散注意力对患者而言容易理解和执行,当患者通过分散注意力能够有效改善症状时,治疗师应指出他的进步,增强其自信心,继续尝试多种有效的方法来控制幻听。②集中精力:如默念、想象。在出现幻听的时候,患者可以尝试自己不发出声音地默念,如反复在心里默念自己喜爱的诗词或歌曲。心理治疗师也可以指导患者在幻听出现时集中注意力,想象自己喜爱的、美丽的景色,或想象幻听声音被关起来,放进一个密闭的合作或者空间等。患者在集中注意力的同时,可以干扰幻听的发生,可以帮助自身减少产生声音的大脑区域的神经活动。③检验幻听内容的真实性:当患者逐渐学会应对幻听时,常会对这些声音的内容真实性产生疑问并逐渐开始有理性反应。此时,心理治疗师可以指导患者写出幻听的内容,和患者共同寻找幻听内容中的歪曲认知,并在生活中对这些内容加以检验,以甄别这些内容的真实性;同时,指导患者对这些内容进行辩驳或修正,并将辩驳或修正的内容记录下来,以便日后反复使用。

3)修正不合理信念和接纳事实。①挑战不合理信念:精神分裂症患者常常表现为对幻听内容坚信不疑,如评论、批评患者的道德、能力、自我价值感等,这与他们对自我的负性核心信念有关,如通过引导,能帮助患者挖掘这些负性信念,再通过挑战这些适应不良的负性信念,帮助患者改变对幻听的态度。②接纳事实,悦纳自我:尽管患者由于精神分裂症的原因出现了一些从未有过的或异于常人的特殊症状表现,但这并不影响患者过上有意义、有目标的生活,接纳症状,可以帮助患者学会接纳现状和疾病,寻找生活的意义,找到人生的目标。

(3)应对妄想的技术:具体如下。

1)对妄想的正常化:对妄想的正常化不是鼓励患者相信自己大脑中存在的歪曲的信念,而是使其清楚地认识到妄想是由大脑的思维活动产生的,在人一生的不同阶段或者不同的人身上,出现敏感多疑、被害、疑病、夸大等偏执性想法是很常见的。

2)纠正妄想的技术:①不隐藏妄想。当妄想出现的时候,可以试着和自己信任的、理解自己的人进行交流,勇敢地表达大脑中出现的妄想内容。②用现实检验。精神分裂症患者常常表现为敏感多疑,通过点滴片面的信息就直接得出被害、疑病、夸大等偏执性妄想的结论。根据这种思维逻辑特点,认知行为疗法将核查妄想内容的证据作为治疗妄想的核心技术。心理治疗师首先让患者列出支持所有妄想的依据,当检查患者妄想的现实依据时,要耐心地、温和地、反复地通过苏格拉底式提问的方式,利用生活中的事件,如相反的事例,对患者的妄想内容进行现实检验,形成其妄想的反对证据。对现实检验的过程需要反复多次运用及进行家庭作业练习,尽可能采用引导发现及心理教育来帮助患者以合理的方式理解现实发生的事情。③转换角度看问题。这样做可以帮助患者检查其妄想信念,让患者换位思考,从别人(如信任的人)的角度去评价其信念。若患者无法做到从他人的角度去思考问题,可以与患者合作,一起探讨其他解释,注意该过程不宜与患者发生对质。只有当患者自己无法提出其他合理解释时,心理治疗师才提供一些解释,帮助患者替代其妄想信念。④修通。修通的目的是通过寻找并修正隐藏在妄想中的功能失调性图式,从而瓦解其妄想信念。大部分精神分裂症患者存在许多功能失调性图式,这些潜在的功能失调性图式可能会溯源到早年经历,与自尊、自我价值、自我效能、爱和信任、亲密和情感联结等有关。针对患者的妄想探寻时,如"你是如何看待它们的""你为什么会这么想,这对你来说有多重要"等,谨慎而缓慢地深入挖掘妄想下的核心信念。当患者的核心信念暴露后,要根据患者的具体情况,谨慎而温和地讨论其核心信念,可以通过举例或者运用图示等更为直接、简单明了等方式,便于患者理解和接受,切勿急于求成或强行推进,避免患者因情绪剧烈波动而导致症状恶化或抗拒治疗。

(4)应对阴性症状:可采用动机强化和日常行为能力训练、社交技能训练,以提升患者的动机,加强患者的日常生活管理能力,减轻阴性症状中的快感缺失、情感迟钝、意志缺乏等。

二、动机强化和行为训练

对于意志减退的精神分裂症患者,治疗的核心是让患者重新认识自身的能力和优势,坚信自己可以胜任很多事情,从而充满信心地去做事情。在动机强化的过程中,心理治疗师要注意把行为训练的目标设定在患者的能力范围内,采取循序渐进的方式,制订简单可行的方案,关注患者的执行过程和目标完成情况。当患者能够坚持进行并逐渐取得了进步的时候,要给予及时的强化,从而使患者有更大的信心做进一步的尝试和努力。

具体执行方法如下。

（1）评估患者目前的动机和意志状况，对比患者患病前后的动机和意志行为状况。

（2）寻找患者动机缺失的原因，评估服用的抗精神病药物是否会抑制患者的动机。

（3）与患者和家属共同商讨，制订治疗的各级目标（短期目标、中期目标和长期目标）和完成目标的时间范围：将制订的目标尽可能与完成患者的日常生活行为、自我管理能力提升、进行正常社会交往和参与正常社会工作联系起来，目的是通过完成一系列的计划和目标，使患者过上有意义的、正常的社会生活。

（4）根据患者制订的各级目标，列出目标范围内的日常生活事件及行为清单。

（5）对日常生活事件和行为进行分级管理：将对患者来说最为简单易行的事件和行为设为最低等级，等级逐级升高，将对患者最具有挑战的事件和行为设为最高等级。

（6）制订详细的执行计划：与患者及其家属共同讨论完成日常生活事件和行为的步骤，建议先易后难，循序渐进，可行性高，切勿超出患者的能力范围。制订计划的时候，要充分考虑患者的既往生活经历和工作能力，让家属协助和监督其执行情况，如每日按时起床、洗漱、整理床上物品、打扫家庭卫生、准备早餐、外出买菜或购物、乘坐公共汽车往返、用手机付费、准备午饭或晚饭等。列出这些事件的全部执行内容及详细的步骤，分析执行这些计划过程中可能遇到的困难和阻碍，寻找解决这些困难和阻碍的资源和方法。如对于每日按时起床的行为，可以提前设定起床时间的闹钟，在闹钟响铃时，先睁开双眼，适应一下光线，并在内心告诉自己"要起床了，新的一天开启了"，要求自己在 1 分钟之内尽快离开床，在这个过程中，允许患者对要完成的事件和行为过程的顺序和内容有自己的想法和安排。

（7）强化物的设定：对患者的行为和目标进行的强化物包括精神奖励和物质奖励。精神奖励一般是语言上对患者给予表扬、赞许、夸奖。精神奖励能够进一步激发患者的荣誉感，激发其积极性、责任感和上进心。心理治疗师对患者给予精神奖励时，要注意以鼓励和表扬为主，肯定患者的努力，表达对其的信任和关爱。家属对患者给予精神奖励时，不要对其下一步行为造成压力，要注意以表达爱和肯定为主，在家庭中营造爱和关心的氛围，使其感受到自己始终处于肯定、鼓励、信任和陪伴中，自己不是一个人在孤独地前行。物质奖励的内容一定要与患者及其家属讨论，价格不能太贵或超出家庭承受的范围，以免给家庭造成很大的压力，但也一定要有吸引力，能够符合患者的需求。单次物质奖励的量不能太多，最好是能够引导患者进行为实现下一步目标而参与某种行为的物质奖励。而且，物质奖励不能对患者坚持完成任务起反向作用和不良影响。

（8）实施强化：心理治疗师与患者及其家属商讨目标完成后的奖励内容和奖励机制。开始阶段，要对患者坚持完成的行为和达成的小目标给予及时的精神奖励（如表扬和赞许）和物质奖励（如患者爱吃的零食、水果等）。对较大的目标，可以分步骤完成，建议对每次完成的小目标设定较小的奖励物品，并及时给予奖励，全部小目标完成后，可以给予更大的奖励。但要注意的是，对患者的奖励一定要及时强化，如果确有特殊原因不能及时强化的，一定要和患者说明，使其理解和继续坚持其行为。定期与患者家属或照料者评估和探讨患者的动机状况，评估影响患者动机的因素，并对其分析和治疗。

（9）对未能及时完成的计划和实现的目标,要及时和患者及其家庭讨论,分析原因,如患者的能力、既往的经历和经验,找出解决问题的办法,而不是指责患者,使其感到羞愧和无助,继而退出治疗计划。

（10）当小的计划陆续完成、目标逐步实现后,要采用同样的方法为患者制订新的计划和设立新的目标。

三、社交技能训练

精神分裂症患者由于幻听、妄想等症状,认知功能减退,病前人格不良,童年情感联结不良或成年期经历情感破裂,长期住院,脱离社会,丧失社会能力,对自身所患疾病的病耻感等原因,常常会出现社会退缩。社会退缩会进一步加重患者的心理负担和社会功能丧失。社交技能训练通过行为训练、角色扮演的方式,可教会患者社交、生活的能力,使其更有可能达到自己想要的目标,从而满足其生理及心理需求。对患者进行有针对性的、个性化的社交技能训练,能使患者的社交技能和独立生活技能得到提高,帮助患者树立信心,学习与人交往及建立友谊,对社会认知、功能或症状等产生积极影响。

社交技能训练是在行为治疗的基础上发展起来的,常常作为训练精神分裂症患者学习人际交往、执行社会功能的方法之一。巴甫洛夫认为,无论人或动物的行为,都是通过刺激－反射而建立的,在人类复杂的社会生活中,言语、情境也可以成为条件刺激,引起情绪、行为的条件反射。如果一个人的特殊生活情境建立了条件性联系,其特殊的情绪、行为反应不符合他所在的文化背景或社会行为规范,也可以通过建立新的条件反射来予以矫正。社交技能训练包括呈现、模仿、角色扮演、反馈、家庭作业或迁移训练。在正式训练开始前,一般先要呈现或示范,把所要学习技能的学习过程和要求介绍给患者,如所用术语的含义,患者需要学习的社交技能（如倾听、眼神交流、表达积极的感受、提出要求、表达不愉快的感受、恰当的行为和姿态等）及与其日常生活的关系。第二步,模仿训练。模仿过程通常涉及认知行为和外显行为两个方面。演示则可以通过阅读书面材料,讲解人际交往的步骤,观看电影、录像及听录音等多种方式进行。演示的内容是所学习技能的正确实例。第三步,情境模拟和角色扮演训练。患者在观摩了正确的行为方式以后,需要有一个反复演练的机会,以使其在未来的社会实践中熟练地运用。在模拟情境中,可以让患者的家人和/或心理治疗师充当配角,扮演其在日常生活中关系密切的人物,他们可以设身处地地观察和体会患者各种外部和内部的反应,也可以采用邀请局外人担任配角的方式。在角色扮演训练中,心理治疗师通常需要在旁边协助、指导和监督,这样患者的行为表现才能慢慢地接近目标行为。例如,鼓励患者与他人的眼睛对视,直接发表自己的见解等。在角色演练的过程中,鼓励患者就像和目标对象交谈一样大声说话,给予患者反馈,调整患者表达的内容和方式,以便使其更切合实际,鼓励患者根据反馈意见再重新组织语言并大声说出来。对患者的努力和进步,心理治疗师应给予认同和肯定。让患者将修改后表达的内容记录下来,有助于帮助患者反复练习。让患者预判对方可能做出的反应,为后续的角色扮演做准备。心理治疗师要始终倾听患者的表达,与患者互动,鼓励患者坚持练习。基于患者的能力,逐渐加大角色扮演的难度,但应注意循序渐进,避免因难度太大而使患者失去信心。为了让患者学会分辨优秀和不良表现,也要为患者演示一些不好的或不恰当的社会交往中的行为表现。对于难度较大的社会交往技能,可以采用分步骤、拆分为多个小的执行计划来进行。第四步,反馈。反馈和社会强化是所有社会技能训练计划中必不可少的组成部分。反馈可以是对患者的行为表现给予肯定、鼓励、指导,以及具体的改进建议和附加练习等。心理治疗师对患者提供的反馈切勿一次过多,避免患者感到挫败和沮丧。对于那些困难较大的训练计划,可以采用实物强化的手段,如食物、糖果等。第五步,推广/迁移训练。迁移训练是最重要也是最容易被人忽视的。迁移训练是帮助患者将所学习的社交技能应用到自己的生活中去。目前用得最多的迁移训练技术是布置家庭作业。在迁移训练之前,要确保患者已经充分学习了相关的社会交往技能。在进行迁移训练的时候,心理治疗师可以带领患者先从家人、熟悉的亲朋好友开始进行社会交往。从熟悉的家人或好友身上开始,患者会更放松、更自如、更容易一些,家人和好友也会对其有更多的包容和支持,这对于帮助患者后期更广泛地进行迁移训练有着非常好的促进作用。之后,患者可以在社区中,与邻居、同事等进行人际交往。心理治疗师应在每次的迁移训练介绍后,与患者探讨迁移训练过程中自身的行为、语言等表现,以及患者自身的情感体验和他人反应等。这样做的目的是获得更多的反馈,以提升患者的社会交往能力。

四、正念心理干预

正念(mindfulness)是 1979 年由 Jon Kabat-Zinn 博士提出的,指有意识地、不加批判地对此时此刻的觉察。正念是一个元认知过程,包含注意力的自我调节,包括持续注意、注意力转换和加工、好奇心、开放性和接纳直接觉察的所有思想、情绪和感觉的取向。正念训练通过对注意力控制、情绪调节和自我意识的影响,可以提高个人以更有效的方式来调节情绪和思维过程的能力。有证据表明,针对抑郁、焦虑、成瘾行为、饮食障碍、睡眠障碍等心身疾病的基于正念的心理干预,已经取得了较好的临床效益。对抑郁症、焦虑症等的研究表明,正念心理干预(mindfulness-based intervention,MBI)可以培养患者以一种"去中心化"的方式来应对危机,有助于与早期的痛苦经历产生和以往不同的链接,以防止复发。先后有多项研究运用基于正念的认知干预治疗精神障碍患者,发现正念心理干预在帮助精神障碍患者提升疾病管理能力、改善神经认知功能、提高患者的情绪调节能力、减轻焦虑抑郁情绪、预防复发、改善精神分裂症患者的阴性症状、降低精神病患者的再住院率方面有肯定的疗效。Chien 等人进行了一项针对 36 名精神分裂症患者的以正念为基础的心理教育计划,发现在后续的随访中,患者对疾病的洞察力、社会功能和精神症状严重程度均有显著改善。有学者对 13 项临床研究进行 Meta 分析后发现,正念心理干预在治疗阴性症状方面有明确的效果,可以作为药物治疗的辅助手段。Lam 对 6 项针对精神分裂症的正念心理干预临床随机对照研究进行 Meta 分析后发现,接受干预的精神分裂症患者在整体功能、情绪调节和预防复发上都有明显改善。这些初步研究也表明,需要一个具有较大样本量、合适对照组以及较长随访时间、多中心的 RCT 研究,尽管近年来针对精神疾病的正念心理干预研究已持续增加,但由于研究的患者群体、研究背景和干预方案的不同,特别是研究中正念心理干预项目设置的结构差异较大,难以找到最佳的适用于精神分裂症患者的正念心理干预方案、内容、频率和持续时间,这些都限制了正念心理干预在研究和实践中的复制和推广。此外,正念心理干预是正念与其他心理疗法的结合,还需要系统的理论整合,进一步研究不同心理疗法之间的最佳组合和协同效应。目前,正念心理干预对于精神分裂症患者的适用性和疗效研究处于起步阶段,还需要进行大量的临床研究和实践。

认知功能异常是精神分裂症的核心特征之一。大部分精神分裂症患者都伴有认知功能受损,认知功能损伤程度直接关系到精神分裂症患者的预后。精神分裂症患者受影响最大的认知功能是工作记忆和注意力。工作记忆受损被认为是高风险精神病状态发展到精神分裂症过程中最关键的指标,工作记忆又与注意力和认知灵活性关系密切。Champagne-Lavau 等人认为,认知灵活性在精神分裂症的认知功能中扮演着重要的角色。有研究表明,精神分裂症患者早期就存在认知灵活性方面的损害,并且对疾病预后会产生负面影响。

有研究证明,正念训练有利于提高个体的认知功能,特别是能影响注意力、工作记忆以及相关的脑区活动。这种由正念训练增强的执行和认知控制功能均与认知灵活性相关。认知灵活性是一种高级的认知功能,指个体调整注意、抑制干扰、控制冲突等能力。Shapero 等人发现,基于正念的认知疗法可改善抑郁症患者的认知功能和灵活性。Moore 等人发现,注意力、认知灵活性与冥想水平呈正相关,正念能改善注意力和认知灵活性。认知灵活性可以被理解为人类适应认知加工策略以面对突发和意外状况的能力,且与注意过程有着内在的联系。认知灵活性包含中断自动反应或去自动化的能力,而正念通过对注意力控制的训练,提高了这种能力,使得个体面对不利刺激时不是单一地习惯性反应,而是主动地采取去自动化思维模式。

正念能够以一种"生活化的方式"进行心理干预,这与传统的心理干预大多需要专业的理论指导和患者较强领悟能力的配合,离开治疗环境后效果很难持久不同。持久进行正念训练甚至可以改变患者的生活模式。

五、绘画心理疗法

绘画心理疗法(drawing therapy,DT)是心理治疗师借助绘画作品创作手段,对作画者进行的一种非言语性心理治疗,目的是为了发展象征性的语言,触及内在潜意识,并创造性地整合到人格里,直至发生治疗性的改变。绘画心理疗法的历史可推溯至史前人类的岩洞壁画。在使用语言文字前,象征性的图画便是人类用来进行信息交流的工具。我们在考古作品中也发现,艺术方面的作品见证了人类情感交流和思想火花的碰撞,因此自然沟通的基础之一来源于绘画艺术。绘画艺术也是人类内心世界的表达和投射,是人类特有的心理过程,现有文献中不乏关于精神分裂症患者绘画心理治疗的研究,一般都是采用随机分组对照研究,并使用量表进行治疗前后评估。

绘画在本质上是心理活动状态、气质与性格、情绪情感、社会文化潜在影响等外化的表征。绘画心理疗法则是对难于言表的内心世界通过运用艺术元素加以外化,而使作画者得到释放的过程,同时通过建立合理认知,达到身心治疗效果。1998 年,Robin 提出与言语疗法相比,绘画心理疗法具有以下优势:第一,绘画特有的表达方式涵盖了多种元素,如地点、时间、事件等,可以将难以协调一致的矛盾情感相结合;第二,绘画心理疗法是灵活多样的,使用范围很广泛,不受限于年龄、病种和地点等;第三,绘画心理疗法在日常的生活中随处可见,可操作性强,涵盖了社区、学校、医院等多个场景;第四,绘画心理疗法能适当地将内在消极能量较为安全地排解出来。凭借绘画这一具体的治疗手段,及其本身所具有的自由创造的特点,绘画心理疗法能促使作画者将压抑的心理冲突意识化,并通过心理引导,使其在创作的过程中获得抒发与满足,进而实现康复治疗的效果。师建国在其《实用临床精神病学》一书中指出,绘画心理治疗主要以心理投射理论和人类大脑半球分工功能理论为理论基础。心理投射技术是用非语言的象征性工具把自我潜在意识内容"说"出来,在颜色的选取、构图的大小、线条的长短及排列、下笔力度的轻重、速度的急缓、使用油墨风格的浓淡等方面均有差异,从侧面能够反映患者内在的情感状态。大脑半球分工功能理论则是来源于美国神经生理学家 Sperry 的试验——裂脑实验。该实验认为,大脑左半球主要用来解决与言语方面相关的内容,包括抽象分析、逻辑思维等;而右半球则主要处理与语言性无关的其他活动,包括视觉感知分析、艺术天赋及情绪情感在当事人身上的反应等,是一种空间鉴别的能力,也是艺术综合的集合。这表明,艺术和情绪情感等心理功能都是属于大脑右半球掌控的。心理学家 Ley 认为,"一个人不能用左半球的钥匙去打开右半球的锁",大脑左、右半球存在优势分工,当用语言去描述情绪的时候,在传递过程中会丢失很多的信息;而在处理情绪冲突、创伤等心理问题上,控制语言的左半球显得无能为力,需要控制情绪和艺术的右半球来解决。绘画过程本身就是形象的直接呈现,可通过象征性的符号将情感表达出来,因此绘画心理疗法对情绪控制效果较为明显。

美国艺术治疗协会指出,绘画心理疗法是以绘画活动为媒介的一种心理治疗方式,能激活个体自由联想机制,并在追求艺术美的过程中调节个体心理,治愈精神疾病。目前,绘画艺术疗法在欧美地区已经得到广泛的应用,成为心理咨询与治疗的主要技术之一。绘画心理疗法可通过任何美术活动,如绘画、拼贴、捏塑与雕刻等,依患者的需要,用颜料、蜡笔、彩色笔、碳笔、猫土或其他绘画材料表达出来,达到治疗疾病的目的。绘画心理疗法的干预形式归纳起来主要有 3 种:①刺激性干预,对标准化视觉刺激做出言语反应,如罗夏墨迹测验、主题统觉测验等;②非限定性自由创作,即无特定的绘画任务,有足够的创作空间;③限定性绘画创作,规定绘画的任务,如房 – 树 – 人测验。3 种形式均要求被测试者在创作过程中尽可能真实地表达自己内心的想法、感受或情绪。

近年来,绘画心理疗法作为一种独特的治疗手段,已被广泛运用于临床心身疾病,包括精神分裂症、抑郁症、儿童孤独症、智能障碍、情绪障碍、癌症等心身疾病,不仅具有诊断和治疗功能,还可用于后期的康复治疗或预后。绘画能显著提高患者自我觉察及主观幸福感。

(一)绘画心理疗法在精神分裂症中的研究

国外关于绘画心理疗法运用于精神分裂症治疗的研究报道比较多,多数学者认为绘画心理疗法能缓解精神分裂症患者的精神症状,促进其自我概念的提升和改善社会功能。Richardson 等人通过对慢性精神分裂症患者进行 6 个月的绘画治疗后发现,患者的阴性症状得到了显著改善。Teglbjaerg 研究发现,将团体绘画治疗运用于精神分裂症患者,可减少患者的精神病性症状,增强患者的自尊,并提高其社会功能。在国内,王红艳等将 80 例慢性精神分裂症患者随机分成绘画组和对照组,各 40 例,分别进行药物联合绘画治疗或单纯药物治疗,结果表明,绘画治疗增强了精神分裂症患者的治疗依从性,提高了自知力,有益于精神分裂症患者社会功能的恢复。贾敏采用单纯随机对照研究设计,将 96 例患者随机分为研究组和对照组,分别进行药物联合绘画治疗或单纯药物治疗,结果与王红艳的研究结果一致。张静怡等人通过对 76 例住院精神分裂症患者进行持续 8 周共 16 次的绘画艺术干预活动后发现,绘画治疗有助于提高患者生活质量和生活满意度。张传海等人将 60 例病情稳定的长期住院精神分裂症患者随机分成干预组和对照组,分别进行药物治疗外加 3 个月的绘画治疗和单纯药物治疗,结果表明,绘画创作治疗可提高精神分裂症患者的自尊水平。张酷等人通过研究发现,绘画训练能减轻慢性期精神分裂症患者的阴性症状,改善其认知。马红霞等人对 48 例康复期精神分裂症患者实施症状自评测验与房 - 树 - 人绘画测验,结果表明,可通过康复期精神分裂症患者的房 - 树 - 人图画细节特征来判断患者的焦虑、抑郁或强迫状况。

(二)房 - 树 - 人绘画

绘画需要的工具为标准 2B 铅笔、橡皮、A4 纸和彩色笔等。指导语为:"在您的面前有一支 2B 铅笔、一块橡皮和一张纸,现在请您在这张纸上画一间房子、一棵树和一个正在做某个动作的人。尝试去画一个完整的人,不要画漫画或火柴人,也不要用尺子,时间不限,允许涂改,画完后请您写上自己的性别、年龄、文化和职业。"一般将纸横着放,画完后请作画者在画上标出房子、树、人的绘画顺序,以及门、窗是开的还是关的。在绘画过程中,如果绘画者表现出对自己绘画技巧和能力的担心,则告诉他:"我们不是考察你的绘画技巧和能力,我们不关心这个,你只要认真去画就可以了,画得好不好都没关系。"在绘画过程中,除了以上指导语外,不做任何提示,也不对绘画做任何评价。

根据国内外文献研究,需制订出绘画特征(含操作定义)作为房 - 树 - 人绘画分析的项目,具体包括整体构图、细节刻画、线条特征、比例、房 - 树 - 人各部分的刻画、画中各部分之间的关系 6 个方面。为了使绘画测验结果在定性描述的基础上能够进一步进行定量的统计分析,对每一个绘画特征制订了操作性定义(表 3 - 1),指出符合该项目的绘画所应有的特征,计分时,按照符合该项目操作性定义则计 1 分,其他情况则计 0 分。计分过程中可借助量尺。

表3－1　绘画特征操作性定义

绘画特征		操作性定义
画面整体情况		整个画面很小,判断为所留空白大于等于纸张面积的1/2
		画面内容除了房子、树和人,没有刻画其他任何事物,包括树下没有花草,没有通向外面的路和太阳
		除了房子、树、人之外,还有画其他之外的事物,如山、河流、湖、小鸟、食物等,只有太阳或栅栏不算
		有太阳
		房子、树、人或其他事物简单地并排或排列在纸上,显得单调、刻板和机械
		通过描绘,把房子、树、人联系为一个整体,一个场景;两者之间是有关系的,而不是孤立的
		画面呈现出的是美丽的、快乐的、祥和的氛围;主要从人物活动、表情、周围事物和环境刻画以及事物相互之间的联系来考察
		整幅图的大部分线条都比较浅淡、断续或短促、不连贯、飘忽
		整幅图的大部分线条都显得过粗过黑,或有加强涂黑情况
		整幅图的大部分线条都反复描绘过
		地面部分被涂黑,或用线条加重过
房屋绘画情况	房屋整体情况	房子很小,面积小于等于纸张面积的1/9
		房子从纸底端画出,房子本身没有底线
		房子偏右,房子整体在纸的垂直中线以右
		房子偏左,房子整体在纸的垂直中线以左
		透明的房子,有墙,但可透视到屋内物具;不包括只画了房子内部的情况
		画的是城堡,或有城墙的房子
		房子有变形或歪曲
		屋外有栅栏(房子外部有线条圈住也算)
	屋顶	房子为平顶
		用粗线条或双线条加重轮廓的屋顶,或重复多次描绘的屋顶,屋顶显得厚重
		屋子画出一片片瓦,重点看有没有用多条线段来描绘
		屋顶区域完全空白,没有任何修饰(烟囱和天窗不算对屋顶的修饰,它们属于附属物)
		屋顶有修饰,包括用网线、线条、点等任何描绘
		有烟囱
		烟囱冒烟
		烟向左

绘画特征		操作性定义
房屋绘画情况	门窗	有天窗(屋顶上任何形态的窗户及靠近房子上边缘的明显小于其他窗户的为天窗)
		房子没有任何窗户,包括没有天窗
		窗户开着(只要有一扇开着就算)
		窗户就是一方框"口",没有任何修饰
		窗栅呈"皿"状(有两条或两条以上竖线就算)
		窗户的中线比门的上线高(此项须作辅助线)
		有窗帘(只要有一扇有窗帘就算,包括任何形状、材质的窗帘)
		没有画门(包括没有画出门的位置,只要画中指明有房子步行可进入的入口处就算有门,则此项不能通过)
		门很小(判断标准为门高小于墙高的1/4,高楼的门不算)
		门有锁
		门开着(包括画出的门与门框之间有可分辨的大于0°的夹角,以及虽未画出夹角但标出门为开着的)
		门关着
		门关着,并将全门涂黑
		门口有阶梯(包括台阶)
		门前有路(必须可以分辨出门的位置,且路要通往门;主要看有没有用圆圈、横线等进行描绘)
	墙壁和线条	墙全涂黑(只要有一扇墙符合就算)
		墙空白,未加任何修饰(窗子、窗台及窗台上的装饰不算墙的修饰)
		墙仔细描绘(包括加砖、黑点、草、线条)
		墙壁的线条十分浅淡,或断续不连贯,或明显弯曲、歪斜
树木绘画情况	整体情况	树画得像一棵草、一株花或小树苗
		树画得单调、贫乏、抽象,仅用简单的线条组成树干、枝叶、树冠或树根,没有细节和更丰富的描绘
		相对于画人的大部分线条,画树的大部分线条很淡
		整棵树画过多次,或被涂改过多次(包括画了多棵树的情况)
		整棵树在纸张垂直中线一侧
		树从纸底边画出
		树在房子前面
		树在房子后面(校正后不显著)
		树与房子并排

绘画特征		操作性定义
树木绘画情况	整体情况	树比房子小(判断标准为树的高度和宽度小于房子的高度和宽度)
		小树(所占面积小于等于纸张面积的1/9)
		拟人化的树,如画出了眼、手等
		尖顶的树(只要树的顶端是尖的就可以),如松树、柏树
		树底下有花草
	树根	没有树根(判断标准为树干底端为柱状,用线段封口或不封口,没有树根,树干为单一直线无树根的也算,有地平线封口或有围栏的不算)
		须状根(用长的一维线条表示树根)
		树根部没有做任何修饰(树根、围栏、地平线不算修饰,是附属物)
		大地是透明的,能看到地下的树根
		没有地平线或相关的参照物,如路面
	树干	树干很弯曲
		树干过度描绘(用线条填满或全涂黑,也包括边缘轮廓重涂)
		树干全空白,没有任何修饰(疤痕、树洞均算修饰)
		树干轻度描绘(只用很少量线条稍加描绘)
		树干有疤痕(鳞状的树皮不算疤痕,黑的树洞也不算)
		树干很长(占全树长度的4/5)
		树干是笔直的平行线条(校正后不显著)
		树干很细(宽度小于树冠的1/8,单线条树干不算)
		树干顶端闭合
		描绘树干的两条主线条浅淡、不确定、不连续(只要有一段就算)
		树干的主线条反复描绘
		树干和树枝都是单一直线(校正后不显著)
	树冠枝叶	三角形树冠
		树冠轮廓画出纸外,在纸内未完成
		树冠区域空白,没有任何描绘,只画出轮廓,没有分枝(冠底的主分枝可以通过;只用简单线条画出树干树枝的也算,如单线条树干、树枝,没有枝叶)
		树冠区域做适度描绘,包括用一定线条进行描绘或画出叶、花、果
		树冠区域过度描绘(如全部涂黑、用任何线条填充,不算细部的仔细描绘)
		树冠、枝叶线条相对其他部位淡,或用虚线描绘
		树冠或枝叶用杂乱、随便的线条进行描绘
		树冠轮廓不闭合(只考虑树冠在纸内完成,不包括树冠画出纸张的类型;树冠尽量充满纸的上端,但小心不画出纸张)

绘画特征		操作性定义
树木绘画情况	树冠枝叶	树上有果实或花朵
		树枝向上伸展却不向两侧伸展
		树枝向下发展(垂柳不算)
		树枝伸出纸张之外(树枝尽头不在纸张之内,未画出)
		树全为干枝,没有线条表示树冠,或没有叶、花、果
		刺状树枝,或者树枝上有刺(树干呈尖锐状也算)
人物绘画情况	整体情况	人在纸的水平中线以下
		人体不完整(人画出外部的不算,指全人在画中却有必要部位没画,也不包括被遮住的部位,耳、口、脚没画也不算;只画头部的不在考虑之列)(校正后不显著)
		画人的侧面
		人很小(判断标准为人的高度小于等于纸横放高度的1/4,人若为坐着或只有上半身的则判断为小于等于纸横放高度的1/8)
		人物整体擦过重画,或者多画了个人
		变形的人(指整体或部分形体变形)
		画人的线条反复描绘,或加粗、加黑
		画人的线条浅淡、短促、断续、不顺畅
		人在封闭的空间里面,如房间里、车里
		人躺着或坐靠着椅子
	五官和毛发	没有刻画出人的五官或躯体(模糊、错乱看不清或背侧面看不到的也算)
		大头(比肩还宽的头,头部宽度应计算耳朵)
		没有画头发
		头发一根根画出
		用乱线条画出的头发
		刺状头发
		头部适度刻画,刻画出一定的发型、发饰、帽子等,涂黑或空白的轮廓不算
		有发饰、发夹、发带等
		眼睛为空白的圆圈状,无眼珠和瞳孔
		点状眼珠
		圈状眼珠
		眼部全涂黑或为一黑点
		没有眉毛
		眉毛和眼睛融为一体(判断标准为眼睛部位只有一条类似眉毛的弧线)
		画出一根根睫毛

绘画特征		操作性定义
人物绘画情况	五官和毛发	没有画嘴
		口张开,呈圆圈状
		嘴巴为一条线
		没有画耳朵(因挡住耳朵区域而没画耳朵也算在内)
		耳朵仔细绘画,画出双耳郭(用较其他地方更重或更粗的线条或涂黑等)
		大耳朵(耳下垂超出脸的最底端,或单耳宽大于1/2脸宽)
		表情是快乐的或平和的(主要特征是笑口、眯眼等,有皱眉或倒挂的嘴不算)
		表情悲伤、愤怒,或惊恐,或忧郁(主要特征是眉下吊、口倒挂、勾眉、瞪眼、大圆圈眼、张口等)
		无表情或面部表情木讷
		表情与所做事情不符,比如做开心娱乐的事,却没有快乐的表情
	躯干和服饰	无脖子(用围巾或领带围住的不算)
		身体部位空白(口袋、纽扣等附属物不算刻画,主要指线条、花纹、涂黑等)
		对穿着适度描绘,画出一定的款式、花边、底纹或饰物等,能明显分辨出服饰
		画出一颗颗纽扣
	四肢	画出一根根清晰可数的手指,根根分明
		手指是尖的(无论长短)
		手放在身后(侧身或只有一只手放身后也算)
		双手臂紧贴于身体两侧
		手臂张开,伸向左、右两侧,近乎水平方向
		手里有抓握着的东西(只要有一只手就算)
		单线画的手臂或单线画的腿(一维)
		"鸡爪手"或"鸡爪脚"
		腿很细(双维,单腿粗细小于体宽的1/4)
		无脚(不包括从纸底端画出的人,即全人在画纸内而不画出脚)
		从纸底端画出的人(脚在纸之外了)

六、药物自我管理技能训练

由于精神分裂症患者需较长时间地进行药物治疗,因此对患者进行药物自我管理技能训练是非常有必要的。药物自我处置技能训练程式采用美国利伯曼的《社会独立生活技能训练程式》精神康复技术,并由翁永振教授等人改编而形成本土化的训练程式。

药物自我处置技能训练程式包括4个技能领域:①获得抗精神病药物作用的有关知

识,维持治疗的必要性,让患者了解抗精神病药对他们的帮助;②学会正确的自我管理和评价药物作用的正确方法,目的是帮助患者学会正确使用抗精神病药物的方法和评价抗精神病药物对其所起的作用;③学会识别和处置抗精神病药物的副作用,让患者知道什么是抗精神病药物的副反应,并学会用什么方法来帮助处理这些副反应;④学会与医务人员联系、商讨有关药物治疗问题的技能。患者需要学习如何从医务工作者处寻求适宜的帮助,以及如何有效地与医生交流。每个技能领域又可分为多个学习步骤,包括内容介绍、看录像、提出与回答问题、角色扮演、资源管理、解决新出现的问题、实地练习、家庭作业。在训练过程中,要确定每组有多少人参加,每周上几次课,每次上多长时间,持续进行几周,要注意留出一段时间作为加强学习和补课的时间。每组由一两名精神科医生和两三名具有心理咨询师资格的护士分别担任训练师和助理。

七、家庭康复干预

基于家庭的精神卫生服务包括对家属心理健康教育和家庭心理干预。有效的家庭精神卫生干预内容包括疾病宣教、危机干预、情感支持以及如何应对疾病症状等相关问题。家庭干预治疗主要是对与精神分裂症患者共同生活的家庭成员或对患者的监护人进行精神疾病知识和应对策略的技能训练,主要由精神科医生来进行培训。具体的干预措施为举办精神疾病相关知识讲座,其内容包括:①精神分裂症的诱因、病因、临床表现;②精神分裂症的治疗;③精神分裂症的复发与预防;④精神分裂症患者的婚育;⑤精神分裂症的家庭监护;⑥精神分裂症的社区康复;⑦残疾人相应的法律法规;⑧对常见症状的应对技巧。教会患者家属注意监督患者居家的康复情况、服药依从情况、日常生活和社会功能执行情况,对出现的问题能够及时与医生交流,以防范服药不依从和疾病复发。

有学者认为,出院后两年内是精神分裂症复发的高风险期,在影响疗效巩固的因素中,家庭当属首位。在我国,绝大多数精神分裂症患者与其家属共同生活,家庭成员承担了照顾患者的生活并协调患者与社会的联系,家庭成员的态度和处理问题的方式必然会影响患者疾病的发展与转归。由于家庭成员缺乏对精神分裂症的认识,因此他们迫切需要得到精神科医务人员的指导和帮助。对其进行健康教育,可使患者及其家属认识到坚持服药的重要性,掌握常见药物的不良反应及简单的处置方法,熟悉如何预防复发及识别复发先兆,正确处理患者日常工作、生活中出现的问题及突发事件,并能适当地宣泄情绪,保持平和的心态。做好家庭干预,可以使照料者在患者出院后长时间的治疗过程中按照健康教育的指导,监督和督促患者服用药物,注意患者服药期间的异常情况,尽量避免自主减药、停药、换药,或者采用其他不科学的治疗手段,最大限度地减少由于人为因素引起的服药依从性下降的情况,从而保持患者病情的稳定,有效地降低疾病的复发率,减轻个人、家庭和社会的负担,尽可能地让患者及早回归家庭和社会。

(秦雪萍　潘淑均　哈丽娜)

第四章　精神分裂症的服药管理

精神分裂症的治疗方法包括药物治疗、物理治疗、心理治疗等,其中最主要的是药物治疗。药物治疗是改善精神分裂症患者精神症状的基本措施。

第一节　精神分裂症的服药依从性

目前,治疗精神分裂症的主要手段为抗精神病药物治疗。坚持服药对巩固疗效有着至关重要的作用。服药依从性是影响患者预后和复发的一个重要因素。由于服药耐受性低、对疾病认知存在误区等多种原因,精神分裂症患者的服药依从性并不高。国外研究指出,精神分裂症患者不依从率高达90%。多数专家认为,精神分裂症患者平均只服用了51%～70%的处方药物;在精神分裂症的复发病例中,55%～76%的直接原因为停用药物。因此,有人说精神分裂症的复发类似一种"旋转门效应",即患者如果不按医嘱按时、按量用药,其症状可能会出现反复,并频繁入院接受治疗,就像在一个旋转门前反复进进出出。近年来,国内外学者对其进行了大量的研究,取得了一定进展。

一、服药依从性的概念及分类

服药依从性是指患者用药与医嘱的一致性。从药物治疗的角度来说,服药依从性是指患者对药物治疗方案的执行程度。药物依从性可分为完全依从、部分依从(超过或不足剂量用药、增加或减少用药次数等)和完全不依从(完全不服药)3类。部分依从和完全不依从统称为不依从,两者都是药物依从性差的表现。影响药物依从性的因素有很多,涉及患者、医务人员、社会、家庭等各方面。提高药物依从性是一个系统工程,只有多方密切配合,才能得到根本解决。

二、精神分裂症患者服药依从性的评价方法

综合已有文献,精神分裂症患者服药依从性的评价方法可分为主观评价方法和客观评价方法两大类。

(一)主观评价方法

主观评价方法是研究者通过询问患者或照料者来评价患者的服药情况,根据评价角

度可分为态度和行为两方面,现对其中一些主要的评估工具做简要介绍。

1. 服药依从性态度主观评价问卷

(1)药物态度量表(drug attitude inventory,DAI):药物态度量表由 Hogan 等人于 1983 年推出,主要调查精神疾病患者对抗精神病药物的认识和服药经历。该量表为 30 个题目的自评量表,每个问题分为"是"和"否"两个选项,每个题目计 1 分。其中,15 个题目为正向计分,15 个题目为反向计分。总分越高,表明患者的依从性越好。进一步的研究通过判别分析,将此量表缩减到 10 个条目,并且在多个研究中被应用。该量表问题简短明了,适合患者自评,是反映患者服药态度及对药物认识的基础量表,但缺乏证明此量表结构效度的客观证据。

(2)服药影响因素评定量表(rating of medication influences,ROMI):Weiden 等人于 1994 年编制了适用于医生和经过培训的评估者使用的评价精神疾病患者,特别是精神分裂症患者服药态度的量表。该量表共 20 个条目,分为依从(1 ~ 7 条)与不依从(8 ~ 20 条)两部分,各条目内部一致性 Kappa 值 > 0.60。该量表广泛应用于影响患者服药依从性原因的研究。该量表直接询问依从和不依从的原因,有助于深入分析影响依从性的社会心理因素和环境因素,适用于以依从性为主要研究问题的纵向研究。

(3)药物依从性评定量表(medication adherence rating scale,MARS):2000 年,Thompson 等人综合药物态度量表和服药影响因素评定量表,编制了此量表,由患者自评过去 1 周的服药依从性。该量表有 10 个条目(服药影响因素评定量表的 4 个条目和药物态度量表中的 6 个条目),每个问题分为"是"和"否"两个选项。2010 年,Yu-Cheng Ka 等人将此量表翻译成了汉语版本。10 个条目分别为:①你是否曾经忘记服药?②你是否有时会因为一时大意而忘记服药?③当你身体状况比较好时,有时是否会因此忘记服药?④你是否会因为服药后感到身体状况变差而停止服药?⑤只有在当我觉得自己生病时,我才会服药。⑥以药物控制我的身体与心理,对我而言是不自然的。⑦通过药物让我思考更清楚。⑧在持续服药的情况下,我可以避免生病。⑨当我服药时,我会有一种奇怪的感觉,觉得自己如同"活死人""怪人"一般。⑩药物让我觉得很累、很迟钝。除条目⑦和条目⑧回答"是"计 1 分外,其他条目回答"否"计 1 分。

2. 服药依从性行为主观评价问卷

(1)Morisky 量表:由 Morisky 等人于 1986 年推出,用于患者自评是否有忘记服药的行为。该量表为 4 个条目的自评量表,每个问题分为"是"和"否"两个选项。每题答"否"计 1 分,总分 4 分。分数越高,表示依从性越好。Morisky 量表将关注点从态度转向行为,为量表的发展打下了基础。另外,虽然 4 个问题简单实用,反映了患者不服药的行为,但原量表中的二分类答案过于简单,区分度不佳,很多研究者使用时会在此基础上对条目稍作修改或增减。例如,Vik 等人将此量表每个问题的选项扩展为 5 个等级(从不、很少、有时、经常、总是),分别赋予 0 ~ 4 分,整个量表总分为 16 分。

(2)日常服药量表:1991 年,Harvey 和 Peet 编制了此量表。该量表由临床医生或经过训练的评估者对患者服药行为进行评价,以漏服药量达 30% 作为部分依从与完全依从的分界点,多用于评价双相情感障碍患者服药依从性,也可用于评价精神分裂症患者近 1

周或 1 个月的漏服药量。该量表虽然有助于评价患者的临床服药依从性,但并未提供具体的测量漏服药量的方法,也没有关于该量表在精神分裂症患者中使用的信效度评价,在国内研究中未见使用。

(3)简明依从性评定量表:此量表是 2008 年 Byerly 等人编制的由医生评定患者服药行为的简短量表。此量表共 4 个条目,通过 3 个问题询问患者服药情况,评价者用一个量化标尺估计患者过去 1 个月的服药比例(0 ~ 100%)。该量表的内部信度很高,Cronbach'α 系数为 0.92。该量表只需询问患者"服用什么药物""几天没吃药""几天少吃了药"3 个简单问题,医生直接评估患者实际服药的百分比,易于操作,适用于社区大规模调查。

(二)客观评价方法

1. 服药记录法

该方法要求有患者服药的详细记录,适用于住院患者或社区干预研究的效果评价,通过记录的内容,直接计算患者的服药依从性。

2. 药片计数法

该方法是将每位患者服用的药片置于专瓶中以便计数,根据处方、日用量及用药时程推算来比较瓶中实际剩余的药片数,得到患者实际服用的片数,即实服数 = 应服数 − 剩余数 − 遗失数。依从性百分比 = 实服数/医嘱应服的总片数。该方法不仅适用于临床病例研究,也适用于社区患者依从性的评价。

3. 处方药记录法

该方法通过查看药品发放记录(一定时期内处方天数、日历天数、间隔天数)来评价患者的服药情况,并通过计算"再填充率"(一定时期内处方药的天数除以这段时期的总天数)来评价患者的依从性。

4. 电子药瓶监测法

电子药瓶监测设备就是在药瓶上安装不同设计形式的电子元件,瓶盖上有微电子元件,可以自动记录下开瓶日期和开瓶时间,通过计算实际开瓶次数与医嘱开瓶次数的比例来评价患者的依从性。

5. 生物检测法

该方法通过检验患者血药浓度或药物的代谢产物,可作为评价患者依从性的重要参考,有的研究是直接检测患者的血药浓度或代谢产物,也有的研究是检验生物样本中的标记物。

三、精神分裂症患者服药依从性的判定标准

在获得原始调查结果后,将服药依从性进行分类。使用同一种方法,采用的判定标准与切点不同,也可得到不同结果,一般从服药量和服药时间两个标准上来判断依从性。

1. 服药量

Bechdolf 等人主要通过询问家属,将患者的服药情况分为 4 类。第一类,完全或部分

拒绝服药;第二类,不规律服药;第三类,规律服药;第四类,积极配合。Bachmann 等人仅根据患者自报情况,分为是否规律服药。

2. 服药时间

Arango 等人通过询问患者家属一年中患者月服药依从性和年服药依从性,将月依从性分为 2 类,即不依从(1 个月中 33% 的时间未服药)和依从(1 个月中超过 33% 的时间服药);将年依从性分为 3 类,即高(服药 10 ~ 12 个月)、中(服药 5 ~ 9 个月)、低(服药小于 4 个月)。Sellwood 等人在随访 6 个月的干预研究中,根据服药时间,将服药依从性分为 4 个等级,即 ≥90% 、≥50% ~ 90% 、≥10% ~ 50% 和 < 10% 。

四、精神分裂症患者服药依从性评价方法的优缺点

主观评价方法是精神分裂症患者服药依从性最经济、有效的评价方法,但其可靠性受到质疑,特别是国际广泛使用的一些量表,由于文化背景不同和语言差异,不适用于我国的人群调查。大部分研究者都是根据已有的一些量表进行改编。药片计数法的测量结果变异大,常出现不可信的超常规服药结果;处方药记录法的关键是要有一个可靠的、自动的药品数据库系统,适用于长期监测;电子药瓶监测法虽然比较准确,但是价格昂贵,并且开瓶也不意味着患者一定服药;生物检测法受多种因素的影响,个体代谢差异很大,还会受到抽血前患者饮食行为的影响。上述结果表明,尽管服药依从性有多种评价方法,但都有其局限性,哪种方法能更真实地反映服药情况,仍然是依从性评价研究的难点。根据不同情况,同时采用主观评价方法与客观评价方法(如信息系统等电子记录完善时可选择处方药记录法,经济条件允许时可采用电子药瓶监测法,能够控制实验条件的情况下可采用生物检测法)进行调查,可以提高结果的准确性。

五、提高精神分裂症患者服药依从性的方法

影响精神分裂患者服药依从性的因素有很多,包括患者的自知力是否完整、对治疗的态度、病耻感、药物副作用、家属对疾病的认知及支持等。以下是提高精神分裂症患者服药依从性的方法。

1. 健康教育

精神分裂症是一种慢性疾病,且有反复发作的特点,复发次数越多,其功能损害越严重,对患者、家庭和社会造成的损失越大。有精神疾病的患者在接受治疗时,待症状基本消失后,仍需较长时间的维持治疗和接受心理方面的治疗和训练。有效地控制症状复发,使其社会功能和行为最大限度地得到调整,是精神疾病患者系统治疗的一个重要步骤。

(1)教会患者和家属有关精神疾病的基本知识,使他们认识到疾病复发的危害,以及药物维持治疗对预防疾病的复发、防止疾病恶化的重要性。

(2)让患者家属知道有关精神类药物的知识,对药物的作用、不良反应有所了解,告

诉患者服用药物应维持的年限及服用中的注意事项。例如,精神分裂症急性期治疗的疗程应至少6周,巩固期疗程一般为3~6个月,维持期治疗一般不少于2~5年。教育患者按时复诊,在医生指导下服药,不得擅自增加药物、减少药物或者停药。让患者及其家属能识别药物副作用的表现,并能采取适当的应急措施。

(3)教育患者及其家属能早期识别疾病复发的征兆,如睡眠障碍、情绪不稳、生活不自理等现象,并及时到医院就诊。

(4)告知患者保持良好的生活习惯,避免精神刺激,保持与亲朋好友的交往;引导患者扩大社会接触面,克服自卑心理,进一步训练生活和工作技能。

(5)向患者及其家属宣传精神疾病的相关知识、精神科药物对优生优育的影响,以及妊娠前、后的服药方法。

(6)向患者及其家属宣传心理卫生知识,以及出院后面临社会歧视、生活压力等困境时应如何自我调节与应对。

2. 强化社会支持网络

家人、邻里、社区的支持状况对精神疾病患者居家服药依从性有明显影响。家庭和睦,邻里关系好,有完善的社区医疗组织,则居家服药依从性好。由于患者的家庭成员是患者主要的支持来源,因此护理人员应积极开展以家庭为单位的社区护理干预,充分发挥家庭为患者提供社会支持的潜力,使患者家属也了解精神疾病的基本知识,争取家庭的监督和支持。

3. 制作提醒系统

为解决患者遗忘服药的问题,建议患者家属制作一个合适的提醒系统。制作提醒系统可有效提高患者的用药依从性。随着手机、电话的普及,可用闹铃提醒服药;配偶、子女可提醒患者服药,并把药物放在醒目的地方;也可将用药与日常生活事件联系起来,提醒患者用药。

4. 健康宣教的模式

护理人员通过一对一指导、书面指导、信访、电话辅导等方式,帮助患者构建良好的生活模式,让患者保持积极乐观向上的心态;向患者宣讲药物知识,使患者掌握基本的药物知识和药物的副作用,有利于消除患者对药物副作用的恐惧,从而坚持长期服药,提高患者居家服药的依从性。

5. 制订合理的用药方案

首先,让患者了解精神疾病是一种慢性非传染性疾病,治疗以居家服药为主,并让患者认识到长期服药的好处。其次,给予长效针剂被认为是提高精神分裂症患者服药依从性的有效方法,研制起效快、作用时间长、疗效好且副作用小的药物无疑会提高患者的服药依从性。

总之,众多干预策略,如健康教育、行为指导、认知矫正及各种联合干预方法,效果差异很大,一方面,针对患者和家属的干预策略应有针对性,能适应本社区患者的特点;另一方面,也应关注大众宣传教育和健康知识传播,消除大众对患者及其家庭的歧视,帮助患者减少病耻感。

第二节 精神分裂症的常用治疗药物及其使用原则

1950 年,法国化学家 Paul Charpentier 合成了一种新的酚噻嗪类衍生物——氯丙嗪。1952 年,Jean Dely 和 Pierre Deniker 首先报道应用氯丙嗪治疗精神疾病获得成功,从此翻开了精神疾病治疗学的新篇章。

一、抗精神病药物的分类

考虑抗精神病药物出现的时间顺序和药理学作用特点,目前将其主要分为第一代抗精神病药物和第二代抗精神病药物。

(一)第一代抗精神病药物

第一代抗精神病药物又称神经阻滞剂、传统抗精神病药、典型抗精神病药,或称为多巴胺受体阻滞剂,主要药理作用为阻断中枢多巴胺 D_2 受体。按化学结构不同,第一代抗精神病药物可分为以下几类。①吩噻嗪类:如氯丙嗪、奋乃静、氟奋乃静及其长效针剂、三氟拉嗪等。②硫杂蒽类:如氟哌噻吨及其长效针剂、三氟噻吨及其长效制剂、泰尔登等。③丁酰苯类:如氟哌啶醇及其长效制剂、五氟利多等。④苯甲酰胺类:如舒必利等。其中,吩噻嗪类按与多巴胺 D_2 受体的亲和力不同,又可分为高效价药物(治疗剂量低),如奋乃静、三氟拉嗪、氟哌啶醇等;以及低效价药物(治疗剂量高),如氯丙嗪、硫利达嗪等。

第一代抗精神病药物自 20 世纪 50 年代以来,广泛应用于临床治疗精神分裂症与各种精神病性障碍,对阳性症状的疗效较好,对幻觉、妄想、思维障碍、行为紊乱、兴奋、激越、紧张综合征也有明显疗效,但近年来已逐渐退出市场,主要原因如下:①改善认知功能缺陷的疗效不明显。典型抗精神病药物不能有效改善执行功能、工作记忆、言语记忆、视觉运动、精细运动功能等方面的障碍,但对改善注意力障碍有部分疗效。另外,还由于药物本身的抗胆碱能作用或为了改善锥体外系不良反应而合并使用抗胆碱能药物,都可能会使记忆障碍恶化。②对原发阴性症状的疗效微小,有时因为锥体外系不良反应,可产生继发性阴性症状与抑郁症状。③约有 30% 的患者,其阳性症状不能有效缓解。④引发锥体外系和迟发性运动障碍的比例较高。⑤患者用药的依从性不好。⑥药物对患者社会功能和自我照料能力下降的改善作用较小。

(二)第二代抗精神病药物

第二代抗精神病药物又称非传统抗精神病药、非典型抗精神病药、新型抗精神病药等。第二代抗精神病药物与传统抗精神病药之间有一些不同,主要体现在受体结合情况方面。第二代抗精神病药物包括氯氮平、利培酮、奥氮平、喹硫平、齐拉西酮和阿立哌唑等,具有较高的 5 - 羟色胺(5 - HT)2 受体阻断作用,称为多巴胺(DA) - 5 - HT 受体拮抗剂(SDAs),对中脑边缘系统的作用比对纹状体系统的作用更具有选择性。第二代抗精神病药物按药理作用分为 4 类:①5 - 羟色胺和多巴胺受体拮抗剂,如利培酮、齐拉西酮等。②多受体作用药,如氯氮平、奥氮平、喹硫平等。③选择性多巴胺 D_2/D_3 受体拮抗剂,如氨磺必利。④多巴胺受体部分激动剂,如阿立哌唑。第二代抗精神病药物在治疗剂量时较少产生锥体外系症状,但少数药物使催乳素水平升高仍明显。总体上,与传统抗精神病药相比,第二代抗精神病药物治疗阴性症状的疗效好,急性运动障碍的不良反应较少,导致迟发性运动障碍的风险低。这些药物也可以改善精神分裂症患者的认知障碍与抑郁症状。

二、抗精神病药物的作用机制

目前认为,几乎所有的抗精神病药物都是通过阻断脑内多巴胺受体,尤其是多巴胺 D_2 受体而发挥抗精神病作用。大体来说,传统抗精神病药(尤其是吩噻嗪类)主要有 4 种受体阻断作用,包括多巴胺能 D_2 受体、胆碱能 M_1 受体、去甲肾上腺素能 α_1 受体和组胺能 H_1 受体。第二代抗精神病药物在阻断多巴胺 D_2 受体的基础上,还可通过阻断 5 - 羟色胺受体(主要是 5 - HT_{2A} 受体)增强抗精神病作用,减少多巴胺受体阻断的副作用。

抗精神病药物几个主要受体的阻断作用特点如下。①多巴胺受体阻断作用:主要是阻断多巴胺 D_2 受体。脑内多巴胺能系统有 4 条投射通路,其中中脑边缘通路与抗幻觉妄想等抗精神病作用有关,中脑皮质通路与药源性阴性症状和抑郁有关,黑质纹状体通路与锥体外系副作用有关,下丘脑至垂体的结节漏斗通路与催乳素水平升高导致的副作用有关。②5 - 羟色胺受体阻断作用:主要是阻断 5 - HT_{2A} 受体。5 - HT 受体阻断剂具有潜在的抗精神病作用。5 - HT_2/D_2 受体阻断比值高者,锥体外系症状发生率低,并能部分改善阴性症状。③肾上腺素能受体阻断作用:主要是阻断 α_1 受体,可产生镇静作用,以及直立性低血压、心动过速、性功能减退、射精延迟等副作用。④胆碱受体阻断作用:主要是阻断 M_1 受体,可产生多种抗胆碱能作用,如口干、便秘、排尿困难、视物模糊、记忆障碍等。⑤组胺受体阻断作用:主要是阻断 H_1 受体,可产生过度镇静和体重增加的副作用。此外,多巴胺受体部分激动剂(如阿立哌唑)可对多巴胺功能亢进的脑区发挥拮抗作用,而对多巴胺功能低下的脑区则起一定的激动作用。

抗精神病药物的药理作用广泛,除了上述与受体阻断有关的作用外,还具有加强其他中枢抑制的效应,如镇静、镇吐、降低体温,以及对脑、心脏和血液系统的影响作用。

三、临床应用

抗精神病药物的治疗作用可以归纳为 3 个方面:①抗精神病作用,即抗幻觉、妄想作用(治疗阳性症状)和激活作用(治疗阴性症状和认知缺陷);②非特异性镇静作用;③预防疾病复发作用。

（一）适应证与禁忌证

1. 适应证

抗精神病药物主要用于治疗精神分裂症和预防精神分裂症的复发，控制躁狂发作，还可以用于其他具有精神病性症状的精神障碍。

2. 禁忌证

患者合并有严重的心血管疾病、肝脏疾病、肾脏疾病，以及有严重的全身感染时，应当禁用抗精神病药物；有甲状腺功能减退、肾上腺皮质功能减退、重症肌无力、闭角型青光眼，以及既往有同种药物过敏史者，也应当禁用抗精神病药物。白细胞过低、老年人、孕妇和哺乳期妇女等应慎用抗精神病药物。

需要说明的是，每一种抗精神病药物的应用，均应参照药品说明书，且在精神科医生的监护下使用。

（二）用法和用量

1. 药物的选择

抗精神病药物的选择主要取决于不良反应的差别。第一代抗精神病药物的锥体外系反应多见，第二代抗精神病药物中部分药物使体重增加更为突出。在剂量充足的情况下，传统抗精神病药物间的治疗效应没有多少差异。对于兴奋躁动者，宜选用镇静作用强的抗精神病药物，或采用注射制剂治疗。如果患者无法耐受某种药物，可以换用其他类型的药物。长效制剂有利于解决患者的服药不依从问题，从而减少复发。目前，第二代抗精神病药物在临床应用中已基本取代了第一代抗精神病药物。

2. 急性期的药物治疗

用药前，必须排除禁忌证，做好常规体格检查和神经系统检查，以及血常规、血生化（包括电解质、肝肾功能）和心电图检查。首次发作或复发加剧的患者，均应视为急性期治疗，此时患者往往以兴奋躁动、幻觉妄想、联想障碍、行为怪异以及敌对攻击等症状为主。

对于合作的患者，给药方法以口服为主。多数情况下，尤其是对症状较轻者，通常采用逐渐加量法，一般 1～2 周内逐步加至有效治疗剂量；急性症状在有效剂量治疗 2～4 周后可开始改善，多数患者 4～8 周症状可得到充分缓解；如剂量足够，治疗 4～6 周无效或疗效不明显者，可考虑换药。用药剂量的确定应结合每个患者的具体情况，实行个体化原则；门诊患者的用药，应注意加量缓慢、总剂量相对小；老年、儿童和体弱者的用量，应参照药物剂量范围酌情减少。

对于兴奋躁动较严重、不合作或不肯服药的患者，常采用注射给药。注射给药应短期应用，注射时应固定好患者体位，避免折针等意外发生，并采用深部肌内注射，通常使用氟哌啶醇。一般情况下，氟哌啶醇肌内注射 5～10mg，必要时 24 小时内可每 6～8 小时重复 1 次，尽可能减少采用静脉注射或静脉滴注给药，患者应卧床护理，出现肌力障碍时可以注射抗胆碱能药物（如东莨菪碱 0.3mg）来对抗。由于治疗的目的是使患者安静，因此也可以应用苯二氮䓬类药物(如氯硝西泮、地西泮或劳拉西泮)注射给药,可与抗精神病药物注射交替进行,从而减少合用的抗精神病药物剂量。

3. 恢复期的巩固治疗

恢复期的巩固治疗也称继续治疗,在急性期症状获得较为彻底缓解的基础上,仍要继续以急性期有效剂量巩固治疗至少 6 个月,然后可以缓慢减量,进入维持治疗。急性期的有效剂量不一定是最大治疗剂量,兴奋、激越症状的控制往往需要较大剂量,只有非兴奋状态且能够耐受的急性期治疗量才是最佳有效剂量。以利培酮为例,多从 1mg 每天 1 次开始,逐渐增加剂量,如无严重副作用,1 周内可加至每天 2~6mg,复发患者多需较大剂量;出现显著疗效后,如药物副作用能够耐受,则继续用原有效剂量巩固治疗,待病情充分缓解至少 6 个月后,再以每 6 个月减 1/5 的速率缓慢减至维持剂量,最终使维持剂量不低于每天 2mg。

4. 稳定期的维持治疗

抗精神病药物的长期维持治疗可以显著减少精神分裂症的复发。有资料表明,持续 2 年的维持治疗可以将精神分裂症患者的复发率降至 40%,而 2 年的安慰剂对照治疗却有 80% 的精神分裂症患者会复发。维持剂量通常比治疗剂量低,传统药物的维持剂量可以缓慢减至治疗剂量的 1/2。除氯氮平外,新一代药物安全性提高,可以采用略低于急性期有效剂量维持治疗。临床研究表明,过低的维持剂量与安慰剂一样,仍有较高的复发率。由于典型的精神分裂症是一种慢性持续性疾病,因此多数患者尤其是反复发作、经常波动或缓解不全的患者需无限期或终身治疗。对于首发的、缓慢起病的患者,维持治疗时间至少 5 年;对于急性发作、缓解迅速且彻底的患者,维持治疗时间可以相应缩短。最终,只有不足 1/5 的患者有可能停药。目前,棕榈酸帕利哌酮长效制剂在维持治疗上有一定的优势,只需要每 4 周甚至 3 个月或 1 年给药 1 次,从而减轻了给药负担,并且肌内注射能保证药物进入体内起到治疗作用,但价格较贵。

四、常用的抗精神病药物

药物的使用率在不同时期和不同地区有一定的差别。目前,新一代抗精神病药物的使用已占据主导地位。

(一)氯丙嗪

氯丙嗪是 1952 年问世的第一代抗精神病药物,为抗精神病药的代表药物,有口服和注射两种剂型。

1. 药理机制

氯丙嗪属于低效价药物,为多巴胺受体阻滞剂,对 α 受体和 M 受体也有阻断作用。氯丙嗪可阻断黑质 – 纹状体通路的多巴胺 D_2 受体,使胆碱能神经的功能占优势,从而导致锥体外系反应。氯丙嗪有 α 受体阻滞作用,可使肾上腺素的升压作用反转;亦可阻断结节 – 漏斗通路的多巴胺 D_2 受体,减少下丘脑释放催乳素释放因子,使催乳素释放增加。

2. 药代动力学

氯丙嗪口服易吸收，2～4小时可达血浆峰浓度，1周左右达稳态水平，半衰期为8～35小时，单次给药作用可维持24小时。其口服药物的生物利用度为10%～33%，易透过血脑屏障和胎盘屏障，具有高度的亲脂性与蛋白结合率（98%与血浆蛋白结合），主要经肝脏代谢，有上百种代谢产物。药物及其各种代谢产物主要分布于脑，其次分布于肺及其他组织；排泄以肾脏为主，少量经粪便排泄和乳汁分泌。胎儿、婴儿与老年患者对药物的代谢与排出均明显降低。

3. 适应证

氯丙嗪适用于精神分裂症、躁狂症及其他重症精神病的对症治疗，可控制兴奋、攻击、幻觉、妄想、思维联想障碍及情绪冲动、木僵等症状；不适用于伴随意识障碍而产生的精神异常。小剂量氯丙嗪可作为镇吐药使用。

4. 用法及用量

（1）口服：成人充分治疗剂量通常为每天200～800mg，分次服用，依治疗所需和耐受情况逐渐递增给药。对年老或体弱者，更应从较小剂量开始，以后根据耐受情况徐缓增加药量。

（2）肌内注射：成人每次可使用25～50mg，控制严重兴奋躁动时，可根据需要和耐受情况隔数小时重复用药1次。

（3）静脉注射：25～50mg，用氯化钠注射液稀释至1mg/mL，然后以每分钟不超过1mg的速度缓慢注入。目前多数采用静脉滴注法而避免静脉注射，以免发生意外。对年老或体弱者，均应从小剂量开始，注射时尤应注意患者的耐受情况，缓慢给药。

5. 注意事项

（1）用量须从小剂量开始，按照个体给药的原则调整增加用量，经数天或数周精神状态明显好转后，须巩固治疗至少2周，然后逐渐减至最小有效维持量。维持量使用的期限须根据临床治疗需要而定。

（2）注射给药仅限于急性兴奋躁动患者，需密切观察与监视，防止发生低血压。

（3）少数患者口服药物时会产生胃部刺激症状，可与食物共服，亦可多饮水或牛奶。

（4）老年人或小儿注射给药时，应注意密切观察可能发生的血压降低和锥体外系症状。

（5）用药期间应注意随访检查以下项目：①白细胞计数，长期治疗或用量大时应定时检查白细胞计数与分类，有些药物在治疗的4～6周内可产生粒细胞减少症；②肝功能测定；③尿胆红素测定；④眼科检查，长期大量使用氯丙嗪时，容易在患者角膜与晶体产生沉积物。

6. 不良反应

（1）主要副作用有口干、上腹部不适、乏力、嗜睡、便秘、心悸，偶见泌乳、乳房肿大、肥胖、闭经等。

（2）注射或口服大剂量时，可引起体位性低血压，用药后应静卧1～2小时，血压过低时可静滴去甲肾上腺素或麻黄碱升压，但不可用肾上腺素，以防血压降得更低。

（3）对肝功能有一定影响,偶可引起阻塞性黄疸、肝大,停药后可恢复。对于长期用药者,应定期检查肝功能。

（4）长期大量应用时,可引起锥体外系反应,如震颤、运动障碍、静坐不能、流涎等,可用苯海索对抗,但会降低疗效。近年来发现,氯丙嗪还可引起一种特殊持久的运动障碍,称为迟发性运动障碍,表现为不自主的刻板运动,停药后不消失,抗胆碱能药可加重此反应。

（5）可发生过敏反应,常见的有皮疹、接触性皮炎、剥脱性皮炎、哮喘、紫癜,以及粒细胞减少（少见,一旦发生,应立即停药）。

（6）可引起眼部并发症,主要表现为角膜和晶体混浊,或使眼内压升高。对长期使用者,应做眼部检查,常规半年复查 1 次。如只存在角膜和晶体混浊而无视力障碍,则氯丙嗪可在观察下使用;如有皮肤或视网膜色素沉着或不明原因的视力障碍时,则应减少剂量至每天 40mg 以下,或用其他抗精神病药代替。大剂量应用氯丙嗪时,嘱患者夏季最好戴太阳镜,以保护其角膜和晶体。

（二）奋乃静

1. 药理机制

奋乃静为吩噻嗪类的哌嗪衍生物。其药理作用与氯丙嗪相似,抗精神病作用主要与其可阻断中脑边缘系统及中脑－皮层通路的多巴胺受体（DA_2）有关,阻断网状结构上行激活系统的肾上腺素受体则与镇静、安定作用有关。

2. 药代动力学

奋乃静经口服后可分布至全身,经胆汁排泄,部分在肠道中重吸收,半衰期为 9 小时。其可通过脐血进入胎儿体内,可从母乳中排出,具有高度的亲脂性与蛋白结合率。儿童与老年人对本品的代谢与排泄均明显降低。

3. 适应证

奋乃静对幻觉、妄想、思维障碍、淡漠、木僵、焦虑、激动等症状有较好的疗效,可用于精神分裂症或其他精神病性障碍。因其镇静作用较弱,对血压的影响较小,故适用于器质性精神病、老年性精神障碍及儿童攻击性行为障碍。

4. 用法及用量

奋乃静宜从小剂量开始,每次 2 ~ 4mg,每天 2 次或 3 次;以后每隔 1 ~ 2 天增加 6mg,逐渐增至常用治疗剂量（每天 20 ~ 60mg）。其维持剂量为每天 10 ~ 20mg。

5. 注意事项

（1）患有心血管疾病（如心力衰竭、心肌梗死、传导异常）者应慎用。

（2）出现迟发性运动障碍时,应停用所有的抗精神病药物。

（3）出现过敏性皮疹及恶性综合征时,应立即停药,并进行相应的处理。

（4）肝、肾功能不全者应减量。

（5）癫痫患者应慎用。

（6）应定期检查患者的肝功能及白细胞计数。

（7）用药期间，不宜驾驶车辆、操作机械或进行高空作业。

（8）孕妇应慎用；哺乳期妇女使用本品期间应停止哺乳。

（9）12岁以下儿童用量尚未确定。

（10）老年人应根据情况酌减用量，开始使用时剂量要小，宜缓慢加量。

6. 不良反应

（1）主要引起锥体外系反应，如震颤、僵直、流涎、运动迟缓、静坐不能、急性肌张力障碍等。长期大量服药后，可引起迟发性运动障碍。

（2）可引起血浆中泌乳素浓度升高，女子表现为溢乳、月经失调、闭经，男子出现女性化乳房，还可出现口干、视物模糊、乏力、头晕、心动过速、便秘、出汗等。

（3）少见的不良反应有体位性低血压、粒细胞减少症和中毒性肝损害，偶见过敏性皮疹及恶性综合征。

（三）氟哌啶醇

1. 药理机制

氟哌啶醇属丁酰苯类抗精神病药。其抗精神病作用与其可阻断脑内多巴胺受体以及促进脑内多巴胺的转化有关。氟哌啶醇有很好的抗幻觉妄想和抗兴奋躁动作用，阻断锥体外系多巴胺的作用较强，镇吐作用亦较强，镇静、阻断肾上腺素受体及胆碱受体的作用较弱。

2. 药代动力学

氟哌啶醇片口服吸收快，血浆蛋白结合率约为92%，生物利用度为40%～70%，口服3～6小时后血药浓度达峰值。氟哌啶醇注射液注射10～20分钟后血药浓度达峰值。氟哌啶醇的半衰期（$t_{1/2}$）为21小时，经肝脏代谢，单剂口服约40%在5天内随尿排出，其中1%为原形药物，活性代谢物为还原氟哌啶醇；大约15%由胆汁排出，其余由肾排出。

3. 适应证

氟哌啶醇适用于精神分裂症、躁狂症、抽动秽语综合征等，其控制兴奋躁动、敌对情绪和攻击行为的效果较好。因本品心血管系统的不良反应较少，故可用于脑器质性精神障碍和老年性精神障碍。

4. 用法及用量

（1）氟哌啶醇片：宜从小剂量开始，起始剂量为每次2～4mg，每天2次或3次；逐渐增加至常用量（每天10～40mg），维持剂量为每天4～20mg。治疗抽动秽语综合征时，每次1～2mg，每天2次或3次。

（2）氟哌啶醇注射液：肌内注射常用于兴奋躁动和精神运动性兴奋，成人剂量为每次5～10mg，每天2次或3次；安静后改为口服用药。静脉给药时，将10～30mg氟哌啶醇注射液加入250～500mL葡萄糖注射液内，静脉滴注。

5. 注意事项

心脏病（尤其是心绞痛）、药物引起的急性中枢神经抑制、癫痫、肝功能损害、青光眼、甲亢或毒性甲状腺肿、肺功能不全、肾功能不全、尿潴留患者应慎用；孕妇应慎用；哺乳期妇女使用本品期间应停止哺乳;老年患者用药应从小剂量开始,缓慢增加剂量,循序渐进,以避免出现锥体外系反应及迟发性运动障碍。用药期间,应定期检查肝功能及白细胞计数,不宜驾驶车辆、操作机械或进行高空作业。

6. 不良反应

(1)锥体外系反应较重且常见,急性肌张力障碍在儿童和青少年更易发生,亦可出现明显的扭转痉挛、吞咽困难、静坐不能及类帕金森病。

(2)长期大量使用可出现迟发性运动障碍。

(3)可出现口干、视物模糊、乏力、便秘、出汗等。

(4)可引起血浆中泌乳素浓度增加,女子表现为溢乳、月经失调、闭经,男子出现女性化乳房。

(5)少数患者可能引起抑郁反应。

(6)偶见过敏性皮疹、粒细胞减少及恶性综合征。

(四)舒必利

1. 药理机制

本品属于苯甲酰胺类化合物,是选择性多巴胺 D_2 受体阻断剂,主要作用于边缘系统,在下丘脑、脑桥和延髓能拮抗多巴胺 D_1、多巴胺 D_2 受体,对多巴胺 D_3、多巴胺 D_4 受体也有一定的拮抗作用。舒必利对纹状体 D_2 受体作用较弱,具有激活情感作用,其抗木僵、退缩、幻觉、妄想及精神错乱的作用较强,并有一定的抗抑郁作用。舒必利引发锥体外系不良反应的作用较其他典型抗精神病药物略低,高剂量时锥体外系不良反应出现较多。舒必利有很强的中枢性止吐作用,抗胆碱作用较弱,无镇静、催眠作用和抗兴奋躁动作用。

2. 药代动力学

舒必利自胃肠道吸收,2 小时可达血药浓度峰值;口服 48 小时后,约口服量的 30% 从尿中排出,一部分从粪中排出。其血浆半衰期为 8 ~ 9 小时,主要经肾脏排泄,亦可从母乳中排出。动物实验显示,本品可透过胎盘屏障,进入脐血循环。

3. 适应证

舒必利适用于精神分裂症单纯型、偏执型、紧张型,以及慢性精神分裂症的孤僻、退缩、淡漠症状,对抑郁症状有一定疗效。

4. 用法及用量

该药低剂量(200 ~ 600mg/d)时,有一定的抗抑郁作用;治疗阳性症状的剂量可高于 1000mg/d。静脉滴注舒必利 200 ~ 600mg/d,连续 1 ~ 2 周,有缓解紧张症的作用。此外,对伴发抑郁症状的精神分裂症患者,亦可选用舒必利进行治疗。

5. 注意事项

(1)躁狂症患者慎用,有可能使症状加重。

(2)增加剂量不宜过快,否则可能发生心电图变化、血压不稳、脉快等。

(3)患有癫痫、基底神经节病变、帕金森综合征、严重中枢神经抑制状态者应慎用。

(4)患有心血管疾患、肝功能不全者应慎用。

（5）用药期间不可从事伴有机械运转的危险性操作。

（6）本品对妊娠期妇女及新生儿的安全性尚未肯定,应慎用。

6. 不良反应

（1）增量过快时,可有一过性心电图改变、血压升高或降低、胸闷、脉快等,应加以注意。

（2）有时可见轻度的锥体外系反应,可减少剂量或合用抗震颤麻痹药。

（3）可有月经异常、泌乳、射精不能、体重增加、失眠、焦躁、不安、兴奋、困倦、口渴、头痛、发热、出汗、排尿困难、运动失调、胃肠道反应等不良反应。

（4）如出现皮疹、瘙痒等过敏反应,应立即停药。

（五）氯氮平

氯氮平是第一个研制成功的第二代抗精神病药物,在精神分裂症的药物治疗发展史上具有里程碑式的意义。氯氮平是第一个可有效治疗对其他药物无效的难治性精神分裂症的药物,也是第一个用来治疗社会退缩、情感淡漠等阴性症状的药物,有助于患者重新回归社会生活。氯氮平很少产生锥体外系不良反应,也是迄今为止极少引起迟发性运动障碍的抗精神病药物之一。1990 年,美国 FDA 同意氯氮平治疗难治性精神分裂症患者以及因为严重锥体外系不良反应或迟发性运动障碍而不能耐受典型药物的精神分裂症患者。我国在 1980 至 2000 年期间使用此药非常普遍,近年来作为一线药物使用有所减少。

1. 药理机制

氯氮平对多种受体(包括 $5-HT_{2A}$、$5-HT_{2B}$、$\alpha-$肾上腺素和胆碱受体)有亲和性,与 D_2 受体的亲和性相对较低。氯氮平对 $5-HT_2$ 受体亲和性较高,也具有 $5-HT_{2A}$ 激动作用,因此可抗焦虑和抗抑郁。对组胺 H_1 型受体和乙酰胆碱毒蕈碱样 M_1 受体的强亲和性,以及对 σ 受体的低亲和性等多受体作用特点,显示其临床作用的广谱性及产生多种不良反应的特点。氯氮平选择性地抑制中脑边缘通路的多巴胺神经元,而很少作用于纹状体通路上的多巴胺系统,这是氯氮平不引起锥体外系不良反应的重要特性之一。因氯氮平对结节漏斗部多巴胺能系统影响小,故不会引起高催乳素血症。

2. 药代动力学

氯氮平口服吸收快而完全,食物对其吸收速率和程度无影响,吸收后可迅速广泛分布到各组织中,生物利用度个体差异较大,平均为 50%～60%,有肝脏首过效应;服药后 3.2 小时(1～4 小时)达血浆峰浓度,半衰期($t_{1/2}$)平均为 9 小时(3.6～14.3 小时),组织结合率高;经肝脏代谢,80% 以代谢物形式出现在尿和粪中,主要代谢产物有 N-去甲基氯氮平、氯氮平的 N-氧化物等。在同等剂量与体重一定的情况下,女性患者的血清药物浓度明显高于男性患者的血清药物浓度。吸烟可加速本品的代谢,肾清除率及代谢在老年人中明显减低。氯氮平可从乳汁中分泌,且可通过血脑屏障。

3. 适应证

氯氮平不仅对精神病阳性症状有效,对阴性症状也有一定效果,适用于精神分裂症的各个亚型,对幻觉妄想型、青春型效果好,也可以减轻与精神分裂症有关的情感症状(如抑郁、负罪感、焦虑)。对一些用传统抗精神病药治疗无效或疗效不好的患者,改用本药物可能有效。氯氮平也可用于治疗躁狂症或其他精神病性障碍的兴奋躁动和幻觉妄想。因氯氮平可导致粒细胞减少症,故一般不宜作为抗精神分裂症的首选药物。

4. 用法及用量

氯氮平因可引起低血压与镇静,故应从低剂量开始(12.5～25mg/d),以隔天25mg或50mg的速度增加。氯氮平与之前已用的一种抗精神病药合用时,交叉药物滴定的原则是氯氮平剂量达到100mg/d时,应减少以前药物的剂量。氯氮平典型的目标剂量为300～600mg/d,药物血清浓度超过350ng/mL时,会有较好的治疗效果。对治疗无反应的病例,应测定其药物浓度水平,治疗期间对其疗效反应的评估时间要比大多数药物长,有些患者需要3～6个月才能出现疗效。如果氯氮平连续治疗6个月仍无疗效,可缓慢增加至最大剂量(900mg/d)。

5. 注意事项

(1)出现过敏性皮疹及恶性综合征时,应立即停药,并进行相应的处理。

(2)有中枢神经抑制状态者及尿潴留患者应慎用本药。

(3)治疗最初3个月内应坚持每1～2周检查白细胞计数及其分类,以后定期检查。

(4)应定期检查患者的肝功能与心电图。

(5)应定期检查患者的血糖,避免发生糖尿病或酮症酸中毒。

(6)用药期间不宜驾驶车辆、操作机械或进行高空作业。

(7)用药期间若出现不明原因的发热,应暂停用药。

(8)孕妇应禁用氯氮平;哺乳期妇女使用本品期间应停止哺乳。

(9)12岁以下儿童不宜使用氯氮平,老年患者应慎用或使用低剂量氯氮平。

6. 不良反应

(1)粒细胞缺乏症:在应用氯氮平治疗的第一年内,粒细胞缺乏症的患病率可达0.8%,以治疗的前3个月最多见。进行血液系统的监测,可使粒细胞缺乏症所致的死亡人数明显下降。目前,已建立了以白细胞总数和中性粒细胞绝对计数为基准的严格规范用药指南,治疗起始阶段白细胞(WBC)总数须大于3.5×10^9/L,中性粒细胞绝对计数(ANC)大于2.0×10^9/L。氯氮平治疗最初6个月及停药4周内,均需每周检查白细胞总数和中性粒细胞绝对计数;治疗6个月后,每2周检查1次;12个月后,每4周检查1次。如果白细胞总数在$(2.0～3.0) \times 10^9$/L或中性粒细胞绝对计数在$(1.0～1.5) \times 10^9$/L,须中止治疗,并监测有无感染指征,每天监测白细胞总数及其分类计数;如果未发现有任何感染迹象,白细胞总数又上升到高于3.0×10^9/L,且中性粒细胞绝对计数高于1.5×10^9/L,则继续用氯氮平治疗,同时每周检查2次白细胞总数及其分类计数,直至白细胞总数大于3.5×10^9/L,中性粒细胞绝对计数大于2.0×10^9/L。如果白细胞总数小于2.0×10^9/L或中性粒细胞绝对计数小于1.0×10^9/L,则停用氯氮平,并不再尝试使用此药,每天监测白细胞总数及其分类计数,直至白细胞总数超过3.0×10^9/L,中性粒细胞绝对计数高于1.5×10^9/L,每周两次监测白细胞总数,直至白细胞总数高于3.5×10^9/L,中性粒细胞绝

对计数高于 $2.0 \times 10^9/L$;然后连续 4 周每周复查白细胞总数。用抗生素治疗感染,行骨髓穿刺确定粒细胞的生成状态,如果粒细胞生成不足,则应考虑对患者进行保护性隔离。如粒细胞缺乏症病情继续进展,则应立即请血液科专家会诊,采取隔离措施和预防性应用抗生素以预防感染。粒细胞集落刺激因子可用于缩短粒细胞缺乏症的患病持续时间。尽管锂盐可使白细胞数目增多,但它不能用来治疗或预防氯氮平引起的粒细胞缺乏。一旦患者服用氯氮平后导致粒细胞缺乏,以后不应再使用该药。氯氮平禁用于患有骨髓及外骨髓增殖障碍的患者,以及活动期结核病或人类免疫缺陷病毒感染所致的免疫功能受损的患者,因为这些情况会增加患者患粒细胞缺乏症的风险。氯氮平也禁止与可引起骨髓抑制的药物(如卡马西平等)合用。

(2)恶性综合征的风险:氯氮平虽很少引起锥体外系不良反应,但需注意其有引起恶性综合征(NMS)的风险,事实上也确实有单用氯氮平引起恶性综合征的报道。服用氯氮平的患者如果有发热症状时,需注意排除是否有感染、粒细胞缺乏或恶性综合征等情况。

(3)镇静:此为氯氮平最常见的不良反应。在用药早期,这一反应尤其明显。减少药物剂量,耐受此不良反应后,或在临睡前给药,通常可减轻药物的镇静作用。

(4)心血管作用:大多数患者服用氯氮平后会引起低血压和心动过速。此外,临床亦有氯氮平引起致命性心肌炎和扩张性心肌病的罕见报道。心肌炎通常发生在开始使用氯氮平治疗的头 3 周以内,但扩张性心肌病要几年以后才会有明显临床表现。尽管这种情况很罕见,但研究报道,由氯氮平引起的心肌炎和扩张性心肌病的发生率要高于其他抗精神病药物。

(5)体重增加:此为氯氮平很常见的不良反应。氯氮平可使患者体重增加 10% 或更多。一项自然观察研究发现,氯氮平治疗 4 年以后,患者体重才停止增加,且体重增加无剂量相关性。使用氯氮平治疗精神分裂症时,需对体重和其他代谢指标进行监测,必要时须进行干预。

(6)流涎:尽管约有 1/3 服用氯氮平的患者会在夜间睡眠时出现明显的流涎,但因氯氮平本身有很强的抗胆碱作用,故不可使用抗胆碱能药物来控制流涎症状。

(7)癫痫发作:氯氮平可致癫痫发作,呈剂量依赖性。大多数氯氮平引起的癫痫发作是强直—阵挛型发作,但也可引起肌阵挛发作。剂量小于 300mg/d 时,引起癫痫发作的风险为 1% ~3%;剂量在 300~600mg/d 时,其发作风险为 2.7%;剂量超过 600mg/d 时,其发作风险为 4.4%。由于氯氮平有致癫痫发作的风险,因此除非患者在低剂量治疗时对药物反应欠佳,一般情况下不推荐氯氮平治疗剂量超过 600mg/d。一旦有癫痫发作,需根据临床情况决定是否继续使用氯氮平进行治疗。因卡马西平会增加骨髓抑制的风险,故不能用于接受氯氮平治疗的患者。对于服用氯氮平治疗的患者而言,丙戊酸盐是最安全的预防癫痫发作的抗惊厥药物。

(8)抗胆碱能反应:口干、视物模糊、便秘、尿潴留等抗胆碱能反应为应用氯氮平治疗早期常见的不良反应。

(9)强迫症状:氯氮平会加重强迫症状,这可能与 5-HT$_2$ 受体拮抗有关,加用 5-羟色胺选择性重摄取抑制剂(SSRI)类药物,通常可以控制强迫症状。

（10）撤药症状：氯氮平维持治疗期间突然停药，大多数患者常会出现撤药症状，表现为胆碱能症状反跳、精神症状恶化以及一些躯体症状（如寒战、震颤、激越和意识紊乱）。此外，临床还有严重运动障碍和肌张力障碍的报道，患者在停用氯氮平 5～14 天内出现严重的肢体、躯干和颈部肌张力障碍和运动障碍，以及运动不稳、蹒跚步态、吞咽时出现哽咽等。氯氮平的多受体作用可能是产生撤药症状的原因，应该在有严格适应证的情况下逐渐停用氯氮平，可减少撤药症状。如果必须即刻停用氯氮平，则建议患者住院治疗。为预防胆碱能反跳症状，可使用小剂量氯氮平治疗。

7. 药物相互作用

氯氮平不可与导致骨髓抑制的药物（如卡马西平）合用。曾有氯氮平与高效价苯二氮䓬类药物合用引起呼吸抑制的个案报道。因此，服用氯氮平的患者不应合用苯二氮䓬类药物（尤其不可使用高剂量）。氯氮平主要通过肝脏 CYP1A2 代谢，当与能抑制或诱导这类肝药酶的药物合用时，会改变氯氮平的血药浓度水平。当与氟伏沙明或红霉素合用时，氯氮平的血药浓度会升高。在合用苯巴比妥或苯妥英钠以及吸烟的情况下，氯氮平的血药浓度会下降。

（六）利培酮

利培酮是继氯氮平之后的第二代抗精神病药，目前有多种口服剂型（片剂、口服液和缓释剂）和长效针剂。

1. 药理机制

利培酮有很强的中枢 5 - HT 尤其是 5 - HT$_{2A}$ 和多巴胺 D$_2$ 受体的拮抗作用，对多巴胺 D$_2$ 受体的拮抗作用与氟哌啶醇相似，还表现出对 α$_1$ 受体和 α$_2$ 受体的高亲和性，但对 β 受体和毒蕈碱样胆碱能受体的亲和性较低。因此，利培酮对阳性症状的疗效与典型抗精神病药物相似，且低剂量时锥体外系不良反应较少，对阴性症状有较好的疗效，镇静作用小，没有明显的抗胆碱能不良反应。

2. 药代动力学

利培酮口服，生物利用度为 70%～82%，在肝脏内主要经 CYP2D6 代谢为 9 - 羟利培酮。9 - 羟利培酮与利培酮有同样的药理作用。利培酮的血浆峰浓度出现在 1 小时以内，而 9 - 羟利培酮的血浆峰浓度出现在 3 小时以内。食物不影响利培酮在肠道内的吸收比例和程度。利培酮的血浆蛋白结合率为 88%，半衰期为 3 小时（9 - 羟利培酮的半衰期为 24 小时），主要由尿及粪便排出。

3. 适应证

利培酮可用于治疗急性精神分裂症和慢性精神分裂症，特别是对阳性症状、阴性症状及其伴发的情感症状（如焦虑、抑郁等）有较好的疗效，也可减轻与精神分裂症有关的情感症状。对于急性期治疗有效的患者，在维持期治疗中，本品可继续发挥其临床疗效。

4. 用法及用量

利培酮的常用治疗剂量为 2～6mg。

5. 注意事项

（1）患有心脑血管疾病（如心力衰竭、心肌梗死、传导异常、脱水、失血及脑血管病变）

的人应慎用,宜从小剂量开始,并应逐渐增加剂量。

(2)由于本品具有 α 受体阻断活性,因此在用药初期和加药速度过快时会发生(体位性)低血压,此时应考虑减量。

(3)利培酮同其他具有多巴胺受体拮抗剂性质的药物相似,可引起迟发性运动障碍。其特征为有节律的不随意运动,主要见于舌及面部。如果出现迟发性运动障碍,则应停止服用所有的抗精神病药物。

(4)已有报道指出,服用经典的抗精神病药会出现恶性综合征,其特征为高热、肌肉僵直、颤抖、意识改变和肌酸磷酸激酶水平升高,此时应停用包括本品在内的所有抗精神病药物。

(5)患有帕金森综合征的患者应慎用本品,因为在理论上该药会引起此病的恶化。

(6)因经典的抗精神病药物会降低癫痫的发作阈值,故患有癫痫的患者仍应慎用本品。

(7)服用本品的患者应避免进食过多,以免引起发胖。

(8)鉴于本品对中枢神经系统的作用,在与其他作用于中枢系统的药物同时服用时应慎重。

(9)本品对需要警觉性的活动有影响,建议患者不应驾驶汽车或操作机器。怀孕妇女服用本品是否安全尚不明确,动物实验表明,利培酮对生殖系统无直接的毒性,也无致畸作用,尽管如此,除非益处明显大于可能的危险,怀孕妇女仍不应服用本品。本品是否会经人体乳汁排出尚不清楚,动物实验表明,利培酮和 9 - 羟利培酮会经动物乳汁排出,因此服用本品的妇女不应哺乳。

(10)儿童用药:对于 15 岁以下的儿童,目前尚缺乏足够的临床经验。

(11)老年患者用药:建议起始剂量为每天 0.5mg 或更低,根据个体需要,剂量可逐渐加大到每天 2 次,每次 1~2mg。在获得更多的经验前,老年人用药的加量过程应慎重。

6. 不良反应

(1)利培酮常见的不良反应是失眠、焦虑、头痛、头晕、口干。

(2)利培酮较少见的不良反应有嗜睡、疲劳、注意力下降、便秘、消化不良、恶心、呕吐、腹痛、视物模糊、阴茎异常勃起、勃起困难、射精无力、性淡漠、尿失禁、鼻炎、皮疹以及其他过敏反应。

(3)利培酮可能会引起锥体外系症状,如肌紧张、震颤、僵直、流涎、运动迟缓、静坐不能、急性肌张力障碍,通过降低剂量或给予抗帕金森综合征的药物可消除。

(4)患者偶尔会出现(体位性)低血压、(反射性)心动过速或高血压的症状。

(5)患者会出现体重增加、水肿和肝酶水平升高等现象。

(6)偶尔会因患者烦渴或抗利尿激素分泌失调而引发水中毒。

(7)会引起血浆中催乳素浓度的增加,其相关表现为女子溢乳、月经失调、闭经,男子出现女性化乳房。

(8)偶见迟发性运动障碍、恶性综合征、体温失调以及癫痫发作。

(9)有轻度中性粒细胞和/或血小板计数下降的个例报道。

（七）奥氮平

奥氮平作为氯氮平的衍生物，于1996年在美国和欧洲上市，1999年进入我国，目前有普通片剂、口崩片，国外有短效肌内注射针剂和长效针剂。临床可用针剂来治疗精神分裂症或躁狂发作引起的急性兴奋激越症状。

1. 药理机制

奥氮平为多受体作用药物，可阻断 $5-HT_2$ 以及多巴胺受体，还可阻断毒蕈碱样胆碱受体（MI）、$5-HT_{2x}$、$5-HT_3$、α_1 受体。奥氮平对 $5-HT_2$ 受体的阻断大约是其阻断多巴胺受体作用的8倍。奥氮平的药理特性与氯氮平相似，但基本上没有氯氮平的粒细胞缺乏症这一不良反应。动物研究中发现，奥氮平有阻断苯环己啶（PCP）效应。PCP是一种 $N-$ 甲基 $-D$ 天门冬氨酸（NMDA）受体拮抗剂，诱发的症状在许多方面非常类似于精神分裂症的阳性、阴性症状和认知损害，提示奥氮平治疗精神分裂症的作用涉及谷氨酸系统。目前，精神分裂症的谷氨酸功能低下病因学假说已经引起了精神病学界的高度重视。

2. 药代动力学

奥氮平口服后5小时达血浆峰浓度，半衰期平均为31小时（21～54小时），可以每天用药1次。食物不影响奥氮平的吸收。93%的药物呈蛋白结合形式，年龄、性别或者种族对奥氮平血浆浓度的影响很小。奥氮平的血药浓度与临床疗效的关系不明确，在肝脏经 CYP1A2、CYP2D6 代谢，尚未发现有药理活性的代谢产物。老年人服用奥氮平的药物半衰期会延长。奥氮平主要由尿及粪便排出。

3. 适应证

奥氮平适用于精神分裂症以及其他有严重阳性症状（如妄想、幻觉、思维障碍、敌意和猜疑）和/或阴性症状（如情感淡漠、情感和社会退缩、言语贫乏）的精神病的急性期和维持治疗，亦可缓解精神分裂症及相关疾病常见的继发性情感症状。

4. 用法及用量

奥氮平的每日剂量须根据临床状况而定，范围在每天5～20mg；推荐起始剂量和常规治疗剂量为每天10mg；维持剂量应为最小有效剂量，一般每天为10mg，但应定期评估。超过每天15mg的用药，应进行临床评估。有严重肾功能损害或中度肝功能损害者，药物的起始剂量为5mg，剂量递增为每次5mg，间隔至少1周。

5. 注意事项

（1）本品禁用于已知对该药制剂中任何一种成分（尤其是乳糖）过敏的患者，禁用于闭角型青光眼患者。

（2）本品慎用于有癫痫病史或有癫痫相关疾病者。

（3）本品慎用于低血压倾向的心血管病和脑血管病患者，对肝功能损害、前列腺增生、麻痹性肠梗阻和癫痫患者亦应慎用。

（4）本品可引起嗜睡，患者在操纵危险性机器（包括驾驶机动车）时应慎用。

（5）任何原因所致的白细胞和/或中性粒细胞降低，药物所致的骨髓抑制/毒性反应史,伴发疾病、放疗或化疗所致的骨髓抑制,嗜酸性粒细胞过多性疾病或骨髓及外骨髓增殖性疾病应禁用本品。需要注意的是,许多由氯氮平所致的粒细胞减少症或粒细胞缺乏症患者,使用奥氮平后未见复发。

(6)临床上未见有奥氮平所致的抗精神病药恶性综合征报道。患者如出现抗精神病药恶性综合征的临床表现,或仅有高热而无抗精神病药恶性综合征的临床表现,均应停用奥氮平。

(7)迟发性运动障碍(TD):奥氮平虽然较少发生迟发性运动障碍,但长期用药可增加迟发性运动障碍的风险。如果患者出现迟发性运动障碍的体征或症状,应减药或停药。

(8)因老年人用奥氮平后常可引起直立性低血压,故65岁以上用药者应按常规定时监测血压。

(9)对于既往或当下有肝功能损害或丙氨酸氨基转移酶和门冬氨酸氨基转移酶升高的患者,用药期间应给予积极随访或酌情减药。

(10)妊娠妇女使用奥氮平的情况尚未得到充分研究。由于奥氮平使用经验有限,对胎儿有潜在风险,因此妊娠期用药应权衡利弊,妇女在服用奥氮平期间应避免哺乳。

(11)奥氮平对老年人有影响,其起始剂量应降低至5mg。

6. 不良反应

(1)奥氮平的常见不良反应为嗜睡和体重增加。体重增加与用药前体重指数(BMI)较低和起始剂量较高(≥15mg)有关。

(2)奥氮平的少见不良反应有头晕、食欲增强、外周水肿、直立性低血压、急性或迟发性锥体外系运动障碍(如帕金森病样症状、静坐不能、肌张力障碍),以及一过性抗胆碱能作用(包括口干和便秘),还有肝脏谷丙氨酸氨基转移酶和门冬氨酸氨基转移酶无症状的一过性升高,尤其是在用药初期。血浆催乳素浓度偶见一过性轻度升高,但与安慰剂无差异,且罕见相关临床表现(如男性乳房增大及泌乳),绝大多数患者无须停药即可恢复正常。

(3)奥氮平的罕见不良反应有光敏反应、肌酐磷酸激酶升高等。

7. 药物相互作用

奥氮平对肝脏代谢影响很小。乙醇可增加奥氮平的吸收(>25%),导致嗜睡和体位性低血压。吸烟的患者可能需要较高的剂量。卡马西平和苯妥英钠通过诱导CYP3A4可降低奥氮平的血药浓度(≤50%)。西咪替丁可能增高奥氮平的血药浓度。

(八)喹硫平

1. 药理机制

喹硫平的分子结构接近于氯氮平和奋乃静,属二苯西平类化合物,对多种神经递质受体有相互作用。在脑中,喹硫平对5-HT$_2$受体具有高度亲和力,且大于对脑中多巴胺D$_1$受体和多巴胺D$_2$受体的亲和力。喹硫平对组胺受体和肾上腺素能α$_1$受体同样有高亲和力,对肾上腺素能α$_2$受体亲和力低,对胆碱能毒蕈碱样受体或苯二氮䓬受体基本没有亲和力。喹硫平对抗精神病药物活性测定和条件回避反射呈阳性结果。对不同精神分裂症动物模型(如多巴胺能和非多巴胺能行为模型)的深入研究显示,喹硫平有很强的抗精神病作用,治疗阳性、阴性症状有效,引发锥体外系不良反应的危险性很小。

2. 药代动力学

喹硫平口服后吸收良好,代谢完全,服药后 1～1.5 小时达峰浓度,48 小时达稳态浓度。人类血浆中主要的代谢产物不具有明显药理学活性。进食、吸烟对喹硫平的生物利用度无明显影响。喹硫平的半衰期大约为 7 小时,83% 的喹硫平与血浆蛋白结合。临床试验证实,每天两次给药时,喹硫平是有效的。正电子发射断层摄影术(PET)研究资料进一步证实,该药对 5－HT$_2$ 和多巴胺 D$_2$ 受体的占据作用在给药后可持续 12 小时。喹硫平的药代动力学是线性的,男、女间无差别。老年和肝肾功能有损害的患者,其药物清除率减低,需要降低剂量。大于 65 岁的老年人,喹硫平的平均清除率较 18～65 岁成年人低 30%～50%。

3. 适应证

喹硫平可用于急、慢性精神分裂症和分裂情感障碍患者,帕金森病伴发精神病性障碍或抗帕金森病药物引发的精神病性障碍,器质性精神病,以及易发生血泌乳素水平升高、锥体外系不良反应及迟发性运动障碍的精神分裂症患者。喹硫平单独治疗或与心境稳定药合并,可治疗双相情感障碍。

4. 用法及用量

喹硫平片应每天两次给药,饭前、饭后均可,成人前 4 天治疗期的日总剂量为 50mg(第 1 天)、100mg(第 2 天)、200mg(第 3 天)和 300mg(第 4 天)。从第 4 天以后,将剂量逐渐增加到 400～600mg/d。临床可根据患者的临床反应和耐受性,将剂量在 150～750mg/d 区间调整,老年人的起始剂量应为 25mg/d,逐渐增加剂量,幅度为每天 25～50mg,直至有效剂量。老年人喹硫平的有效剂量可能较一般年轻患者低。有肾脏或肝脏损害的患者,喹硫平片的开始剂量应为 25mg/d,随后每天增加剂量,幅度为 25～50mg,直至达到有效剂量或遵医嘱用药。

5. 注意事项

(1)心血管疾病:在临床试验中,使用喹硫平不会伴发持久性 QT 间期的延长,但与其他抗精神病药物一样,如果将喹硫平与其他已知会延长 QT 间期的药物合用时,则应当谨慎,尤其是用于老年人时。

(2)癫痫:与其他抗精神病药物一样,当用于治疗有癫痫病史的患者时,应予以注意。

(3)对开车和操纵机器的影响:由于喹硫平片可能会导致困倦,因此对于操纵危险机器或开车的患者,应给予提醒,不宜服用喹硫平。

(4)喹硫平片用于人类妊娠时的疗效和安全性尚未肯定,在人类乳汁中的排泄情况尚不清楚。因此,哺乳期妇女若服用喹硫平,应劝其在服药期间停止哺乳。

6. 不良反应

(1)喹硫平短期对照试验中所报告的最常见和最显著的不良事件为困倦、头晕、便秘、体位性低血压、口干以及肝酶异常。

（2）与其他具有 α_1 肾上腺素能阻断作用的抗精神病药物一样，喹硫平片可能导致直立性低血压（伴有头晕）、心悸，某些患者会有晕厥。这些事件易发生于开始的剂量增加期。

（3）偶有报道服用喹硫平片的患者会出现癫痫，其发生率并不高于安慰剂组。

（4）与其他抗精神病药物一样，服用喹硫平片会伴有白细胞总数的改变，在临床对照试验中所报告的发生率为 1.6% 左右，偶尔有嗜酸性粒细胞增加的报道。

（5）在服用喹硫平片的某些患者曾观察到出现无症状的血清转氨酶（ALT、AST）水平增高。这种增高通常在继续给予喹硫平片治疗过程中恢复。在喹硫平片治疗的过程中，曾观察到有非空腹状态下血清甘油三酯和总胆固醇水平轻微升高现象。

（6）喹硫平片治疗可伴有轻微的与剂量有关的甲状腺激素水平下降，尤其是总 T_4 和游离 T_4。几乎所有的患者在停用喹硫平后，其对总 T_4 和游离 T_4 的影响可以恢复。

7. 药物相互作用

（1）喹硫平片与锂合用不会影响锂的药代动力学，也不会诱导与安替比林代谢有关的肝脏酶系统。喹硫平片和苯妥英钠合用，可增加喹硫平的清除率。如果将喹硫平与苯妥英钠或其他肝酶诱导剂（如卡马西平、巴比妥类、利福平）合用，为保持抗精神病症状的效果，应增加喹硫平片的剂量。如果停用苯妥英钠并换用一种非诱导剂（如丙戊酸钠），则喹硫平片的剂量需要减少。

（2）合用抗精神病药物利培酮或氟哌啶醇不会显著改变喹硫平的药代动力学；喹硫平片与硫利达嗪合用时，会增加喹硫平的清除率。

（3）与抗抑郁药丙咪嗪或氟西汀合用，不会显著改变喹硫平的药代动力学。

（4）在细胞色素酶 P450 中，介导代谢的主要酶类为 CYP3A4。与西咪替丁或氟西汀（两种药物都是已知的 P450 酶抑制剂）合用，不会改变喹硫平的药代动力学；如果喹硫平片与 CYP3A4 的强抑制剂（如全身应用的酮康唑或红霉素）合用，则需谨慎。

（九）齐拉西酮

1. 药理机制

齐拉西酮是一种苯异噻唑哌嗪型抗精神病药，是 $5-HT_{2A}$ 和多巴胺 D_2 受体的强拮抗剂，对 $5-HT_{2A}$ 和多巴胺 D_2 受体的作用比值为 11∶1。齐拉西酮对多巴胺 D_3 受体有强亲和性，对多巴胺 D_4 受体有中等程度的亲和性，对多巴胺 D_1 受体的亲和性较弱。齐拉西酮也是 $5-HT_{2c}$ 受体、$5-HT_{1D}$ 受体的强拮抗剂，同时还是 $5-HT_{1A}$ 的强激动剂，并对 NE、5-HT 的再摄取有中度抑制的优点。该药这些药理作用提示，其对精神分裂症的阳性症状、阴性症状、情感症状有治疗效果，且锥体外系不良反应较少。

2. 药代动力学

齐拉西酮口服吸收完全，达峰时间为 6~8 小时，生物利用度约为 60%，与食物同服时生物利用度可增加 1 倍，蛋白结合率 >99%，多次用药 1~3 天达稳态，半衰期为 6~10 小时。齐拉西酮在肝脏被广泛代谢，年龄、性别或肾功能损害对齐拉西酮的药代动力学无明显影响。轻、中度肝功能损害患者口服齐拉西酮后，血药浓度比正常人口服齐拉西酮升高30%,终末半衰期比正常人的长2小时。在该类患者中使用齐拉西酮,应考虑降低剂量。国外研究表明,单剂肌内注射齐拉西酮的生物利用度为100%,达峰时间为60分钟或更早,平均半衰期($t_{1/2}$)为2~6小时。采用增加剂量方式和连续肌内注射3天观察,未出现蓄积现象。

3. 适应证

本品适用于治疗精神分裂症患者的急性激越症状。根据最新临床经验,齐拉西酮对强迫性神经症同样有显著疗效。

4. 用法及用量

成人口服齐拉西酮开始时20mg,每天2次,与食物同服;继而根据需要和效应,最大剂量可调至80mg,每天2次。慢性患者或预防复发者,维持治疗剂量为40~160mg/d,分次服用。肌内注射齐拉西酮时,推荐剂量为每天10~20mg,最大剂量为每天40mg;如果每次注射10mg(1支),可每隔2小时注射1次;如果每次注射20mg(2支),可每隔4小时注射1次,疗程一般为3天或3天以内。

5. 注意事项

有肝功能不全、心脑血管疾病、低血压或癫痫的患者,应慎用齐拉西酮。

6. 不良反应

(1)本品最常见的不良反应有头痛、嗜睡、异常活动、恶心、便秘、消化不良和呼吸系统不适。

(2)齐拉西酮可引起QT间期延长,与剂量相关。如持续检测QT间期值超过0.5秒,或患者出现抗精神病药恶性综合征、迟发性运动障碍,则应立即停药。

7. 药物相应作用

(1)和其他多巴胺D_2受体拮抗剂一样,本品可使血清催乳素水平升高。

(2)卡马西林可减少本品的吸收。

(3)酮康唑可增加本品的吸收。

(4)本品与其他可使QT间期延长的药物,如奎尼丁、多非利特、匹莫齐特、索他洛尔、硫利达嗪、莫西沙星和司帕沙星合用时,会使QT间期更为延长。

(十)阿立哌唑

1. 药理机制

阿立哌唑是一种喹诺衍生物。其药理作用与第一代、第二代抗精神病药不同,对多巴胺能神经系统具有双向调节作用,为5-羟色胺-多巴胺系统稳定剂。阿立哌唑对突触后多巴胺D_2受体具有弱激动作用,当多巴胺活动过高时,其可下调多巴胺的活动,用来治疗精神分裂症阳性症状。该药对突触前膜多巴胺自身受体具有部分激动作用,对多巴胺活动降低的脑区可以上调多巴胺功能,可用来治疗精神分裂症阴性症状和认知功能损害。

2. 药代动力学

本品口服吸收良好,达峰时间为3~5小时,半衰期为48~68小时,生物利用度为

87%，进食对药物作用无影响。在肝脏内，该药经 P450 CYP3A4、CYP2D6 多重生物转换途径消除，药物之间可能通过细胞色素 P450 酶发生相互作用。阿立哌唑的代谢产物脱氧 – 阿立哌唑对多巴胺 D_2 受体具有亲和性。经研究，性别、种族、吸烟、肝肾功能对阿立哌唑的使用剂量无明显影响。

3. 适应证

阿立哌唑可用于精神分裂症和分裂情感性精神障碍。阿立哌唑对精神分裂症阳性、阴性症状疗效与其他抗精神病药相当，可改善情感症状及认知功能。美国 FDA 还批准了用阿立哌唑治疗精神分裂症青少年（3～17 岁）、双相躁狂少儿（10～17 岁）与成人双相发作，单一治疗或辅助锂盐或丙戊酸钠治疗。

4. 用法及用量

阿立哌唑的起始剂量为 10～15mg，每天 1 次。其治疗有效剂量为 10～30mg/d。研究显示，剂量在 30mg/d 以上时再提高剂量，疗效并不增加。

5. 注意事项

阿立哌唑应慎用于心血管疾病（如心肌梗死、缺血性心脏病、心力衰竭）和脑血管疾病患者，或者诱发低血压的情况（如脱水、血容量过低和使用降压药物治疗），以及有癫痫病史或癫痫阈值较低的情况，还应慎用于有吸入性肺炎风险的患者。

6. 不良反应

本品常见的不良反应为头痛、困倦、兴奋、焦虑、静坐不能、消化不良、恶心等。阿立哌唑可引起静坐不能，且与剂量无明显关系，亦可见到其他锥体外系不良反应。阿立哌唑的短期临床研究结果显示，血清泌乳素水平与基线水平比较有轻度下降，长期研究未发现有泌乳素水平升高。阿立哌唑对脂代谢的影响不显著。

7. 药物相互作用

阿立哌唑经肝脏 P450 CYP2D6 和 CYP3A4 酶代谢，该药和其他药物的相互作用主要与经此酶代谢的底物有关。若与此酶的抑制剂合用，可提高阿立哌唑的血药浓度。阿立哌唑对肾上腺素能受体有拮抗作用。目前，尚未发现阿立哌唑过量中毒的文献报告。

（十一）氨磺必利

1. 药理机制

氨磺必利可以选择性地与边缘系统的多巴胺 D_2、D_3 受体结合，但不与 5 – 羟色胺受体或其他组胺受体、胆碱能受体、肾上腺素能受体结合。高剂量氨磺必利主要阻断边缘系统中部的多巴胺能神经元而治疗阳性症状，而低剂量主要阻断突触前 D_2/D_3 多巴胺能神经元而治疗阴性症状。

2. 药代动力学

氨磺必利有两个吸收峰，第一个吸收峰到达较快，于服药后 1 小时到达，第二个吸收峰于服药后 3～4 小时到达。口服氨磺必利的半衰期约为 12 小时。由于氨磺必利的代谢量很小，因此对于肝功能不全的患者，不需要调整剂量。氨磺必利多以原形从尿中排泄。经静脉注射给药时，50% 的药物以原形从尿中排泄，大部分是在服药后 24 小时内排泄

（占尿中排泄量的 90%）。重复给药时,氨磺必利在体内不蓄积,各药代动力学参数不改变。药代动力学研究数据显示,对于年龄大于 65 岁的老年人来说,单次给药 50mg,其最大血药浓度、$t_{1/2}$ 和 ROC 曲线下与坐标轴围成的面积（AUC）的值可升高 10% ~ 30%。

3. 适应证

氨磺必利可治疗以阳性症状（如谵妄、幻觉、认知障碍）和/或阴性症状（如反应迟缓、情感淡漠及社会能力退缩）为主的急性精神分裂症或慢性精神分裂症。

4. 用法及用量

氨磺必利若每日剂量小于或等于 400mg,应一次服完;如剂量超过 400mg,应分为两次服用。对于急性精神病发作,推荐剂量为 400 ~ 800mg/d,口服。根据个体情况（疗效不显著并且不良反应不明显）,剂量可以提高至 1200mg/d。对以阴性症状为主的患者,剂量为 400mg/d。

由于氨磺必利通过肾脏排泄,因此对于肌酐清除率为 30 ~ 60mL/min 的肾功能不全患者,应将常规剂量减半;对于肌酐清除率为 10 ~ 30mL/min 的患者,应将剂量减至常规治疗剂量的 1/3。对于肝脏损害的患者,不需要调整剂量。

5. 不良反应

（1）锥体外系反应:如震颤、肌张力亢进、流涎、静坐不能等,与剂量有关（一日剂量在 300mg 以上）。

（2）胃肠道反应:以便秘、恶心、呕吐、口干等常见。

（3）内分泌异常:氨磺必利可导致血催乳素水平升高,引起女性乳溢、闭经、性冷淡,男性乳腺发育,一般停止治疗后可恢复。

（4）心血管异常:低血压常见。

6. 药物相互作用

氨磺必利的血浆蛋白结合率低（约为 16%）,在与蛋白结合方面无药物相互作用。由于氨磺必利的肝脏代谢量很小,虽预期不会对通过细胞色素 CYP450 同工酶代谢药物的药代动力学产生具有临床意义的相互作用,也不会产生酶诱导作用,但禁止与以下可能引起尖端扭转性室性心动过速的药物联合应用,比如Ⅰa类抗心律失常药物（如奎尼丁、氢化奎尼丁、丙吡胺）和Ⅲ类抗心律失常药物（如胺碘酮、索他洛尔、多非利特、伊布利特）,某些镇静药物（如硫利达嗪、氯丙嗪、左美丙嗪、三氟拉嗪、氯美马嗪、舒必利、硫必利、舒托必利、匹莫齐特、氟哌啶醇、氟哌利多）,以及苄普地尔、西沙必利、美沙酮、二苯马尼、静脉用红霉素、咪唑斯汀、静脉用长春胺、卤泛群、喷他咪丁、司氟沙星、莫西沙星等。

（十二）帕利哌酮

1. 药理机制

帕利哌酮是利培酮的活性代谢物（9 - 羟利培酮）,有较强的多巴胺 D_2 受体和 5 - HT$_2$ 受体阻断作用,可缓解精神病阳性症状,同时可改善认知和情感症状。由于 9 位羟基的存在,因此帕利哌酮对 α_2 受体的阻断强度显著强于利培酮,通过阻断中枢去甲肾上腺素能和 5 - 羟色胺能神经元突触前膜的 α_2 受体,使突触前膜去极化,突触囊泡内的去甲肾上腺素和 5 - 羟色胺释放进入突触间隙,可增强 5 - HT 和 NE 的神经传递,表现出抗抑郁活性。另外,帕利哌酮对多巴胺 D_3 受体同样有很强的阻断作用,可增加前额叶和前扣带回乙酰胆碱的释放,对患者社会认知的工作记忆、注意力及被动回避等方面可能有改善作用。其对 5 - HT 的阻断作用可达到抗抑郁、改善昼夜节律及睡眠结构的目的。

2. 适应证

帕利哌酮可用于治疗精神分裂症。

3. 用法及用量

帕利哌酮的常规剂量为 3 ~ 12mg/d,推荐以 6mg/d 起始,无须滴定,每天 1 次,清晨以整片吞服。对于首发或首次治疗患者、年老体弱者,以及伴有躯体疾病、已知对药物非常敏感的患者或门诊患者,可从 3mg/d 起始,尽快加到目标剂量。

4. 不良反应

帕利哌酮临床最常见的不良反应是静坐不能和锥体外系障碍,高催乳素血症也较常见。

(十三)利培酮长效注射剂

1. 药理机制

注射用利培酮微球是第一个长效第二代抗精神病药物,也是第二代抗精神病药物利培酮的长效注射剂型。利培酮长效剂型采用了微球体药物控释术,即用医用聚合物将肽类和小分子药物包裹起来形成微粒,加水制成混悬液,进行肌内注射。

2. 适应证

本品可用于治疗依从性不良的急性精神分裂症和慢性精神分裂症,以及其他各种精神病性状态。

3. 用法及用量

本品一般的建议剂量为 25mg,最大剂量为 50mg,可根据症状控制情况、药物不良反应情况及血药浓度调整维持治疗剂量。由于注射用利培酮微球特殊的剂型及药代动力学特点,因此首次注射后的 3 周内需要合用一种可达治疗剂量的抗精神病药物作为补充。

4. 不良反应及药物相互作用

注射用利培酮微球的活性药物成分是利培酮,其主要不良反应与利培酮近似,最常见的不良反应是运动障碍(包括锥体外系不良反应和震颤)、焦虑、失眠、头痛和鼻炎。与口服利培酮相比,注射用利培酮微球的血药浓度相对稳定,波动幅度较小,因此其不良反应比口服利培酮少。其药物相互作用与口服利培酮相似。

(十四)帕利哌酮长效注射剂

1. 药理机制

棕榈酸帕利哌酮注射剂是第二代抗精神病药帕利哌酮的长效注射剂型。棕榈酸帕利哌酮注射液是一种长效的肌内注射用水性混悬液,活性成分为帕利哌酮,单次注射药物后,药物从第 1 天开始释放,持续释放时间最长可达注射后的第 126 天,大约在注射后的第 13 天,帕利哌酮达到血浆峰浓度。帕利哌酮主要经肾脏排泄,约 59% 的药物以原型从尿液中排出,其余约 25% 在肝脏通过非细胞色素 P450 酶(CYP 酶)的脱氢反应或脱烷基反应形成代谢产物排泄,仅少部分(少于 10%)经过肝脏 CYP 酶发生氧化反应而消除。单次注射 25～150mg 帕利哌酮剂量的棕榈酸帕利哌酮注射液后,平均的消除半衰期为 25～49 天。

2. 适应证

棕榈酸帕利哌酮可用于精神分裂症患者的急性期和维持期治疗。

3. 用法及用量

在首次注射前,应该进行口服利培酮试验,检测患者是否对药物过敏,确定无过敏者才能进行长效针剂治疗。第 1 天和第 8 天,分别于三角肌肌内注射 150mg 和 100mg,大约 1 周内,帕利哌酮血药浓度达稳态水平;1 个月后,剂量范围为 25～150mg,三角肌/臀大肌肌内注射,每月 1 次,根据疗效与不良反应调整剂量。

4. 不良反应

本品最常见的不良反应是注射部位反应、嗜睡/镇静、头晕、静坐不能和锥体外系症状,高催乳素血症也较常见。

(十五)奥氮平长效注射剂

1. 药理机制

奥氮平长效注射剂是第二代抗精神病药奥氮平的长效注射针剂,在给药后长达 28 天的时段内,药物浓度逐渐下降。长效奥氮平双羟萘酸盐是一种持续释放血浆的药物制剂。奥氮平双羟萘酸盐单水合物在注射前即刻与制剂混合,混合后可形成供肌内注射的混悬液,一般在注射后 1 周内达到奥氮平血浆峰浓度,即将开始下次注射前处在谷浓度水平,开始治疗大约 3 个月后,可达到长效制剂的稳态浓度,每 2 周给予 1 次 150～300mg,或每 4 周给予 1 次 450mg。长效制剂达到的稳态血浆浓度在已知每天口服 1 次 5～20mg 奥氮平达到的稳态奥氮平血浆浓度范围之内。

2. 适应证

本品可用于精神分裂症患者的治疗。对于从未使用过奥氮平口服片的患者,建议给予长效奥氮平双羟萘酸盐制剂,治疗前应先使用奥氮平口服片,以确定耐受性。

3. 用法及用量

对于体弱、易于发生低血压反应或者具有其他可能导致奥氮平代谢减慢的因素(如年龄≥65 岁的非吸烟女性患者),或者可能在药效学上对奥氮平较为敏感的患者,建议长效奥氮平双羟萘酸盐制剂的初始剂量为 150mg,每月肌内注射 1 次。

4. 不良反应

本品最常见的不良反应(≥5%)是头痛、反应迟滞、体重增加、咳嗽、腹泻、背痛、恶心、嗜睡、口干、鼻咽炎、食欲增加和呕吐。这些不良反应与奥氮平片剂的不良反应一致,一般对症处理后可缓解。

（十六）阿立哌唑长效注射剂

1. 药理机制

阿立哌唑长效注射剂已经在美国和欧洲被批准使用。阿立哌唑以水合物多晶型已经使用在其长效注射剂中。阿立哌唑注射剂与口服剂型具有相同的有效性和耐受性，并有效地提高了患者使用的依从性，减少了复发率。

2. 适应证

本品主要用于治疗精神分裂症。

3. 用法及用量

对于从未服用过或注射过阿立哌唑的患者，需要在首次肌内注射阿立哌唑治疗之前口服阿立哌唑来建立耐药性。建议阿立哌唑注射剂的初始和维持剂量为每月 400mg（前一次注射之后 26 天之内不得再次注射）。在首次注射阿立哌唑注射剂之后，连续 14 天口服阿立哌唑或其他口服抗精神病药来维持初次治疗期间抗精神病药物的有效浓度。如果 400mg 的剂量会产生不良反应，则考虑将剂量减少到每月 300mg。长效注射剂与其口服剂型具有类似的安全性特点。

4. 不良反应及药物相互作用

本品的锥体外系不良反应以及对泌乳素、体重的不良影响小于其他抗精神病药物。强 CYP3A4 抑制剂与阿立哌唑长效注射剂同时使用时，应考虑降低剂量。丙戊酸、锂剂、右美沙芬、华法林、奥美拉唑、西肽普兰和文拉法辛等与阿立哌唑长效注射剂同时使用时，不需进行剂量调整。考虑到阿立哌唑肌内注射剂具有长效释放的特点，短期内联用强效 CYP3A4 抑制剂（如酮康唑）以及强效 CYP2D6 抑制剂（如奎尼丁）时不需要调整阿立哌唑肌内注射剂的剂量；长期使用（即 14 天以上）阿立哌唑肌内注射剂和奎尼丁或其他强效 CYP2D6 抑制剂，建议减少阿立哌唑肌内注射的剂量。无须根据性别、种族、吸烟状态、肝肾损害等调整阿立哌唑长效针剂的剂量。对于 CYP2D6 弱代谢者，建议降低阿立哌唑长效针剂的用量。

第三节　精神分裂症的药物副反应评估

第一代抗精神病药物和第二代抗精神病药物由于在药物作用受体上的差异，表现在这两类抗精神病药物的不良反应上有较大的不同。第一代抗精神病药物（如氯丙嗪、氟哌啶醇、奋乃静等）常可引起锥体外系不良反应；而第二代抗精神病药物（如氯氮平、奥氮平、利培酮、喹硫平、齐拉西酮等）则较少引起锥体外系不良反应，但常引起体重增加以及糖、脂类代谢异常等代谢综合征的不良反应。药物的不良反应会明显影响服药人群的安全性、耐受性与治疗依从性。因此，不良反应的及时处理与防治非常重要。

一、抗精神病药常见的不良反应及其防治策略

1. 锥体外系不良反应

锥体外系不良反应是典型抗精神病药物最常见的不良反应,包括急性肌张力障碍、震颤、类帕金森综合征、静坐不能及迟发性运动障碍,与阻断多巴胺 D_2 受体密切相关。高效价的第一代抗精神病药物最容易引起锥体外系反应,而第二代抗精神病药物较少引起此不良反应,且药物之间存在比较大的差异。在第二代抗精神病药物中,以利培酮和帕利哌酮的影响较多,其次为阿立哌唑与齐拉西酮,奥氮平和喹硫平较少引起,而氯氮平几乎不引起锥体外系反应。

(1)急性肌张力障碍的发生时间及应对方法:锥体外系不良反应可发生在治疗的任何时期,急性肌张力障碍经常发生在开始用药的 1 周内或药物加量时,特别是氟哌啶醇肌内注射时常见。约 50% 的患者在用高效价第一代抗精神病药物的第 1 周内出现急性肌张力障碍,第二代抗精神病药物也可引起急性肌张力障碍,如利培酮注射剂的发生率达 7.2%。帕金森综合征常出现在治疗的前几周,一直持续数月,是可逆的,但持续时间长短不一,第一代要高于第二代,如氟哌啶醇高达 55% ,奥氮平发生率为 2.6% 。急性肌张力障碍和帕金森综合征可通过减低药物用量及使用抗胆碱能药物进行治疗。

(2)静坐不能的发生时间及应对方法:锥体外系反应中一半以上患者表现为静坐不能,常出现在治疗的最初 3 个月,第一代抗精神病药物的发生率高达 25% ,第二代抗精神病药物(如利培酮和帕利哌酮、鲁拉西酮、阿立哌唑、齐拉西酮、奥氮平)在高剂量时也有发生,氯氮平和喹硫平的发生率最低,减轻剂量可减轻症状,β 受体阻滞剂和苯二氮䓬类药物治疗有效。

(3)迟发性运动障碍的发生时间及应对方法:迟发性运动障碍多在使用抗精神病药物数月或数年后出现,一般在治疗的最初 5 年发生率较高,第一代抗精神病药物的平均发生率为 24% ~ 30% ,约 0.5% 的精神分裂症患者伴发迟发性运动障碍,有些是不可逆的,即使在停药后仍存在,目前缺乏有效的治疗迟发性运动障碍的药物。对其治疗的原则为先换用一种迟发性运动障碍可能性小的第二代抗精神病药物(如氯氮平,几乎不引起迟发性运动障碍)。有研究报道,患者换用氯氮平后,迟发性运动障碍的症状可明显得到改善;必要时,可合用其他药物(如丁苯那嗪片);如果仍无效,则可尝试合用维生素 E、维生素 B_6 、多奈哌齐、褪黑素及支链氨基酸;不推荐使用抗胆碱能药物(如苯海索),会使症状恶化。有个案报道,电休克疗法和深部脑刺激对迟发性运动障碍有一定效果。

2. 代谢综合征

抗精神病药物引起的体重增加以及糖、脂代谢异常等代谢综合征的症状目前已成为药物治疗中需要重视的问题,也是第二代抗精神病药物常见的不良反应,严重影响着患者的服药依从性,同时在很大程度上增加了患者患心血管疾病和糖尿病的风险。第二代抗精神病药物比第一代抗精神病药物更易引起代谢综合征,发生率约为 9% 以上。在第二代抗精神病药物中,代谢综合征的发生率以氯氮平和奥氮平居首位,50% 以上的患者

在治疗的第一年就出现,约78%的首发精神分裂症患者在服用奥氮平治疗后的最初3个月就出现体重增加,超过50%的患者服用氯氮平或奥氮平后会出现糖、脂代谢异常,女性略高于男性;其后依次是喹硫平、利培酮、氨磺必利;阿立哌唑的影响较少,齐拉西酮对代谢的影响最小。

代谢综合征的防治原则如下。

(1)以预防为主:①所有患者在用药前要评估发生代谢综合征的风险,合理选用抗精神病药物,如患者偏胖或已有代谢方面的问题,应尽量不选用对代谢影响大的药物。②建议定期监测患者的体重、血糖和血脂,观察其动态变化。③体重增加大于基础体重7%时,要建议患者调整饮食结构及生活方式,加强锻炼;而当体重增加大于10%时,建议考虑现有治疗方案,为了预防体重的进一步增加,鼓励患者减肥,必要时换药。

(2)体重增加的治疗研究证据:①目前疗效比较明确的是用二甲双胍治疗。多项随机对照研究均发现,二甲双胍在一定程度上能减轻抗精神病药物引起的体重增加和改善胰岛素抵抗,每天使用600~1000mg,分两次在餐后半小时内服用,持续使用3个月。②生活方式的干预,包括饮食控制和体育锻炼,制订个体化饮食管理和持续的体育锻炼方法。③如果患者存在快速或严重的体重增加、血脂异常、血糖异常等,建议寻求内分泌代谢专科进行处理。

3. 内分泌系统紊乱

(1)抗精神病药物可引起泌乳素升高、月经紊乱、性激素水平异常及性功能异常,而高催乳素血症可加重溢乳、性激素水平异常、月经紊乱(闭经)及性功能改变等,以利培酮、帕利哌酮、舒必利较多见,其次是鲁拉西酮、奥氮平和齐拉西酮,而氯氮平、阿立哌唑及喹硫平的影响最小。有研究报道,小剂量阿立哌唑有降低高催乳素血症的作用。目前认为,高催乳素血症与作用于多巴胺 D_2 受体有关。

(2)防治原则:①减药或换用另一种影响小的药物。②闭经可采用中药治疗(如乌鸡白凤丸)或人工周期等方法。③药物治疗。有研究发现,使用多巴胺拮抗剂溴隐亭效果并不明显;使用二甲双胍来治疗抗精神病药物引起的闭经,约67%的患者在服用100mg/d二甲双胍3个月后可恢复月经,同时还发现胰岛素抵抗的改善在月经恢复中起着非常重要的作用。

4. 心血管系统的不良反应

几乎所有的抗精神病药物均可能引起心血管系统方面的不良反应,表现为体位性低血压、心动过速、心动过缓、心电图改变(可逆性非特异性 ST – T 波改变、T 波低平或倒置和 QT 间期延长)以及传导阻滞。体位性低血压会增加患者发生意外摔倒和骨折的风险。抗精神病药物引起的代谢综合征也会增加患心肌梗死的风险,临床上尤其应该关注长期服用抗精神病药物的患者。体位性低血压与抗精神病药物作用于 α 肾上腺素受体有关,喹硫平、氯氮平、利培酮和帕利哌酮以及低效价第一代抗精神病药物(如氟哌啶和氯丙嗪)较多见,其次是阿立哌唑,而奥氮平和齐拉西酮少见,常发生在药物快速加量或剂量偏大时。此时,应让患者平卧,取头低位,监测血压,必要时静脉注射葡萄糖,有助于血压恢复。抗精神病药物可减慢心脏复极,从而引起心动过缓、QT 间期延长甚至房室传导阻滞,这就大大增加了患室性心律失常和猝死的风险。发生 QT 间期延长的危险因素包括服药前存在 QT 间期延长的女性患者、心电图异常、大剂量使用抗精神病药物。QTc 间期是校正的 QT 间期,是反映心肌细胞复极过程的指标,正常上限值为 40 毫秒,超过此限即属延长。QTc 间期延长被认为与多源性室性期前收缩和多形性室性心动过速有关,可引起晕厥、心脏停搏和室颤性猝死。QTc 间期超过 470~500 毫秒,可明显增加发生扭转型室性心动过速和心室颤动的风险,临床上表现为心源性晕厥(或称阿-斯综合征),猝死的风险很高。在第一代抗精神病药物中,注射用氟哌啶醇可引起轻度 QTc 间期延长,低效价药物(如氯丙嗪、硫利达嗪)引起的心电图异常与剂量呈依赖关系。在第二代抗精神病药物中,以齐拉西酮和舍吲哚的影响最大,齐拉西酮和舍吲哚可引起明显的 QTc 间期延长。齐拉西酮可引起轻度至中度的、剂量依赖性的 QTc 间期延长。有研究发现,用齐拉西酮治疗的患者中,有约 12.3% 的患者 QTc 间期延长 30~60 毫秒,而安慰剂治疗者约为 7.5%(73/975)。齐拉西酮治疗者中,QTc 延长超过 60 毫秒者,QTc 间期延长的发生率为 1.6%,安慰剂治疗者 QTc 间期延长的发生率为 1.2%。因此,齐拉西酮不应与已知延长 QTc 的药物合并使用。氯氮平可延长 QTc 间期,服用氯氮平治疗者中,1/4000~1/3000 的人会发生猝倒,伴有呼吸抑制或心脏停搏。老年及伴有心脑血管疾病的精神病患者是发生猝死的高危人群,即使服用中等剂量的抗精神病药物,猝死危险也相对较大。如何预防抗精神病药引起的 QT 间期延长,目前的建议是服药前收集患者的既往史和治疗史,对有长 QT 间期、显著心动过缓、电解质紊乱(如低钾血症和低镁血症)的患者,建议使用心血管病急症发生风险低的药物;治疗中进行电解质和心电图监护,以降低危险。

5. 镇静作用

镇静作用的不良反应发生率超过了 10%。在第二代抗精神病药物中,以氯氮平最常见,奥氮平和喹硫平较明显,其次是利培酮和帕利哌酮,齐拉西酮和阿立哌唑较少。镇静作用可能与药物作用于组胺 H 受体和多巴胺受体有关。大部分患者使用抗精神病药物尤其是低效价的第一代抗精神病药物(如氯丙嗪)会出现镇静。镇静作用常在抗精神病药物治疗早期出现,表现为多睡和白天嗜睡,将每天剂量的大部分在睡前服用可以避免或减轻白天的过度镇静。严重者应该减药,并告诫患者勿驾车、操纵机器或从事高空作业。对于白天嗜睡的患者,可尝试使用咖啡。

6. 流涎

流涎是氯氮平治疗最常见的一种不良反应,大约 64.3% 的患者会出现流涎,在睡眠时最明显。尽管抗胆碱能药物可以治疗这一不良反应,但因为抗胆能药物的不良反应,一般不主张使用。有建议用外周抗肾上腺素能药物拮抗氯氮平对唾液腺的毒蕈碱样胆碱能效应,如可乐定(0.1mg 或 0.2mg 贴剂,每周 1 次)。最近的研究发现,氯氮平不增加唾液流量,而是减少吞咽,建议患者取侧卧位睡眠,以便于口涎流出,防止吸入气管。

7. 体温调节紊乱(下丘脑体温调节的影响)

体温调节紊乱多见于使用氯氮平治疗者。氯氮平治疗的最初 3 周,部分患者会出现良性发热,最多持续至治疗第 10 天左右。体温增高一般不会超过 1℃ 或 2℃,继续治疗几天后可恢复正常,没有临床意义。但是,偶尔也可见到体温超过38.5℃者,需要做血常规检测,鉴别是药源性发热、并发感染或是继发于粒细胞缺乏症的感染。

8. 抗胆碱能不良反应

低效价抗精神病药物(如氯丙嗪、硫利达嗪等)以及第二代抗精神病药物(如氯氮平等)多见抗胆碱能不良反应,奥氮平也可见到此不良反应。外周抗胆碱能作用主要表现为口干、视物模糊、便秘和尿潴留等。利培酮和喹硫平虽没有明显的抗胆碱能作用,但临床上仍可见到一些患者出现便秘和口干,临床上多是对症处理,如用肠道软化剂、泻药、补充含纤维较多的食物或增加体液摄入等治疗便秘。中枢抗胆碱能作用主要表现为意识障碍、谵妄、言语散漫、出汗、震颤和认知功能受损等,与药物的中枢抗胆碱能作用有关,多见于老年人以及伴有脑器质性病变和躯体疾病的患者。患者出现此种现象后,应立即减药或停药,并对症治疗,注意避免联合使用抗胆碱能作用强的药物。

9. 肝功能损害

过去曾有氯丙嗪引起胆汁淤积性黄疸的报道,更常见的肝功能损害是无黄疸性肝功能异常及一过性的谷丙转氨酶升高,多能自行恢复。低效价抗精神病药物及氯氮平、奥氮平常发生肝功能损害,舒必利、利培酮、喹硫平、齐拉西酮以及高效价典型抗精神病药物也有一过性肝酶升高的报道。为防止出现肝功能损害,用药时可合并使用保肝药物,并定期复查肝功能。

10. 恶性综合征

恶性综合征是一种严重的抗精神病药物不良反应,几乎所有的抗精神病药物均可引起此反应。其发生率较低,第一代抗精神病药物的发生率低于1%,第二代抗精神病药物引起的更少。我国的调查资料显示,其发生率为0.12%~0.2%;欧美国家的调查显示,其发生率为0.07%~1.4%。男女发病比例为2:1。恶性综合征主要表现为肌张力障碍(肌肉强直、肌紧张)、高热(可达41~42℃)、意识障碍、自主神经系统症状(大汗、心动过速、血压不稳)等四大典型症状,实验室检查可发现白细胞升高,尿蛋白阳性,肌红蛋白尿,磷酸激酶活性升高,肝转氨酶升高,血中铁、镁、钙降低。发生恶性综合征的危险因素包括抗精神病药物剂量骤增或骤减,多种抗精神病药物合用,紧张症者,合并躯体疾病或脑病,注射用药等。其病程持续数小时至7天,严重者可死于肾功能衰竭或呼吸功能衰竭,死亡率为20%~30%。恶性综合征须与脑炎、致死性紧张症进行鉴别。在第二代抗精神病药物中,有氯氮平、利培酮、奥氮平致恶性综合征的个案报道。有报道称,氯氮平合并锂盐的患者出现了类似于恶性综合征的症状。氯氮平常可引发一些非常类似于恶性综合征的症状或体征的不良反应,如高热、心血管反应、谵妄、多汗、磷酸激酶升高和白细胞降低等。一旦诊断是抗精神病药物所致的恶性综合征,则应立即停药,并进行支持治疗,如补液、降温、预防感染、抗痉挛、吸氧等。大剂量胞二磷胆碱可增加多巴胺受体的活性,也可用多巴胺受体激动剂溴隐亭(5mg,每4小时1次)治疗。有报道称,应用电休克疗法治疗恶性综合征有效。

11. 诱发癫痫发作

在接受抗精神病药物治疗的患者中,有0.5%~0.9%的患者会出现癫痫发作。氯氮平诱发的癫痫较多见。氯氮平可以引起脑电图改变,引发剂量相关性癫痫(300mg/d,一年的累计发生率为1%～2%;300～600mg/d,一年的累计发生率为3%～4%;600～900mg/d,一年的累计发生率为5%)。其次,奥氮平诱发癫痫的发生率为0.9%左右,喹硫平诱发癫痫的发生率约为0.8%,齐拉西酮诱发癫痫的发生率为0.4%～0.5%,阿立哌唑诱发癫痫的发生率约为0.4%,利培酮诱发癫痫的发生率为0.3%左右。在第一代抗精神病药物中,以氯丙嗪诱发癫痫发作的风险最高,而氟哌啶醇的风险最少。有癫痫发作史或头部创伤者,发生癫痫的危险性更高。合并使用抗癫痫药的患者,需调整抗精神病药物的剂量,以避免药物的相互作用;避免合并使用氯氮平和卡马西平,以防粒细胞缺乏症的发生;同时应根据药物代谢的相互作用,适当调整药物剂量。

12. 血液系统改变

抗精神病药物可以诱发血液系统改变,如粒细胞缺乏症,以氯氮平较多见,发生率约是其他抗精神病药物的10倍。此外,接受氯丙嗪和氯氮平治疗的患者中,偶尔可见到其他的血液学改变,包括白细胞增多、红细胞增多或减少、淋巴细胞减少、白细胞计数降低或中性粒细胞减少,以及非常罕见的血小板减少。有1%～2%接受氯氮平的治疗者可发生粒细胞减少或粒细胞缺乏,患者的白细胞数常突然降低,有致命危险,已引起普遍关注。血液系统改变的发生率在治疗的第一年为0.73%,第二年为0.07%,最常出现在治疗的第6～18周。粒细胞缺乏症的发生风险随年龄的增长而增高。在女性患者,较多见氯氮平诱发的血液系统不良反应,其可能的机制为氯氮平代谢过程中产生了高于通常的N-去甲氯氮平浓度的毒性代谢产物(毒性代谢产物假说),以及中性粒细胞及其前体干细胞能将氯氮平代谢为具有毒性作用的自由基(毒性自由基假说)。因此,建议使用维生素E、维生素C以及其他抗氧化剂或示踪剂(如铜、锌等),这些自由基清除剂结合因子能预防粒细胞缺乏症的发生。目前尚未发现奥氮平、喹硫平、齐拉西酮和阿立哌唑对血液学指标的影响。

13. 猝死

此类猝死患者在抗精神病药物治疗中生前未查出致死性躯体疾病,突然发生死亡,死后尸检无可解释的死因。有报道认为,此种猝死可能为阿-斯综合征,即心源性脑缺血综合征,发生率约为0.5%。目前,猝死的发生机制尚不明了,可能与药物抑制ATP酶,影响细胞膜泵,使细胞内、外钾离子失衡,使心肌应激性升高,异位自律性增加,致心律失常、室性心动过速、心室扑动、心室纤颤、心室收缩骤停等有关。患者临床表现为昏厥、抽搐、发绀、心搏及呼吸骤停。积极的处理措施是进行复苏抢救。由于该不良反应的抢救多不成功,因此应以预防为主。对于接受抗精神病药物治疗的患者,用药前应询问其病史和家族史,并进行详细的查体和心电图检查,治疗中应定期进行心电图检查,用药应从小剂量开始,剂量滴定速度宜缓慢,并注意药物的相互作用。对于高危人群(年长者、肥胖者、有心脏病史者),应谨慎用药。

14. 其他不良反应

少数接受抗精神病药物治疗的患者可出现皮疹,如斑丘疹或多形性红斑等,一般可用抗过敏药物(如马来酸氯苯那敏等)进行对症处理。如出现皮疹的同时有发热表现,则应警惕发生了剥脱性皮炎。喹硫平可导致甲状腺激素水平轻度降低,但不伴有促甲状腺激素水平升高,目前尚未发现其临床意义。有报道称,氟哌啶醇在孕期使用可致胎儿肢体畸形,在哺乳期使用可造成新生儿血小板聚集等;氯丙嗪在孕期大剂量使用可导致胎儿血管充血、中枢神经系统水肿、新生儿高糖血症、病理性黄疸及染色体畸变等,在哺乳期使用可致婴儿过度镇静等。其他抗精神病药物的安全性尚不肯定,建议孕妇及哺乳妇女慎用抗精神病药物。

15. 超量中毒

第一代抗精神病药物过量的特征是其常见不良反应的扩大,高效价药物过量时多表现出严重的锥体外系不良反应,包括肌张力障碍和严重的肌紧张,以及低血压和镇静;低效价药物多出现中枢神经系统抑制、镇静、抗胆碱能作用和低血压,临床还可见到激越、不安、抽搐、发热,以及自主神经系统不良反应(如口干、肠梗阻、心电图改变和心律失常等)。第一代抗精神病药物使用严重过量可能会出现瞳孔放大、深反射减弱或无反射,或出现心动过速和低血压,脑电图显示弥漫性的低频和低电压,临床表现逐渐加重,出现谵妄、昏迷、呼吸抑制和低血压,并可致休克、死亡;还可出现瞳孔缩小、体温下降,易并发肺水肿、脑水肿、急性呼吸循环衰竭和弥散性血管内凝血(DIC)。典型抗精神病药物超量中毒的诊断主要根据患者的服药史,先查明服药的时间、品种和剂量,再根据临床表现及查体所见,以及体液内药物的定性和定量检测进行诊断。典型抗精神病药物超量中毒的解救措施包括早发现、早诊断、洗胃、支持治疗和对症治疗。这些药物过量如抢救不及时,则可致命,如果合并其他药物,尤其是中枢神经系统抑制剂,如巴比妥类或苯二氮䓬类,后果会更严重。处理的第一步是洗胃和导泻,以 1:5000 高锰酸钾溶液 5～10kg,反复彻底洗胃,如果患者可以吞咽,则可以使用活性炭类药物;不建议使用催吐药,因为抗精神病药物会降低催吐药物的疗效,并且这些催吐药物有可能会导致吸入性肺炎,其后果更为严重。抗精神病药物大多是高蛋白结合药物,脂溶性高,因此强迫利尿和血液透析效果不佳。处理的第二步是要给予支持治疗,保温,吸氧,预防感染,抗惊厥,维持水、电解质和酸碱平衡,同时给予对症治疗;如果患者出现低血压或休克,应该给予循环性休克的标准化治疗,即抗休克、升压和扩充血容量;如果患者有心律失常,则应纠正心律;慎用中枢兴奋药物,以防发生惊厥,必要时可用贝美格 50mg 加入 5% 或 10% 葡萄糖 100～200mL 中静脉滴注,或用利他林 30～50mg 肌内注射或静脉注射,有助于促进患者的意识恢复。需要注意的是,硫利哒嗪和美索哒嗪有类奎尼丁作用,过量使用可能会造成急性心力衰竭和心室纤颤,且这些药物的半衰期较长,药物过量后则需要监测心功能较长时间。

16. 服药对老年痴呆患者的风险

近年来的研究发现,对老年痴呆患者使用第二代抗精神病药物治疗,导致患者的死亡率增加了将近两倍。这些药物虽经常在临床中应用,但未被 FDA 批准用于痴呆相关精神病的治疗。对老年痴呆患者使用第二代抗精神病药物治疗的风险与传统抗精神病药的风险相比,无统计学差异。

二、抗精神病药物副反应的评估

目前,临床上多用副反应量表作为抗精神病药物治疗的成年患者精神病药物治疗安全性的评价工具,以反映多个系统的药物不良反应症状及实验室改变。

抗精神病药物副反应量表将 34 项症状归纳为 6 组症状,依次为行为的不良反应、实验室检查、神经系统反应、自主神经系统症状、心血管系统反应及其他。该量表评定时,分严重程度及处理两大内容。严重程度按 0~4 级评分,即 0 = 无该项症状;1 = 偶有该项症状;2 = 轻度,不影响正常功能;3 = 中度,对正常功能有某种影响或损害;4 = 重度,对正常功能有明显损害或残废。同时,评定和记录不良反应与药物的关系及采取的措施。最后,进行副作用的严重性的总判断,按规定评分。在治疗中,定期对患者用该量表评定,时间跨度与疗效评定一致。该量表的具体内容如表 4 - 1 所示。

表 4 - 1 抗精神病药物副作用量表(TESS)

指导语:这份问卷适用于精神科医师评定各种抗精神病药物引起副作用的成年患者。请根据患者报告、体格检查及实验室报告做出相应评定,有些项目还应向患者家属或病房工作人员询问。

项目		严重程度①	与药物的关系②	处理③
行为的不良反应	中毒性意识障碍	□	□	□
	兴奋或激越	□	□	□
	情感忧郁	□	□	□
	活动增加	□	□	□
	活动减退	□	□	□
	失眠	□	□	□
	嗜睡	□	□	□
实验室检查	血象异常	□	□	□
	肝功能	□	□	□
	尿化验异常	□	□	□
神经系统反应	肌强直	□	□	□
	震颤	□	□	□
	扭转性痉挛	□	□	□
	静坐不能	□	□	□
自主神经系统症状	口干	□	□	□
	鼻塞	□	□	□
	视物模糊	□	□	□
	便秘	□	□	□
	唾液增多	□	□	□

项目		严重程度①	与药物的关系②	处理③
自主神经系统症状	出汗	☐	☐	☐
	恶心呕吐	☐	☐	☐
	腹泻	☐	☐	☐
心血管系统反应	血压降低	☐	☐	☐
	头昏或昏厥	☐	☐	☐
	心动过速	☐	☐	☐
	高血压	☐	☐	☐
	ECG异常	☐	☐	☐
其他	皮肤症状	☐	☐	☐
	体重增加	☐	☐	☐
	体重减轻	☐	☐	☐
	食欲减退或厌食	☐	☐	☐
	头痛	☐	☐	☐
	迟发性运动障碍	☐	☐	☐

①严重程度:0 = 无;1 = 可疑或极轻;2 = 轻度;3 = 中度;4 = 重度。②与药物的关系:5 = 无;6 = 很少;7 = 可能;8 = 很可能;9 = 肯定。③处理:0 = 无;1 = 加强观察;2 = 给拮抗药;3 = 减量;4 = 减量 + 拮抗药;5 = 暂停治疗;6 = 中止治疗。

表4 - 1中的评分标准,具体如下。

(1)中毒性意识障碍:3 分 = 仅见于晚上,短暂;4 分 = 持续至白天。

(2)兴奋激越:2 分 = 有焦虑或恐惧;3 分 = 有非持续性的激越性运动行为;4 分 = 持续的激越,如捶首、顿足和搓手等。

(3)情绪抑郁:2 分 = 询问后得知的心境抑郁;3 分 = 主动诉述抑郁绝望,易哭;4 分 = 伴阻滞的符合诊断标准的重症抑郁发作。

(4)活动增加:2 分 = 非持续性,能自行控制;3 分 = 持续性,不需外力控制;4 分 = 持续,需他人干涉。

(5)活动减退:2 分 = 主动活动减少;3 分 = 需外力推动才活动;4 分 = 木僵或亚木僵。

(6)失眠:2 分 = 比平时睡眠减少2 小时;3 分 = 比平时睡眠减少3 ~ 6 小时;4 分 = 比平时睡眠减少6 小时以上。

(7)嗜睡:2 分 = 白天嗜睡或睡觉2 小时;3 分 = 白天睡眠3 ~ 8 小时;4 分 = 白天睡眠8 小时以上。

(8)血象异常:3 分 = 血象化验异常,如白细胞减少;4 分 = 血象化验严重异常,如白细胞缺乏。

(9)肝功能:3 分 = 化验异常;4 分 = 黄疸。

（10）尿化验异常：3 分 = 化验结果为肯定异常；4 分 = 化验结果为严重异常。

（11）肌强直：2 分 = 肌张力轻度增高，不影响活动；3 分 = 肌张力明显增高（未用拮抗药）；4 分 = 肌张力极高，即使使用拮抗药亦不能逆转。

（12）震颤：2 分 = 自觉有震颤感，或闭目平伸双手有轻度震颤；3 分 = 有明显可见的震颤，影响精细活动；4 分 = 震颤严重，影响生活，如无法进食。

（13）扭转运动：2 分 = 有，但不影响活动；3 分 = 影响活动，但不影响生活；4 分 = 影响生活。

（14）静坐不能：2 分 = 自觉心烦，缺乏耐心，能自控；3 分 = 因缺乏耐心，会谈时或工作中起立行走；4 分 = 无法静坐，无法完成任务，不能自控。

（15）口干：2 分 = 主诉口腔黏膜干燥；3 分或 4 分 = 可明显查出的口腔黏膜干燥。

（16）鼻塞：2 分 = 自觉有鼻塞；3 分或 4 分 = 可见或可证实的鼻塞（如说话的声音）。

（17）视物模糊：2 分 = 只是主诉；3 分 = 影响视力的清晰度；4 分 = 累及日常活动，如绊倒东西等。

（18）便秘：2 分 = 便秘 36 小时以上；3 分 = 4 天以上的便秘；4 分 = 需给予通便。

（19）唾液增加：3 分 = 唾液增多；4 分 = 淌口水。

（20）出汗：2 分或 3 分 = 汗比平时多，或阵阵出汗；4 分 = 面部大汗淋漓。

（21）恶心呕吐：3 分 = 恶心；4 分 = 呕吐。

（22）腹泻：2 分 = 1 天 2 次；3 分 = 1 天 3 至 5 次；4 分 = 1 天 5 次以上。

（23）血压降低：2 分 = 比平时降低 10% 以上；3 分 = 比平时降低 20% 以上；4 分 = 低至难以测出。

（24）头昏或昏厥：2 分 = 有头昏或头晕感；3 分 = 伴失平衡感的头昏和头晕；4 分 = 晕厥，失去知觉。

（25）心动过速（清晨起床前测量）：2 分 = 心率 90 ~ 100 次/分；3 分 = 100 ~ 120 次/分；4 分 = 120 次/分以上。

（26）血压升高：2 分 = 18.7/12.3kPa（140/90mmHg）以上；3 分 = 21.3/13.3kPa（160/100mmHg）以上；4 分 = 26.7/21.3kPa（200/160mmHg）以上（指治疗前无高血压者）。

（27）心电图异常：2 分 = 有异常，但无临床意义；3 分 = 具有临床意义的异常；4 分 = 伴有严重后果的异常。

（28）皮肤症状：2 分 = 日光过敏；3 分 = 暂时性发痒或红斑；4 分 = 过敏性皮炎。

（29）体重增加：2 分 = 1 个月内增加 2.25kg；3 分 = 1 个月内增加 2.5 ~ 4.5kg；4 分 = 1 个月内增加 5kg 以上。

（30）体重减轻：2 分 = 1 个月内减轻 2.25kg；3 分 = 1 个月内减轻 2.5 ~ 4.5kg；4 分 = 1 个月内减轻 5kg 以上。

（31）食欲减退或厌食：2 分 = 每天食量仅相当于两餐的数量；3 分 = 每天食量相当于一餐的数量；4 分 = 不进食。

（32）头痛：2 分 = 仅为主诉；3 分 = 有痛苦感；4 分 = 因头痛而丧失功能或无法活动。

（33）迟发性运动障碍：2 分 = 由检查引出的迟发性运动障碍症状；3 分 = 自发的迟发

性运动障碍症状;4 分 = 明显影响功能或活动。

抗精神病药物副反应量表评定中的注意事项:

(1)评定时,应根据患者所述、体格检查和实验室检查结果综合评定。有些项目的评定尚须参考病情记录和护理记录,询问其他工作人员和患者家属。

(2)有些症状较难判断是否为治疗所致,谨慎起见,宜将可能与治疗有关者也加以评定。

(宋 红)

第五章　精神分裂症的评估

　　精神分裂症的康复评估是对患者病情评定的一项重要手段。康复评估可以帮助康复者和治疗师检验康复的效果和调整个体的康复计划。精神分裂症的康复评估是患者在参加康复之前、康复过程中及康复结束时,需要由主管医生、护士、康复治疗师借助问卷、量表或临床观察等不同方法对康复者精神症状及功能维度进行评估。精神分裂症的康复评估是康复治疗的基础,没有评定,就无法有效地规划治疗和评价疗效。

第一节　精神分裂症的风险评估

　　精神分裂症患者在各种精神症状的影响下,容易发生自杀、暴力、出走、跌倒等风险,不仅给患者带来了痛苦,同时给患者家庭及社会带来了很多问题。因此,早期发现风险先兆,给予患者及时干预十分重要。目前,国内外风险评估工具较多,这些工具虽然可以在一定程度上鉴别出高危人群,但如何比较准确地对精神疾病患者的风险进行评估,还缺乏统一的认识。因此,精神科评估的内容应全面而系统,并不局限于运用量表评估,还应包括针对患者的直接检查、面对面访谈、查阅病历、体格检查、诊断性测试,或来自亲属方面的病史采集等,可能需要与患者、家属或其他人多次会面方可完成。在临床评估中,应采用标准化的评估工具(量表)与非标准化评估(如观察、面谈等)相结合的方式,尽可能准确地筛选出高危患者。

一、自杀风险评估

　　自杀风险评估的目的是识别那些可改变的、可治疗的危险因素,以满足患者治疗和安全管理的要求。自杀的预测并没有医学标准。标准化的自杀危险预测量表虽不能识别哪个患者将自杀未遂,哪个患者又将自杀成功,但能通过治疗和管理,降低或排除自杀的威胁。自杀风险评估是一个过程而不是一个事件,应贯穿于患者入院、出院、临床治疗过程及其他重要时点。

(一)自杀危险因素

　　对高风险患者进行自杀危险性评估,是预防其自杀的重要环节,也是精神科医生和护士需要掌握的重要专科技能。护士是接触患者最多、最密切的人,若能增强风险意识,采取多种手段进行评估,同时灵活运用观察能力和沟通技巧,就可能在早期发现问题,并防患于未然。Litman 提出了13 项自杀的高危因素,并根据危险性的大小进行了排序,可能对护士预测患者自杀风险有一定的帮助,具体如表 5 - 1 所示。需要注意的是,在我国,女性的自杀风险高于男性。

表 5 - 1 与自杀有关的因素

等级次序	因素
1	年龄≥45 岁
2	酒精依赖
3	容易激惹、愤怒,有暴力倾向
4	自杀史
5	男性
6	不愿意接受帮助
7	抑郁发作的时间超过一般情况
8	以前曾因精神疾病住院
9	近期有人际关系受损或社会隔离
10	抑郁
11	丧失躯体健康
12	被解雇或退休
13	单身、丧偶或离异

(二)自杀风险的评估方法

1. 标准化评估工具

自杀评估的工具很多,如 Beckd 等人编制的自杀意念量表可用于测量自杀意念的严重程度,帕金森等人编制的 SAD PERSONS 量表可用于自杀患者是否需要住院治疗的识别。此外,自杀危险因素评估量表还有成人自杀意念问卷(SAIQ),多重态度自杀倾向量表(MAST),贝克的抑郁量表、绝望量表及抑郁自评量表等。下面以临床常用的护士用自杀风险评估量表为例进行介绍。该量表为他评量表,可用于各种精神障碍患者,见表5 - 2。

表 5 - 2 护士用自杀风险评估量表

内容	评估结果	
1. 绝望感	是 =3 分	否 =0 分
2. 近期负性生活事件	是 =1 分	否 =0 分
3. 被害妄想或有被害内容的幻听	是 =1 分	否 =0 分
4. 情绪低落/兴趣丧失或愉悦感缺乏	是 =3 分	否 =0 分
5. 人际关系和社会功能退缩	是 =1 分	否 =0 分

内容	评估结果	
6. 言语流露出自杀意图	是 = 1 分	否 = 0 分
7. 计划采取自杀行为	是 = 3 分	否 = 0 分
8. 自杀家族史	是 = 1 分	否 = 0 分
9. 近亲死亡或重要亲密关系丧失	是 = 3 分	否 = 0 分
10. 有精神病史	是 = 1 分	否 = 0 分
11. 鳏夫或寡妇	是 = 1 分	否 = 0 分
12. 有自杀未遂史	是 = 3 分	否 = 0 分
13. 社会经济地位	是 = 1 分	否 = 0 分
14. 饮酒史或酒滥用	是 = 1 分	否 = 0 分
15. 患晚期疾病	是 = 1 分	否 = 0 分

注：≤5 分，低风险；6 ~ 8 分，中度风险；9 ~ 11 分，高风险；≥12 分，极高风险。

2. 非标准化评估

非标准化评估应贯穿于整个护理过程，需持续和动态地进行，主要通过观察以及与患者及其家属交谈获取信息，综合各方面的资料进行评估。非标准化的评估常采用《2015 美国精神病学会实践指南：成人精神病学评估要点》。该指南认为需要评估既往自杀观念/自杀计划/自杀未遂史，包括中止或中断的自杀尝试及每次尝试的细节，如背景、手段、伤害程度、潜在致死性、意图；无自杀意图者需评估既往故意自伤史；若当前存在自杀观念，则评估内容为当前的自杀观念/计划/企图，包括主动或被动的自杀或死亡观念。若当前症状恶化，需评估患者的预期行为过程，可能采取的自杀方式，患者可能的自杀动机——如他人的关注或反应、报复、羞耻、妄想性内疚、命令性幻听，生存的理由——如对儿童或其他人的责任感、宗教信仰，治疗联盟的质量及强度。

二、攻击风险评估

目前，尚未有哪一项心理测验或访谈能对将要发生的暴力行为做出准确的预测。暴力风险评估的准确性受多种因素的影响，包括当时的环境因素等。因此，在临床实践中，应系统地、多方面地进行评估暴力风险评估。

（一）暴力危险因素

精神疾病患者的暴力行为发生率较高，女性以言语攻击为主，男性以肢体攻击为主，易给患者本人、他人及社会造成危害。如同其他复杂的心理行为现象一样，精神障碍患者的暴力行为也是多因素相互作用的结果，如被害妄想，言语性幻觉，自知力缺失，强迫住院，以及环境的嘈杂、拥挤，工作人员态度冷漠或生硬，严重的药物副作用（如静坐不能等）导致的焦虑，都能导致暴力行为的发生。Blomhoff 等人发现，在精神科病房中，暴力危险的因素有患者年龄较轻、急性期患者、用药量过大、情绪高昂且焦虑不安、过去曾有冲动行为、入院前曾出现暴力行为、强制入院及入院时有攻击意念或威胁攻击的姿态等。

(二)暴力危险评估的方法

1. 标准化评估工具

目前常用心理评估工具来预测患者的攻击行为,即精神症状评定量表(如简明精神病评定量表)。应用较为广泛的危险评估工具有哈里斯等编制的暴力风险评定指南(VRAG)和韦伯斯特等编制的历史/临床/风险量表(HCR-20)。暴力风险评定指南由12个量表组成,主要涉及成长经历、精神症状等社会和心理因素,研究显示,其用于较长期(5~10年)暴力倾向性的评估较为有效。历史/临床/风险量表由20个条目组成,分为过去历史(H)、临床症状(C)和将来危险性(R)3个部分,大样本的随访研究表明,其对精神病患者出院后暴力和其他犯罪行为具有良好的预测效力。下面主要介绍外显攻击行为量表(表5-3)以及《精神分裂症防治指南》推荐的冲动行为风险评估量表(表5-4)。

表5-3 外显攻击行为量表

A. 言语攻击:言语敌对,即用平时讲话或辱骂的方式,试图通过贬低某人的话或脏话来使人遭受心理伤害,或者是体力袭击的威胁
0分:无言语攻击
1分:愤怒地喊叫,适度地咒骂或人格侮辱
2分:恶毒地咒骂,带有严重的侮辱性,可以有情绪的爆发
3分:对他人或自己的带一时冲动性质的暴力威胁
4分:对他人或自己反复地或蓄意地暴力威胁(如要抢钱或发生性关系)
B. 对财产的攻击:盲目地或不顾后果地毁坏病房的设备或他人的财物
0分:没有对财产的攻击
1分:愤怒地冲门、撕衣物,在地板上小便
2分:摔东西、踢家具、毁损墙壁
3分:击打房间内的东西,打碎玻璃
4分:放火,不顾危险地扔东西(如将贵重或易碎品扔出窗外,或将其砸碎)
C. 自身攻击:对自己的身体伤害,如自残或自杀企图
0分:无自身攻击
1分:挖或抓皮肤,拔头发,击打自己(未造成损伤)
2分:撞头,用拳击墙,自己跌倒于地
3分:使自身遭受轻度的切割伤、烫伤、烧伤或殴打伤
4分:使自身遭受重伤或企图自杀
D. 体力攻击:采用故意的暴力行为致人疼痛、身体损伤或死亡
0分:无体力攻击

续表

| 1分：做出恐吓的姿态，对人挥拳，抓住别人的衣服 |
| 2分：拳击、踢、推、抓他人，或抓住别人的头发(未造成损伤) |
| 3分：袭击他人，造成轻度损伤(如水疱、扭伤、皮肤伤痕等) |
| 4分：袭击他人，造成严重损伤(如骨折、牙齿脱落、深度刀伤、意识丧失等) |

E. 总评：

量表内容	量表分	加权分
言语攻击		×1 =
对财产的攻击		×2 =
自身攻击		×3 =
体力攻击		×4 =
总加权分		

表 5 – 4　《精神分裂症防治指南》推荐的冲动行为风险评估

评估内容	分值	
	评定分	复核分
既往经常出现冲动毁物、肇事肇祸等暴力行为	5□	5□
偶尔发生冲动暴力行为	3□	3□
既往有暴力冲动的口头威胁，但无行为	1□	1□
有药物、酒精滥用史	1□	1□
1个月内有明显的与被害有关的幻觉、妄想、猜疑、激越、兴奋等精神病性症状	2□	2□
有明显的社会心理刺激	1□	1□
治疗依从性差	1□	1□
得分		

结果分析：≤2 分，低风险；3～4 分，中度风险；≥5 分，高风险。

2. 非标准化评估

暴力行为发生的风险是一个动态、连续变化的过程，如年龄的增长、暴露环境的变化、病情的不同阶段等，都会影响暴力的发生。因此，暴力风险评估需要动态进行。非标准化的评估主要依赖于医护人员自身的知识和经验，其优势是具有较强的灵活性和个体化，可以针对患者的具体情况进行调整，从而探究患者许多不同方面的状况，是标准化评估的有力补充。患者在暴力行为出现前，常有认知、情感、行为的先兆表现，早期识别也许能有效预防暴力的发生。认知方面的先兆有精神状态突然改变、定向力障碍、幻觉、妄想加重；情感方面的先兆有愤怒、敌意、情感不稳定、对工作人员及医院不满；行为方面的先兆有身体活动量的增加，如不能静坐、踱步、突然停止正在进行的动作、不遵守规章制度和作息时间等;言语方面的先兆有声音高亢、强迫他人注意、语调高或暗示言语、要求过多、质问等。

三、出走风险评估

(一)出走风险因素

精神障碍患者出走是常见的风险。由于自知力缺失,否认有病,拒绝治疗,也可能是受精神症状的影响(如幻听、被害妄想),或对家人的思念,或对封闭环境的拒绝,以及认知功能的严重受损(如痴呆),会导致患者离院(家)出走。

(二)出走风险的评估方法

1. 标准化评估

《精神分裂症防治指南》推荐的出走风险评估内容可参见表 5 – 5。

表 5 – 5　出走风险评估表

项目	分值	日期	日期	日期	日期
1. 曾有出走史	5分				
2. 有记忆力减退、定向力障碍	2分				
3. 无自知力、强制住院	1分				
4. 有明显的幻觉、妄想	1分				
5. 对住院治疗感到恐惧	1分				
6. 有寻找出走机会的表现	2分				
得分					

结果分析:≤2分,低风险;3~4分,中度风险;≥5分,高风险。

2. 非标准化评估

住院精神障碍患者出走可能造成自己受伤或其他人受伤,如患者离开医院后出现自杀行为或伤害他人的行为,还有的患者可能走失等,给患者及其家庭带来了严重后果。因此,医护人员需严密观察,并与患者保持良好的沟通,及时发现其出走先兆,尽早处理。精神障碍患者出走的临床表现:认知方面,表现为幻觉、妄想症状明显、自知力缺失、拒绝治疗、痴呆等;情感方面,表现为焦虑、紧张、恐惧;行为方面,表现为坐卧不安、徘徊不止、频繁如厕、东张西望,以及常在门口活动等行为。

四、跌倒风险评估

(一)跌倒风险因素

精神疾病的治疗方法主要包括药物治疗和电抽搐治疗等。无抽搐电休克治疗中会使用麻醉剂及肌肉松弛剂,增加了跌倒的发生风险。老年精神障碍患者反应迟钝、行动缓慢,加之长期服用精神科药物,其发生跌倒的危险性较普通人高。精神障碍患者不协调性精神运动性兴奋、患者行为紊乱以及患者拒食造成的营养不良,都增加了跌倒的风险。其他跌倒的危险因素还有环境拥挤、地面湿滑、光线不足,以及伴有其他疾病(如心脑血管疾病、骨关节疾病、高血压)、使用了影响平衡功能的药物(如镇静药、降压药、降糖药)。

(二)跌倒风险的评估方法

1. 标准化评估工具

下面介绍莫尔斯(Morse)跌倒评估量表,具体内容见表5-6。

表5-6 莫尔斯跌倒评估量表

项目	评分
跌倒史	是 = 25分;否 = 0分
超过一个医学诊断	是 = 15分;否 = 0分(不需要任何帮助 = 0分)
步行时是否需要帮助	使用拐杖、手杖、助行器 = 15分;安装有辅助装置 = 30分
静脉治疗/静脉输液/置管/使用特殊药物/肝素钠	是 = 20分;否 = 0分(正常、卧床休息不能活动 = 0分)
步态	双下肢虚弱乏力 = 10分;残疾或功能障碍 = 20分;量力而行 = 0分
认知状态	高估自己或忘记自己受限制 = 15分

注:0~24分,跌倒零危险;15~45分,跌倒低度危险;≥45分,跌倒高度危险。

2. 非标准化评估

动态评估患者的病情,重视患者的主诉,观察患者的步态,监测用药后的反应是跌倒风险评估的有力补充。

第二节 精神分裂症的症状评估

由于患者自身常缺乏自知力,因此精神病性症状的评估多由经过培训的精神科医生或护士通过检查来评定,同时常需要知情人提供相应的评定所需情况。症状是人体结构或功能异常的主观反应,常由患者感受到并说出来。不同类型的症状携带着不同的精神病理信息,可反映各种不同的精神病理过程。对症状的范畴、严重度、频率进行评估,对于明确诊断、临床护理、康复训练可起到很好的指导作用。临床中,因患者的症状变化往往是缓慢且轻微的,并且他们在表达自己的需求方面也常常存在一定的困难,故每隔一段时间就要重复这样的症状评估,以免遗漏有用的信息。一些症状评估工具可测量多种症状,常以自评或访谈的方式进行。

一、精神症状的评估

精神症状评估主要评定患者的幻觉、妄想、思维形式障碍等精神病性症状。以这类症状为主要临床特征的精神分裂症适用对象、其他具有此类症状的患者,如偏执性精神病、分裂情感障碍,以及伴有精神病性症状的抑郁和躁狂等,都可以使用精神症状评估工具。如果患者以情感症状为主而精神病性症状不突出,则精神症状评估工具的针对性较差,评定结果往往不能全面反映患者的精神病理状况。

(一)标准化评估工具

1. 简明精神病量表(BPRS)

简明精神病量表由 Overall 和 Gorham 于 1962 年编制,是一个评定精神病性症状严重程度的他评量表,主要用于精神分裂症患者以及具有精神病性症状的其他精神病患者,还可用于精神科临床,作为精神分裂症患者病情严重度和精神病理表现的描述指标。简明精神病量表中所有项目采用 1~7 分的 7 级评分法。各级的标准为:①无症状;②可疑或很轻;③轻度;④中度;⑤偏重;⑥重度;⑦极重。如果未测,则计 0 分,统计时应剔除。简明精神病量表的统计指标有总分(18~126 分)、单项分(0~7 分)、因子分(0~7 分)。总分反映疾病的严重性。总分越高,病情越重。具体见表 5-7。

表 5-7 简明精神病量表

症状表现	评分标准						
	未测	无	很轻	轻度	中度	偏重	重度	极重
1. 关心身体健康	0	1	2	3	4	5	6	7
2. 焦虑	0	1	2	3	4	5	6	7
3. 情感交流障碍	0	1	2	3	4	5	6	7
4. 概念紊乱	0	1	2	3	4	5	6	7
5. 罪恶观念	0	1	2	3	4	5	6	7
6. 紧张	0	1	2	3	4	5	6	7
7. 装相和作态	0	1	2	3	4	5	6	7
8. 夸大	0	1	2	3	4	5	6	7
9. 心境抑郁	0	1	2	3	4	5	6	7
10. 敌对性	0	1	2	3	4	5	6	7
11. 猜疑	0	1	2	3	4	5	6	7
12. 幻觉	0	1	2	3	4	5	6	7
13. 运动迟缓	0	1	2	3	4	5	6	7
14. 不合作	0	1	2	3	4	5	6	7
15. 不寻常思维内容	0	1	2	3	4	5	6	7

症状表现	评分标准						
	未测	无	很轻	轻度	中度	偏重	重度	极重
16. 情感平淡	0	1	2	3	4	5	6	7
17. 兴奋	0	1	2	3	4	5	6	7
18. 定向障碍	0	1	2	3	4	5	6	7

2. 阳性与阴性症状量表

阳性与阴性症状量表(PANSS)是为评定不同类型精神分裂症症状的严重程度而设计和标准化的评定量表,由简明精神病量表和精神病理评定量表合并改编而成。该量表是他评量表,包括阳性症状分量表、阴性症状分量表和一般精神病理学症状分量表,共 30项,采用 1~7 级评分。1 = 无;2 = 很轻;3 = 轻度;4 = 中度;5 = 偏重;6 = 重度;7 = 极重。得分越高,症状越重。阳性与阴性症状量表主要用于成年人,用来评定精神症状的有无及各项症状的严重程度,区分以阳性症状为主的 I 型和以阴性症状为主的 II 型精神分裂症。整套的阳性与阴性症状量表评定工具包括量表使用手册、项目和评分标准、快速记分单、检查提纲和知情者问卷。其具体项目见表 5 - 8。

表 5 - 8 阳性与阴性症状量表

阳性症状量表	评分	阴性症状量表	评分
P1——妄想	☐	N1——情感迟缓	☐
P2——概念紊乱	☐	N2——情绪迟缓	☐
P3——幻觉性行为	☐	N3——情感交流障碍	☐
P4——兴奋	☐	N4——被动/淡漠/社交退缩	☐
P5——夸大	☐	N5——抽象思维能力障碍	☐
P6——猜疑/被害	☐	N6——交流缺乏自发性和流畅性	☐
P7——敌对性	☐	N7——刻板思维	☐
一般精神病理学症状量表	评分	一般精神病理学症状量表	评分
G1——关注身体健康	☐	G9——异常思维内容	☐
G2——焦虑	☐	G10——定向障碍	☐
G3——自罪感	☐	G11——注意障碍	☐
G4——紧张	☐	G12——自知力缺乏	☐
G5——装相和作态	☐	G13——意志障碍	☐
G6——抑郁	☐	G14——冲动控制障碍	☐
G7——动作迟缓	☐	G15——先占观念	☐
G8——不合作	☐	G16——主动回避社会	☐

3. 护士用住院患者观察量表

护士用住院患者观察量表(NOSIE)由 G. Honigteld 等人于 1965 年编制而成。该量表由临床护士依据对住院患者病情的纵向观察,以及对患者的行为障碍、病情演变和治疗效果进行客观评定。本量表适用于住院的成年精神病患者,特别是慢性精神病患者(包括老年痴呆症患者)。本量表有30项和80项两种版本,本节介绍的是30项版本(表5-9)。本量表为频度量表,按照具体现象或症状的出现频度与强度进行评定。除30项各项计分为0~4分的5级评分法(0分表示无,1分表示有时是或有时有,2分表示较常发生,3分表示经常发生,4分表示几乎总是如此)外,第31项系病情严重程度,按评定者经验,计分为1~7分。第32项为与治疗前比较,即与刚入院或开始治疗时比较,同样按1~7分评定。第31项和第32项不计入总分(病情总估计)。

表5-9 护士用住院患者观察量表

内容	评分				
1. 肮脏	0	1	2	3	4
2. 不耐烦	0	1	2	3	4
3. 哭泣	0	1	2	3	4
4. 对周围活动感兴趣	0	1	2	3	4
5. 不督促就一直坐着	0	1	2	3	4
6. 容易生气	0	1	2	3	4
7. 听到不存在的声音	0	1	2	3	4
8. 衣着保持整洁	0	1	2	3	4
9. 对人友好	0	1	2	3	4
10. 不如意便心烦	0	1	2	3	4
11. 拒绝做日常事务	0	1	2	3	4
12. 易激动、发牢骚	0	1	2	3	4
13. 忘记事情	0	1	2	3	4
14. 问而不答	0	1	2	3	4
15. 对好笑的事发笑	0	1	2	3	4
16. 进食狼藉	0	1	2	3	4
17. 与人攀谈	0	1	2	3	4
18. 自觉抑郁、沮丧	0	1	2	3	4
19. 谈论个人爱好	0	1	2	3	4
20. 看到不存在的东西	0	1	2	3	4
21. 提醒后才做事	0	1	2	3	4
22. 不督促便一直睡着	0	1	2	3	4
23. 自觉一无是处	0	1	2	3	4
24. 不太遵守医院规则	0	1	2	3	4
25. 难以完成简单任务	0	1	2	3	4

续表

内容	评分						
26. 自言自语	0	1	2	3	4		
27. 行动缓慢	0	1	2	3	4		
28. 无故发笑	0	1	2	3	4		
29. 容易发火	0	1	2	3	4		
30. 保持自身整洁	0	1	2	3	4		
31. 病情严重程度	1	2	3	4	5	6	7
32. 与治疗前比较	1	2	3	4	5	6	7
总评分							
签名							

（二）非标准化评估

临床症状的非标准化评估主要通过与患者的交谈和直接观察来获得信息，包括一般表现，以及认知活动、情感活动、意志行为。一般表现主要观察患者的年龄与外表是否相符，衣着适时或出格，自行入院还是强制入院，接触情况（主动接触的主动性、合作程度以及对周围环境的态度），日常生活（仪表、饮食、大小便、睡眠等）。

二、情绪的评估

情绪表达的性质、程度及自我控制常常是精神科评估的焦点，也是鉴别各种精神疾病的重要依据。引起关注的情绪方面的问题主要有焦虑、抑郁、敌对和欣快。

（一）标准化评估工具

情绪评估的常用量表主要有汉密尔顿抑郁量表（HAMD）、汉密尔顿焦虑量表、贝克焦虑量表、状态－特质焦虑量表、Liebowite 社交焦虑量表、Yale-Brown 强迫量表、外显攻击量表（修订版）等。

1. 汉密尔顿抑郁量表（HAMD）

汉密尔顿抑郁量表由 Hamilton 于 1960 年编制而成，是临床上评定抑郁状态时应用最为普遍的量表（表 5 - 10）。本量表有 17 项、21 项和 24 项 3 种版本，本节介绍的是 24 项的版本。汉密尔顿抑郁量表大部分项目采用 0～4 分的 5 级评分法：①无；②轻度；③中度；④重度；⑤很重。少数项目评分为 0～2 分的 3 级评分法：①无；②轻至中度；③重度。结果分析：＜7 分为正常；7～17 分为轻度抑郁；18～24 分为中度抑郁；＞24 分为重度抑郁。

表 5-10 汉密尔顿抑郁量表

症状	症状描述	评分
抑郁心境	(1)只在问到时才诉述;(2)在谈话中自发地表达;(3)不用言语也可以从表情、姿势、声音或欲哭的表情中流露出这种情绪;(4)患者的自发言语和非言语表达(表情、动作)几乎完全流露出这种情绪	0~4分
有罪感	(1)责备自己,感到自己连累他人;(2)认为自己犯了罪,或反复思考以往的过失和错误;(3)认为目前的疾病是对自己错误的惩罚,或有罪恶妄想;(4)罪恶妄想,伴有指责或威胁性幻觉	0~4分
自杀	(1)觉得活着没有意思;(2)希望自己已经死去,或常想到与死有关的事;(3)消极观念(自杀观念);(4)有严重自杀行为	0~4分
入睡困难	(1)主诉有时有入睡困难,即上床后半小时仍不能入睡;(2)主诉每晚均入睡困难	0~2分
睡眠不深	(1)睡眠浅,多噩梦;(2)半夜(12点以前)曾醒来(不包括上厕所)	0~2分
早醒	(1)有早醒,比平时早醒1小时,但能重新入睡;(2)早醒后无法重新入睡	0~2分
工作和兴趣	(1)提问时才诉述;(2)自发地直接或间接表达对活动、工作或学习失去兴趣,如感到无精打采、犹豫不决,不能坚持或需强迫才能工作或活动;(3)病室劳动或娱乐不满3小时;(4)因目前的疾病而停止工作,住院者不参加任何活动,或者没有他人帮助便不能完成病室日常事务	0~4分
迟缓	(1)精神检查中发现轻度迟缓;(2)精神检查中发现明显迟缓;(3)精神检查困难;(4)完全不能回答问题(木僵)	0~4分
激越	(1)检查时有些心神不定;(2)明显的心神不定或小动作多;(3)不能静坐,检查中曾起立;(4)搓手、咬手指、扯头发、咬嘴唇	0~4分
精神性焦虑	(1)问到时才诉述;(2)自发地表达;(3)表情和言语流露出明显的忧虑;(4)明显惊恐	0~4分
躯体性焦虑	(1)轻度;(2)中度,有肯定的躯体性焦虑症状;(3)重度,躯体性焦虑症状严重,影响生活或需加处理;(4)严重影响生活和活动	0~4分
胃肠道症状	(1)食欲减退,但不需他人鼓励便自行进食;(2)进食需他人催促,或请求和需要应用泻药或助消化药	0~2分
全身症状	(1)四肢、背部或颈部有沉重感,背痛,头痛,肌肉疼痛,全身乏力或疲倦;(2)症状明显	0~2分
性症状	(1)轻度;(2)重度;(0)不能肯定,或该项对被评者不适合(不计入总分)	0~2分
疑病	(1)对身体过分关注;(2)反复思考健康问题;(3)有疑病妄想;(4)伴幻觉的疑病妄想	0~4分

续表

症状	症状描述	评分
体重减轻	(1)一周内体重减轻0.5kg以上;(2)一周内体重减轻1.0kg以上	0~2分
自知力	(1)知道自己有病,表现为抑郁;(2)知道自己有病,但归于伙食太差、环境问题、工作太忙、病毒感染或需要休息等;(3)完全否认有病	0~2分
日夜变化	如果症状在早晨或傍晚加重,先指出哪一种,然后按其变化程度评分:(1)轻度变化;(2)重度变化	0~2分
人格解体或现实解体	(1)问到时才诉述;(2)自发诉述;(3)有虚无妄想;(4)伴幻觉的虚无妄想	0~4分
偏执症状	(1)有猜疑;(2)有牵连观念;(3)有关系妄想或被害妄想;(4)伴有幻觉的关系妄想或被害妄想	0~4分
强迫症状	(1)问到时才诉述;(2)自发诉述	0~2分
能力减退感	(1)仅在提问时方引出主观体验;(2)患者主动表示有能力减退感;(3)需鼓励、指导和安慰才能完成病室日常事务或个人卫生;(4)穿衣、梳洗、进食、铺床或个人卫生均需要他人协助	0~4分
绝望感	(1)有时怀疑"情况是否会好转",但解释后能接受;(2)持续感到"没有希望",但解释后能接受;(3)对未来感到灰心、悲观和绝望,解释后不能排除;(4)自动反复诉述"我的病不会好了"或诸如此类的情况	0~4分
自卑感	(1)仅在询问时诉述有自卑感;(2)自动诉述有自卑感(我不如他人);(3)患者主动诉述:"我一无是处"或"低人一等",与评2分者只是程度的差别;(4)自卑感达妄想的程度,如"我是废物"或类似情况	0~4分

2. 汉密尔顿焦虑量表

汉密尔顿焦虑量表(HAMA)是 Hamilton 于 1959 年编制而成的,是精神科临床中常用的量表之一(表5-11)。《CCMD-3中国精神疾病诊断标准》将其列为焦虑症的重要诊断工具,临床上常将其作为焦虑症的诊断及程度划分的依据,而不大用于估计各种精神病时的焦虑状态。汉密尔顿焦虑量表适用于有焦虑症状的成年人,尤其是焦虑性神经症患者。由于神经症患者常同时有抑郁和焦虑,而汉密尔顿焦虑量表与汉密尔顿抑郁量表的项目内容有交叉,因此难以据此做鉴别。汉密尔顿焦虑量表包括14个项目,所有项目采用0~4分的5级评分法。各级的标准为:"0"为无症状;"1"为轻;"2"为中等;"3"为重;"4"为极重。结果分析:总分大于等于29分,可能为严重焦虑;总分大于等于21分而不足29分,肯定有明显焦虑;总分大于等于14分而不足21分,肯定有焦虑;总分大于等于7分而不足14分,可能有焦虑。

表 5－11　汉密尔顿焦虑量表

项目	症状描述	评分				
焦虑心境	担心,担忧,感到有最坏的事情将要发生,容易激惹	0	1	2	3	4
紧张	紧张感,易疲劳,不能放松,情绪反应,易哭,颤抖,感到不安	0	1	2	3	4
害怕	害怕黑暗、陌生人、一人独处、动物、乘车或旅行、人多的场合	0	1	2	3	4
失眠	难以入睡、易醒、睡得不深、多梦、梦魇、夜惊、醒后感疲倦	0	1	2	3	4
认知功能障碍(或称记忆、注意障碍)	注意力不能集中,记忆力差	0	1	2	3	4
抑郁心境	丧失兴趣,对以往爱好缺乏快感,忧郁,早醒,昼重夜轻	0	1	2	3	4
肌肉系统症状	肌肉酸痛,活动不灵活,肌肉抽动,肢体抽动,牙齿打战,声音发抖	0	1	2	3	4
感觉系统症状	视物模糊,发冷或发热,软弱无力感,浑身刺痛	0	1	2	3	4
心血管系统症状	心动过速,心悸,胸痛,血管跳动感,昏倒感,心搏脱漏	0	1	2	3	4
呼吸系统症状	胸闷,窒息感,叹息,呼吸困难	0	1	2	3	4
胃肠道症状	吞咽困难,嗳气,消化不良(进食后腹痛、胃部烧灼痛、腹胀、恶心、胃部饱感),肠鸣,腹泻,体重减轻,便秘	0	1	2	3	4
生殖泌尿系统症状	尿频,尿急,停经,性冷淡,过早射精,勃起不能,阳痿	0	1	2	3	4
自主神经系统症状	口干,潮红,苍白,易出汗,易起"鸡皮疙瘩",紧张性头痛,毛发竖起	0	1	2	3	4
会谈时行为表现	(1)一般表现:紧张、不能松弛、忐忑不安、咬手指、紧紧握拳、摸弄手帕、面肌抽动、不停顿足、手发抖、皱眉、表情僵硬、肌张力高、叹息样呼吸、面色苍白 (2)生理表现:呃逆、安静时心率快、呼吸快(20 次/分以上)、腱反射亢进、震颤、瞳孔放大、眼睑跳动、易出汗、眼球突出	0	1	2	3	4
总分						

3. 耶鲁－布朗强迫量表

耶鲁－布朗强迫量表(Y-BOCS)是一个专门用于评定强迫障碍患者症状的类型和严重程度的半定式检查量表(表 5－12)。此量表由 Goodman 等人于 1989 年发表。原始的完整版本包括 3 个部分,即 Y-BOCS 症状清单、目标症状表、Yale-Brown 强迫量表(即 Y-BOCS 的主体),用于评估强迫症状的严重程度,以后有过第二版、儿童版(CY-BOCS)和分维度版(Dimentional Y-BOCS,又称 DY-BOCS)。本节介绍其原始版的主体,即 1～10 项的强迫症状严重度评估量表部分。耶鲁－布朗强迫量表总共有 19 个条目,量表总分只统计前 10 项,且不包括 1b 和 6b。这 10 个条目分为两个分量表,强迫思维和强迫动作各

5项。每个条目按程度或频度/时间分为0~4级。

表5-12　耶鲁-布朗强迫量表

评分标准:所有项目采用0~4分的5级评分法。各级的标准为:0为无症状;1为轻;2为中等;3为重;4为极重。					
*项目4、9中评分0分指主观上对症状完全抵制,4分指主观上对症状放弃抵制。					
*项目5、10中评分0分指对症状可完全控制,4分指对症状完全不能控制。					
圈出最适合患者情况的分数					
1. 花在强迫思维上的时间	0	1	2	3	4
2. 社交或工作能力受强迫思维影响的程度	0	1	2	3	4
3. 强迫思维所致痛苦烦恼程度	0	1	2	3	4
4. 对强迫思维的抵制	0	1	2	3	4
5. 控制强迫思维的程度	0	1	2	3	4
6. 花在强迫动作上的时间	0	1	2	3	4
7. 受强迫动作干扰的程度	0	1	2	3	4
8. 强迫动作所致的痛苦、烦恼程度	0	1	2	3	4
9. 对强迫动作的抵制	0	1	2	3	4
10. 控制强迫动作的程度	0	1	2	3	4
强迫思维总得分(1~5项)					
强迫动作总得分(6~10项)					
Y-BOCS总分					

(二)非标准化评估

进行认知、情感、行为症状评估时,应注意评估症状的种类、性质、强度,出现的时间,持续的时间,频度,对社会功能的影响,患者的应对方式。交谈可以通过开放式提问和封闭式提问等方式进行。

第三节　精神分裂症患者的功能评估

一、社会功能评估

社会功能的职能作用概括起来有四点:①交流的功能;②继承发展的功能;③导向功

能;④整合功能。社会功能恢复是精神疾病患者康复的重要指标。在不同精神疾病中,由于病因、疾病过程以及转归上都存在着很大差异,社会功能恢复可能存在差别,对精神疾病患者进行社会功能的评估,能有效指导康复设计和实施。

(一)标准化评估工具

社会功能主要评估患者的学习、交往、工作等社会能力,为采取什么样的康复措施做准备。目前,评估社会功能的标准化工具主要采取信度、效度较好的量表。

1. 个人和社会功能量表

个人和社会功能量表(PSP)是由 Morosini 等人制订的一个评估患者社会功能的量表。Morosini 早期为一项精神康复计划设计了成套"技能评定和目标计划",在这个成套工具中,Morosini 比较了多个专业人员用于评定患者功能的工具后,以社会和职业功能评定量表(SOFAS)为模板,发展了在格式上相似但不同于 SOFAS 的 PSP。其目的是希望能够很好地反映患者的社会功能,而较少受疾病症状的影响,能测量和区分不同方面的功能,能涵盖评定功能损害程度时需要考虑的行为方面的特殊标准,并且使用方便。使用个人和社会功能量表时,其与 SOFAS 主要的区别是不直接做总分评定。该量表考察 4 个主要领域的功能,再综合得出总评分,评估患者上一个月的功能水平,采用 6 级评分:①无;②轻度;③中度;④偏重;⑤重度;⑥极重。PSP 总分评分指南:71～100 分,表示有轻微的困难;31～70 分,表示不同程度的能力缺陷;0～30 分,表示功能低下,患者需要积极支持或密切监护(表 5－13)。

表 5－13　个人与社会功能量表

条目	评分
A. 对社会有益的活动,包括工作、学习、家务、业余工作或活动、集体活动	
B. 个人关系和社会关系,包括朋友、家人、治疗相关人员以外的其他支持系统	
C. 自我照料,包括日常基本生活,如洗头、刷牙、穿衣、服药、进食、修饰、理发、化妆、装饰等	
D. 扰乱及攻击行为,包括大声说话、危及他人、扔东西、打架、伤害他人	
总分	

2. 社会功能缺陷筛选量表

社会功能缺陷筛选量表(SDSS)来源于 WHO 制定试用的功能缺陷评定量表(DAS)。我国十二地区精神疾病流行病学协作调查组根据 DAS 的主要部分翻译并修订,主要用其评定精神病患者的社会功能缺陷程度,适用于在社区中生活的精神病患者,特别适合于慢性患者(表 5－14)。评定的依据重点基于对知情人的询问。有些受检者对若干项目可能不适用,如以第 2 项和第 3 项来对未婚者进行评定时不计入总分。原规定评定时间范围为最近 1 个月。SDSS 的统计指标为总分和单项分。我国十二地区精神疾病流行病学调查规定,总分≥2 分为有社会功能缺陷。我国残疾人抽样调查也以上述分界值为精神残疾的标准。

表 5 - 14　社会功能缺陷筛选量表

指导语:以下是一些简单的问题,目的是了解受检者在家中和工作单位的一些情况,他(她)能不能做到他(她)应该做的,在这些方面是否存在问题或困难。

项目	无缺陷	有些缺陷	严重缺陷	不适合
1. 职业和工作	0	1	2	9
2. 婚姻职能	0	1	2	9
3. 父母职能	0	1	2	9
4. 社会性退缩	0	1	2	9
5. 家庭外的社会活动	0	1	2	9
6. 家庭内活动过少	0	1	2	9
7. 家庭职能	0	1	2	9
8. 个人生活自理	0	1	2	9
9. 对外界的兴趣和关心	0	1	2	9
10. 责任心和计划性	0	1	2	9

3. 功能独立性评定量表

功能独立性评定(FIM)量表的最高分为 126 分(运动功能评分为 91 分,认知功能评分为 35 分),最低分为 18 分。评估标准:126 分,完全独立;108 ~ 125 分,基本独立;90 ~ 107 分,有条件的独立或极轻度依赖;72 ~ 89 分,轻度依赖;54 ~ 71 分,中度依赖;36 ~ 53 分,重度依赖;19 ~ 35 分,极重度依赖;18 分,完全依赖。具体评估内容详见表 5 - 15。

表 5 - 15　功能独立性评定(FIM)量表

项目			评估日期		
运动功能	自理能力	1　进食			
		2　梳洗修饰			
		3　洗澡			
		4　穿裤子			
		5　穿上衣			
		6　上厕所			
	括约肌控制	7　膀胱管理			
		8　直肠管理			
	转移	9　床、椅、轮椅间			
		10　如厕			
		11　盆浴或淋浴			

续表

项目			评估日期		
运动功能	行走	12	步行/轮椅		
		13	上、下楼梯		
	运动功能评分:				
认知功能	交流	14			
		15			
	社会认知	16			
		17			
		18			
	认知功能评分:				
FIM 总分:					
评估人:					

4. 功能大体评定量表

功能大体评定量表(GAF)可对受检者的心理、社会和职业功能做出判断。实际上,功能大体评定量表只是对大体评定量表做了一些不大的改动。功能大体评定量表只有一个项目,即病情情况,分成 1 ~ 100 分共 100 个等级。分数愈高,病情愈轻。评分参考标准:假定精神疾病与健康是一个连续性过程,评定当事人心理、社会、职业功能,注意不要包括躯体问题(或环境所限)所致的功能损害。该量表为他评量表,具体见表 5 – 16。

表 5 – 16　功能大体评定量表

91 ~ 100 分:广泛的活动功能都极好,看来从没有什么生活问题,因为拥有许多良好特质而为他人乐于亲近;没有症状
81 ~ 90 分:无或仅有极少症状(如考试前轻微焦虑),各方面功能良好,有兴趣并参与很多的活动,有良好的交际能力,对生活大致满意,不多发生日常问题或担忧的事情(如与家庭成员偶尔争执)
71 ~ 80 分:若有症状,也是对心理社会压力来源的暂时而可预期的反应(如在家庭争执后难以专心);社会、职业或学业功能只是轻微受损(如学业暂时落后)
61 ~ 70 分:有些轻微症状(如心情低落及轻度失眠),或在社会、职业、学业功能上有些困难(如偶尔旷工、旷课或在家中偷窃),但大致功能良好,有些有意义的人际关系
51 ~ 60 分:有中等症状(如平淡的情感及说话绕圈子,偶尔恐慌发作),或在社会、职业、学业功能上有中度困难(如很少有朋友,与同辈或同事发生冲突)
41 ~ 50 分:有严重的症状(如有自杀念头、严重强迫观念所引起的习惯、时常进入店铺盗窃),或在社会、职业、学业功能上个别或同时有严重受损(如无朋友,不能维持其职业)

31~40分：现实测验或沟通有些受损(如说话偶尔不合逻辑,难以理解或不对题),或在几种领域有重大受损,如工作或学业、家庭关系、判断力、思考能力或情感(如忧郁的人避开朋友、忽视家庭及不能工作,儿童时常打较年幼孩童、在家中反抗、在学校成绩不理想)
21~30分：行为受妄想或幻觉所影响,或沟通、判断力严重受损(如有时语无伦次、行为明显不恰当、专注于自杀念头),或几乎所有领域的功能都丧失(如整日待在床上,无职业,无家或无朋友)
11~20分：有伤害自己或他人的危险(如无明确死亡期待的自杀企图,时常出现暴力、躁狂性兴奋),或有时不能维持最低的个人卫生(如将粪便乱涂),整体的沟通障碍(如大部分时间都语无伦次或沉默不语)
1~10分：有持续严重伤害自己或他人的危险(如一再出现暴力),或持续无能力维持最低的个人卫生,或有明确期待死亡的严重自杀行为
0分：信息不足

(二)非标准化评估

非标准化评估主要采用访谈和调查的方式进行。通过对患者及其家属的访谈或对患者的情况调查,不难了解患者的社会功能。患者最终的社会功能评定结果,以标准化评估和非标准化评估相结合的方式为依据。

二、认知功能的评估

认知功能障碍是精神分裂症患者主要的功能缺陷之一,严重影响到患者的日常社会功能及生活质量。非典型抗精神病药物的开发和使用改变了传统抗精神病药物只改善阳性症状且锥体外系副作用大的现状,可同时缓解阴性症状且锥体外系副作用反应小。但随后人们发现,即使精神症状改善了,患者仍存在注意、言语、思维、推理、问题解决、社会适应能力等诸方面的缺陷,并最终影响患者的预后和生活质量。因此,在应用药物使患者精神症状改善后,认知功能是否改善决定着患者是否能达到康复、融入社会和真正过上正常人的生活。由于认知的定义很广泛,且涵盖了很多的内容,因此认知功能的测评工具所使用的方法也不尽相同。人们依据研究认知功能的理论方法,已经采取了各种手段,包括各种认知功能的测试工具(如 P300 评估,韦氏记忆量表、STROOP 试验、威斯康星卡片分类测验、面孔识别、词汇编码和识别),有反应时为自变量的返回抑制试验,有结果校验的中文版精神分裂症认知功能成套测验,有直接研究活体高级认知功能定位的功能核磁共振技术等。下面介绍简明精神状态量表和蒙特利尔认知评估量表。

(一)标准化评估工具

1. 简明智力状态检查

简明智力状态检查量表(MMSE)又称简易精神状态检查量表,由 Folstein 编制于

1975 年。它是最具影响的认知缺损筛选工具之一,被选入诊断用检查提纲(DIS),可用于精神疾病流行病学调查,WHO 推荐的复合国际诊断用检查(CID1)亦将之组合在内。国内有两种中文修订版本,均曾被大规模测试使用。简明智力状态检查一直是国内外最普及、最常用的老年痴呆的筛查量表,包括时间与地点定向、语言(复述、命名、理解指令)、心算、即刻与短时听觉词语记忆、结构模仿等项目,满分为 30 分。简明智力状态检查因敏感性强、易操作、耗时少,在社区大样本调查及临床医生对可疑病例做初步检查时得到了广泛应用,但其缺点亦不容忽视,研究认知损害往往采用多个更特异的测验工具搭配使用。中文版简明智力状态检查依据不同教育程度做出的划界分是文盲组 17 分、小学组 20 分、中学或以上组 24 分,低于划界分则为认知功能受损(表 5 - 17)。

表 5 - 17　简明智力状态检查量表(示例)

项　目		记录	评分	
Ⅰ. 定向力(10 分)	今天是星期几		0	1
	今天是几号		0	1
	现在是几月份		0	1
	现在是什么季节		0	1
	现在是哪一年		0	1
	你住在哪个省市		0	1
	你住在哪个区县		0	1
	你住在哪个街道或乡		0	1
	你住在什么地方		0	1
	你住在第几层楼		0	1
Ⅱ. 记忆力(3 分)	皮球(重复说一遍)		0	1
	国旗(重复说一遍)		0	1
	树木(重复说一遍)		0	1
Ⅲ. 注意力和计算力(5 分)	100 - 7 =		0	1
	100 - 7 - 7 =		0	1
	100 - 7 - 7 - 7 =		0	1
	100 - 7 - 7 - 7 - 7 =		0	1
	100 - 7 - 7 - 7 - 7 - 7 =		0	1
Ⅳ. 回忆能力(3 分)	皮球		0	1
	国旗		0	1
	树木		0	1

续表

项　目			记录	评分	
V. 语言能力 （9分）	命名能力			0	1
				0	1
	复述能力			0	1
	三步命令			0	1
				0	1
				0	1
	阅读能力			0	1
	书写能力			0	1
	结构能力			0	1
				0	1
总分				0	1

2. 蒙特利尔认知评估量表

蒙特利尔认知评估量表(MoCA)由加拿大 Nasreddine 等人根据临床经验并参考简明智力状态检查量表的认知项目和评分而制定,2004 年 11 月确定了最终版本,是一个用来对认知功能异常进行快速筛查的评定工具。它包括注意与集中、执行能力、记忆、语言、视结构技能、抽象思维、计算和定向力等 8 个认知领域的 11 个检查项目,总分为 30 分,≥26分为正常。蒙特利尔认知评估量表的优点是敏感性高,可覆盖重要的认知领域,测试时间短,适合临床运用,对于轻度认知功能障碍的筛查更具敏感性;其缺点也较明显,比如被试者受教育程度、文化背景的差异、检查者使用的技巧和经验,以及检查的环境、被试者的情绪及精神状态等均会对分值产生影响。

3. 常识 – 记忆 – 注意测验

常识 – 记忆 – 注意测验(IMCT)于 1968 年由 Blessed 等人编制而成,是一种常用的筛查认知功能缺损的简单工具。如其名称所示,常识 – 记忆 – 注意测验主要检查近时记忆、远时记忆和注意力,这些能力在痴呆早期即常受累,因此其测验的敏感度较好。常识 – 记忆 – 注意测验原来是 3 个单独的量表,综合成一个测验后,具有测查项目多、查得透彻的特点,减少了仅用一个问题即对某方面能力进行判断从而发生错误判断的可能性。常识 – 记忆 – 注意测验可用于痴呆的筛查,共 9 项,项目 1 至项目 3 是人物、时间及地点定向,项目 4 至项目 5 为远近记忆力,项目 7 至项目 9 为测试注意力(表5 – 18)。

表 5 - 18　常识 - 记忆 - 注意测验

题目	评分
常识：	
1. 本人姓名	1 分
2. 时间定向 　　现在是几点钟？现在是上午/下午？今天是星期几？今天是几号？现在是几月份？现在是什么季节？今年的年份？	每问 1 分，共 7 分
3. 地点定向 　　你住在哪个省，哪个市，什么路？你住在什么街道？此地的类别（住宅/医院）？住在几层楼？这里的门牌号是多少？住在哪个区？	每问 1 分，共 8 分
记忆：	
4. 个人经历 　　你的出生年月？年龄？上学校名？职业？谁是户主？	每问 1 分，共 5 分
5. 其他 　　抗日战争胜利是哪一年？中华人民共和国成立是哪一年？我国的首都是哪里？你所在省的省会城市名称是什么？	每问 1 分，共 4 分
6. 请记住下列人名的地址，并重复一遍 　　李克明，广州市人民路 42 号	每项 1 分，共 5 分
注意：	
7. 将下列颜色倒过来讲一遍：红、黄、蓝、白、黑	2 分
8. 请你从 1 数到 20	2 分
9. 请你从 20 数到 1	2 分

4. 痴呆简易筛查量表

痴呆简易筛查量表（BSSD）是由张明园等人于 1987 年根据我国国情并吸收了目前国际上较有影响力的痴呆量表（如 Blessed 痴呆量表、简易智能状态检查量表、长谷川痴呆量表）的优点编制而成的。现场测试表明，痴呆简易筛查量表易于掌握，操作简便，可接受性高，是一个更为有效、更适合我国国情的痴呆筛查量表。痴呆简易筛查量表有 30 个项目，包括常识/图片理解（4 项）、短时记忆（3 项）、语言（命令）理解（3 项）、计算/注意（3 项）、地点定向（5 项）、时间定向（4 项）、即刻记忆（3 项）、物体命名（3 项）等认知功能，详见表 5 - 19。痴呆简易筛查量表的评分方法简便，答对 1 题得 1 分，答错为 0 分。

表5-19　痴呆简易筛查量表

指导语:老年人常有记忆和注意等方面的问题,下面有一些问题检查您的记忆和注意能力,都很简单,请听清楚再回答。		
回答相应问题:	正确	错误
1. 现在是哪一年?	1	0
2. 现在是几月份?	1	0
3. 今天是几号?	1	0
4. 今天是星期几?	1	0
5. 这里是什么市(省)?	1	0
6. 这里是什么区(县)?	1	0
7. 这里是什么街道(乡、镇)?	1	0
8. 这里是什么路?	1	0
取出以下物品,请被试者逐件说出其名称		
9. 五分硬币	1	0
10. 钢笔套	1	0
11. 钥匙圈	1	0
移去物品。提问:刚才让您看过哪些东西?		
12. 五分硬币	1	0
13. 钢笔盖	1	0
14. 钥匙圈	1	0
15. 1元用去7分等于	1	0
16. 再用去7分等于	1	0
17. 再用去7分等于	1	0
我要讲几句话,请听我把话说完,听清楚并照我说的做,请您用右手来拿纸,然后将纸对折,再把纸放在桌子上		
18. 取	1	0
19. 折	1	0
20. 放	1	0
问:"请再想一下,让您看过什么东西?"		
21. 五分硬币	1	0
22. 钢笔盖	1	0
23. 钥匙圈	1	0
取出图片可问:"请看这是谁的照片?"		
24. 孙中山	1	0
25. 毛泽东	1	0

续表

取出图片,让被试者说出图的主题		
26. 送伞	1	0
27. 买油	1	0
28. 我国的首都在哪里	1	0
29. 一年有多少天	1	0
30. 中华人民共和国是哪一年成立的	1	0

(二)非标准化评估

认知功能的非标准化评估主要通过与患者的观察和交流,观察患者的日常生活自理情况,表情、动作的协调性,在交谈中评估患者的注意力是否集中,有无记忆损害,患者的智能水平与其文化程度是否相当等,以利于全面评估患者的情况。

第四节　疾病的自知力评估

维持治疗是预防疾病复发的重要手段,而自知力是影响治疗依从性的重要因素,故需判断自知力的完整性以及其对疾病诊断、治疗的态度。自知力是精神科临床工作中非常重要的一个概念。过去,自知力并未引起临床医生和学者的重视,通常将其定义为"患者对自身精神状态的认识能力"。20世纪90年代,各国学者对自知力进行了广泛而深入的研究,自知力被赋予了新的内涵和临床意义。David在总结前人的文献和自己的临床观察基础上提出了自知力的"三维学说",即"对疾病的认识、对精神病理体验的正确分辨和描述以及对治疗的依从性"。该学说已成为自知力量化评定的理论基础。对疾病的自知力评估包括以下内容:①患者是否意识到自己目前的变化;②患者是否承认这些表现是异常的、病态的;③患者是否愿意接受医生、家人等对他(她)目前的处理;④患者是否接受并积极配合治疗。自知力评估通常采用交谈和观察的方式进行。

一、标准化评估工具

1. 自知力与治疗态度问卷

自知力与治疗态度问卷(ITAQ)是Mcevoy等人于1989年据David提出的自知力"三维学说"而编制的自知力量化评定工具。张敬悬、刘华清等人于1994年将ITAQ译制成了中文版本。临床应用结果显示,该问卷简洁、方便,具有较好的信度和效度,现已在有关精神疾病自知力的研究中被广泛应用。ITAQ是评价重性精神疾病治疗效果和测量疾病恢复程度的重要指标,是他评量表,由评定者可将每一问题读给患者听,对患者不明白的地方可反复详细地解释,尽量给患者提供较多的表达自知力的机会,然后根据患者对每一问题的回答进行评分(表 5-20)。评分方法:"2"为全部自知力,"1"为部分自知力,"0"为无自知力(将相应的分数圈出)。

表 5-20　自知力与治疗态度问卷

问题	评分		
1. 您现在认为,在您刚住本院时有不同于大多数人的精神卫生问题吗?	0	1	2
2. 您现在认为,在您住院时自己确实需住院治疗吗?	0	1	2
3. 您现在还有精神卫生问题吗?	0	1	2
4. 您现在是否还需要住在本院?	0	1	2
5. 出院后,您是否有再次患这种精神问题的可能?	0	1	2
6. 出院后,您是否继续需要精神科医生的帮助?	0	1	2
7. 您现在认为,在您住本院前是否确实需要用药物治疗您的精神问题?	0	1	2
8. 您目前还需用药物治疗您的精神问题吗?	0	1	2
9. 出院后,您还需因您的精神问题而继续服药吗?	0	1	2
10. 您愿意服药吗?	0	1	2
11. 药物是否真的对您有益?	0	1	2

2. 自知力量表

自知力量表是一个基于 David"三维学说",具有 8 个条目的自我报告式的自知力评定量表。自评量表具有使用方便,不必做评定员之间的一致性检验,不用专门晤谈的优点,缺点是存在对兴奋不合作患者评估困难及不适用于文化程度较低的患者。每个条目均为 3 级评分(同意/不同意/不确定),还有一些反向评分。例如,条目 3 回答"同意"将得 0 分,而条目 2 回答"同意"将得 2 分。为维持 3 个维度,对 4 个治疗相关性条目保留 3 个进行合并(表 5-21),每个条目采用 0~4 级评分,总分为 0~12 分。

表 5-21　自知力量表

条目	评分		
	1	2	3
1. 我的一些症状是大脑产生的			
2. 我的精神状态良好			
3. 我不需要服药			
4. 我需要住院			
5. 医生开药给我是对的			
6. 我不需要看医生或精神科医生			
7. 如果有人说我患有神经或精神疾病,他们可能是对的			
8. 我体验到的不寻常的事情都不是因为疾病导致的			

二、非标准化的评估

对疾病认知的非标准化的评估主要是通过观察以及与患者交谈,观察患者对治疗的依从性,以便了解患者对疾病的认知、对症状的反应以及对治疗的态度。

(张冰美　刘倩云)

第六章 精神分裂症的医院康复

第一节 精神康复的基本原则和常用的康复干预技术

院内康复体系的构建是基于精神障碍患者在发病的初期或者复发期需要予以住院治疗这样一个过程而设立的。国内外精神障碍院内康复经过多年探索,已经形成了一些成熟的模式。

一、精神康复的基本原则

精神康复的核心是功能评估和技能训练。为了获得理想的心理社会干预效果,需要对精神病患者基本心理过程的各个组成部分进行评估,以确定患者目前存在哪些功能缺陷和由其导致的精神残疾程度,经综合分析来制订患者的康复目标和为达到该目标需进行技能训练的种类。为此,所采取的基本策略包括联合干预策略、以治疗多个功能缺陷为目标的策略和个别治疗策略。精神康复的基本原则包括功能训练、全面康复、重返社会。

1. **功能训练**

功能训练是指利用各种康复的方法和手段,对精神障碍患者进行各种功能活动,包括心理活动、躯体活动、语言交流、日常生活、职业活动和社会活动等方面能力的训练。精神障碍患者会出现种种的心理功能缺陷,如情感交流障碍、社会交往障碍、认知障碍等,必须通过有效的功能训练使他们重新获得或恢复失去的功能。

2. **全面康复**

全面康复是使患者在心理上、生理上和社会活动上实现全面的、整体的康复,又称为整体康复或综合康复。全面康复是在康复的四大领域(医疗康复、教育康复、职业康复、社会康复)中全面地获得康复。康复不仅仅是针对功能障碍,更重要的是将康复者恢复成为能融入社会的人。

3. **重返社会**

康复最重要的一项目标是通过功能改善及环境改造而促进患者重返社会,这样才能促使康复对象力争成为独立自主和实现自身价值的人,达到平等参与社会生活的目的。尽可能地创造条件,在社区建立过渡性的康复设施(如日间康复中心、工疗站、中途宿舍等),以促进患者逐步地、较理想地回归社会,同时尽可能地争取社会支持,以解决这类患者和残疾者的就业和职业康复问题。

二、精神康复中常用的心理社会康复干预技术

精神康复应该尽早实施。院内康复是患者在住院期间除药物治疗外,同时运用各种康复技术进行干预,以利于患者早日恢复健康,为社区康复打下坚实的基础。院内康复是整个康复进程的开始,是患者最终回归社会的准备。精神康复措施是充分发挥药物治疗作用的必要条件,而药物治疗是康复和心理社会干预得以实施的基础,它们是相互依存和缺一不可的统一体,是互为前提和基础的。精神康复中常用的心理社会干预技术如下。

1. 行为矫正疗法

慢性精神病患者常被迫长期住在精神病院或家中,会产生对精神病院和家庭的依赖,而使患者生活能力下降,加重了患者的精神功能缺陷,常出现自我服务性始动性缺乏,主要表现为生活自理不好,如衣着不整、不自己整理床铺、不主动洗澡、不打扫房间和不主动参加娱乐活动等,这种精神功能缺陷用药物治疗常难以奏效。采用行为矫正疗法,如语言、物质和代币强化等进行行为矫正,可以取得较好的效果,一般以 6 个月为 1个疗程。行为矫正疗法也可在患者家中、单位和社区的其他康复机构中由治疗师指导家人进行。

2. 社会交往技能训练

急性精神病患者和慢性精神病患者除了上述常见的始动性缺乏外,他们的社会交往意愿也会下降,如不愿与外人、同事和亲戚朋友等接触,不主动参加各种活动,与人交往时缺乏正确的交流技巧等。可以运用行为矫正疗法和社会交往技能训练来使其得到逐步纠正。社会交往技能训练主要包括以下几个方面。

治疗步骤:先从病房内患者之间的交往开始,进而鼓励患者使用院内设施,由护士陪同并帮助患者购物,由患者自己与售货员交流,计划开支,决定购物品种、数量;去理发室时,自己与理发师讨论发型,自己与理发师结算、付款。对有能力使用院外设施的患者,要求他们使用院外设施,让患者穿上自己的服饰,选择游览地点,外出看电影,在护士陪同下乘坐公共汽车,购买门票、影剧票等。多数患者经治疗后,社会交往技能缺陷可获得显著改善。

3. 职业康复

精神病患者的始动性缺乏和社交技能缺陷经过康复治疗得到改善后,尚难以完全回归社会,因为其职业功能受疾病的影响也有不同程度的下降,其基本职业功能(如守时与遵守纪律、接受帮助与帮助他人、接受表扬与批评、人际关系和互助协作等能力)皆受到影响。对此,可以通过职业康复来提高患者的职业功能。

4. 家庭干预

精神障碍的家庭干预是将治疗、康复、家庭教育、危机干预等手段结合在一起的治疗手段。家庭干预是以患者的家庭为治疗对象,治疗的重点集中在家庭成员之间的关系

上。治疗者通过与患者及其家庭间相互信任的治疗联盟,在药物治疗的基础上,进行以推迟复发、降低残障、功能训练和重返社会为主要内容的全面综合治疗。

5. 社会独立生活技能训练

采用既直接又积极主动的学习原则,通过技能训练来增强患者独立解决问题和在精神症状恶化期间如何保护自己免受精神症状影响的能力。研究发现,将技能训练运用到个别治疗、集体治疗、家庭治疗、环境治疗和职业培训中心去是行之有效的。

第二节　精神分裂症医院康复的训练内容

精神分裂症患者康复的目标是提高或恢复患者原有的社会功能,使其能较好地完成社会角色。因此,社会功能的训练、再训练或重建,成为精神康复的主要内容。具体的精神康复训练内容包括以下方面。

一、日常生活行为康复活动训练

其目的是训练住院患者逐步适应生活环境的行为技能,使患者保持日常生活活动、娱乐和社交活动所需的行为技能与能力。

(一)个人生活自理能力训练

对于精神分裂症患者的生活技能训练,应根据不同病情采取不同方法。对长期住院并且病情处于慢性衰退的精神障碍患者,应着重训练个人卫生(如刷牙、洗脸、洗澡、理发、洗衣服、刮胡子及更换衣服等)、住处卫生情况、进餐及二便的日常料理情况,以及梳妆打扮、衣着整洁和作息是否有规律等一系列情况,一般通过2～3周的训练,可使大多数患者学会自己料理自己的生活,需注意要持之以恒,不断强化。

(二)家庭生活能力训练

家庭生活能力主要包括家庭生活技能和对家人的关爱与责任心两个方面。

1. 家庭生活技能

家庭生活技能指患者在家庭日常生活中是否能做到他们应该做的事情。例如,分担部分家务劳动,参与家庭卫生打扫,与家人在一起吃饭、聊天、看电视、听音乐等,参与家务事情的讨论,给家庭必要的经济支持等。

2. 对家人的关爱与责任心

对家人的关爱与责任心指患者对自己的子女、配偶、父母有无亲密的情感活动,对他们的健康、生活、事业和工作是否关心,是否能与他们相互交往、交流意见等并给予情感上或生活上的关心与支持。例如,患者为父母者,对子女的身心健康、学习或工作、前途等是否关心,对子女的抚养教育是否尽职尽责,能否关心家庭成员的进步与前途,是否关心家庭生活,以及对今后的发展与安排等;对于未婚患者,还应了解他们对择偶的态度和具体打算;对于恋爱中的患者,还应了解其与恋爱对象的相处情况。

二、社会技能训练

精神分裂症患者,特别是有大量阴性症状的患者,还常常存在社会功能、工作能力等方面的障碍,尤其是长期住院的慢性患者,这些功能会严重削弱甚至丧失。社会交往技能缺乏是妨碍患者回归社会的重要障碍,也是实施康复计划的障碍之一。因此,在患者住院期间,可应用行为矫正疗法或艺术疗法对其社会交往技能缺损进行治疗。

社会技能一般指社交能力,可最基本地分为各种语言性、非语言性及社交性感受等方面的能力。社交技能主要表现为与人们交往及社会活动的情况,包括对同事、亲友、同学、邻居以及与生活工作需要接触但不一定熟悉的人们的接触交往情况等;走访亲友的情况;是否主动逛商店、购物及主动参加各种文体活动或其他集体活动情况等。社会技能训练主要应用社会学习的理论,纠正患者在日常生活、就业、娱乐、交往等方面的问题,使他们提高或重获社会技能。

社会技能训练是为了帮助患者明确与其他人接触的目的,学会解决一个问题的不同方式及评估其后果,学会解决在不同情况下出现的不同问题并增强患者的各种技能水平,为更好地适应社会、参加工作、全面回归社会打下良好的基础。

社会技能训练的内容包括3个方面。①接受技能:在人际交流过程中要接受信息,并在众多的信息中决定取舍,决定与谁接触、达到目的的技能;②处理技能:指将上述信息加以分析,决定采取什么有效的方法来达到目的的技能;③交际技巧:指在社交场合中如何选择词句、仪表及表情等,并根据他人的反应来确定自己的社交技巧。

1. 社会技能训练的实施

社会技能训练的实施分为以下几个操作步骤。

(1)建立良好的治疗和训练关系:在充分信任与合作的基础上,由家庭成员或医护人员与患者共同讨论,根据患者的技能水平,评估患者目前某些技能方面存在的问题,并有针对性地制订训练项目。

(2)由家庭成员或医护人员与患者共同讨论:探讨进行技能训练的重要性和必要性。

(3)由患者和家庭成员共同讨论:根据患者的实际情况,回顾患者技能方面存在的问题,并书面列出。

(4)选定训练内容,制订训练计划:根据评估结果和患者的具体情况,与家庭成员合作,制订个体化的训练内容和训练程序等。

(5)家庭成员示范:每次的训练内容和训练程序先由家庭成员进行讲解和示范。

(6)患者根据家庭成员的讲解和示范开始实施。

(7)每次实施后,家庭成员对患者的表现进行指导和点评,循序渐进,逐步完善,反复训练,反复强化。需要注意的是,点评时,强调正面鼓励,反对批评和训斥。

2. 社会技能训练的常用方法

在社会技能训练中,常用的方法有行为矫正治疗和角色扮演技术。

（1）行为矫正治疗：对于孤独、冷漠、寡言、生活懒散、异常行为、冲动等意志行为，可进行行为矫正治疗。行为矫正治疗在慢性精神病的医疗康复中也适用。行为矫正治疗是采取各种条件化的方法，使患者学习或者适应新的反应方式，以消除或克服病态的反应方式，也就是纠正、消除病态的症状（如刻板动作、重复动作、异常行为、退缩等），作为训练和矫正患者自己的行为。例如，组织并指导患者在住院时进行一些社交活动，与其他患者进行交往，利用医院设施进行活动（到小卖部购物、到图书馆借还书籍、去医院理发室理发并指定发型等），并根据患者完成情况予以奖惩，对完成良好者给予一些物质奖励（或用代币法）或准许患者出游等。

（2）角色扮演技术：每个人在社会中均充当一定的社会角色。精神残疾者从某种角度看，就是由于存在社会功能缺陷而难以行使其原来的社会角色，因此对他们应进行角色技能训练。进行此训练时，需明确一个情境，设置一些在社交中需要解决的问题，为接受训练的患者安排一个角色，由治疗师来指导患者进行角色表演。这些场景的设计要尽可能与现实生活接近，而且本着"先易后难，循序渐进"的原则，逐步实施。这种训练应有周密的计划和安排，而且要经过较长时间和系列训练方可获益。

三、就业行为的技能训练

就业行为的技能训练需要在始动性功能训练、日常生活行为训练和心理康复的基础上进行，目的在于恢复患者病前的工作和能力。就业行为的技能是检验康复效果最重要的指标，同样也是职业康复的重要环节。

从康复的角度来看，可以将"工作"视为在一定时间内有目的的活动。其活动具有社会含义，有时"工作"并不一定按市场价值规律予以回报，也可以无酬金，甚至在某种环境下还得自己付费给"工作治疗"的服务，这些活动的确对患者某些社会功能的恢复有益。就业行为的技能训练可以在住院期间展开，研究显示其可以取得一定疗效。就业行为的技能训练要求康复师结合患者的实际情况开展不同的行为训练内容，如简单的作业训练、工艺制作活动及职业性劳动训练等。就业行为的技能训练可分为基本就业行为技能训练和专业就业行为技能训练两类。

1. 基本就业行为技能的训练内容

基本就业行为技能的训练是指所有工作岗位都需具有的技能，具体包括以下内容：能按时上下班；个人的仪表及卫生整洁，并与其身份、环境相协调；能正确利用工作休息时间；能够接受与工作有关的表扬或批评；能听从具体的指令；具有完成工作任务的责任感；具有帮助同事及求助于同事的能力；能遵守工作中的规则、纪律；对交谈有正常的反应，并有主动与同事交谈的能力。这些技能可以在基本就业行为技能训练中由康复师或作业康复师进行指导、帮助、训练及逐项评定，评定的方法可采用优、良、中、差4个等级进行评分。

2. 专业就业行为技能的训练内容

专业就业行为技能的训练是指为适应某一职业、工种所必须具备的特殊技能。在选择此项技能训练之前,要了解患者就业情况或既往工作的性质、工种以及具体需要的技能是什么,应与患者家属及患者所在工作单位的领导取得联系,在决定学习何种专业就业行为技能时,应与患者单位的领导及其家属取得共识,并帮助患者制订可行的职业技能训练或学习计划。

部分患者病后仍能保持较好的工作能力;有的患者较之过去只能进行简单的或机械的工作。如原来做技术性工作的,由于自身的原因,对能力缺乏足够的信心,在意同事的看法,单位可能对其工作的能力也持不放心态度,因此只能从事如清洁、传达室等部门的简单劳动。这些情况只能标志着部分患者的职业能力有所下降,不可一概而论地认为患者劳动能力丧失或降低。还有的患者一直未从事工作,而只是从事家务劳动,或有工作的患者在病后已退休,则要评估其家务劳动能力水平有无下降,也应包括在职业技能的康复评定范围之内。

四、学习行为的技能训练

学习行为技能训练的目的是训练患者处理和应付各种实际问题的行为技能。学习的内容宜使用趣味性强、易于接受与应用性结合的题材,可采取类似于课堂教学的形式,也可采用对话、宣传册或表演心理剧、情景剧等形式,主要包含 3 个方面。

1. 药物治疗的自我管理技能训练

药物治疗的自我管理技能训练是使患者了解药物治疗对预防复发、恶化的重要性,自觉接受药物治疗和自我管理的训练;学习有关精神科药物的知识,并对药物的作用及不良反应等有所了解;学习药物治疗的自我管理方式,如通过安全用药的技巧,每次用药要查对标签,治疗中如发生不良反应立即报告家人或医生,并服从医生的处理意见等。

2. 症状自我监控程式化训练

本训练旨在帮助慢性精神疾病康复者,比如促使精神分裂症康复者能更加独立地控制自己的精神症状。用这个程式可以监控曾患精神分裂症康复者的症状,也可以对此程式进行修改,用来处理其他原因不明、易于复发的精神障碍,如双相情感障碍和复发性抑郁障碍等。

参加症状监控技能训练者多为症状基本缓解的出院患者。经过训练以后,患者能够识别疾病复发的先兆,在需要时能及时寻求帮助,能有效地描述自己存在的问题和症状表现,及时向家庭成员、专业者和社会求助,争取扩大支持系统,及早采取措施,达到预防复发的目的,促使问题能有效解决。

3. 学习认识新事物训练

学习认识新事物训练包括学习文化知识和一般技能,改变对精神疾病不正确的态度,并提高患者的常识水平,培养其学习新知识和新事物的能力。训练的方法有听广播、看电视或电影、看小说、读书看报、下棋、画画和欣赏音乐等,也可利用各种方法(如智力竞赛等形式),进行时事形势、卫生常识的教育和训练,注意按不同的文化背景进行不同内容和方法的教育。患者在回归社会之前,还可以学习与生活有关的一般技能,如清洗衣服、家庭布置、物品采购、烹饪技术、社会礼节、园艺操作及交通工具使用等,对改善其家庭职能、家庭关系和提高其社会适应能力有重要作用。对患者加强疾病知识的宣传,帮助其认识疾病,重视家庭成员间的情感表达,积极改善人际关系,指导患者以充分的心理准备面对社会偏见,采取行动证明自己与常人无异(如讨论家常话题、热点话题、参加集体活动、参加劳动);带领患者参加团体支持小组和学习成功榜样个案;增强患者的自信心,并减轻歧视感。

五、出院前训练

精神病患者在医院经过短期治疗或者长期住院准备出院时,康复人员需向患者宣教疾病的知识,包括继续用药、预防复发的知识和出院后的求医信息。更重要的是,康复人员应帮助患者做好出院前的心理状况评估和心理准备,这对维持其日后的病情稳定同样有着不可忽视的作用。

(1)向患者宣传精神卫生知识,使其对精神疾病有一定的概念,提高自我防御能力。

(2)使患者正确对待自己的疾病和处理好与周围人的关系,以便其能更好地适应社会、家庭生活和工作。

(3)鼓励患者正确认识自己,面对现实,树立正确的人生观以及战胜疾病的信心和勇气。

(4)指导患者打消对预后的顾虑心理,并对出院后可能遇到的一些有害心理有一定的心理准备,增强其适应及自我调节的能力。

(5)做好服药的宣教工作,指导患者不脱离社会,要适当调节好脑力劳动和体力劳动,注意休息,杜绝饮酒,控制吸烟,避免精神刺激,保持良好的心态。

第三节　精神分裂症的医院康复措施

一、社交技能训练治疗

社交技巧训练是指以个体或团体治疗的形式对社交功能障碍患者进行针对性的训练,以改善患者的社交技能。社交技能是指个体在进行人际交往过程中做出与文化、国情、礼仪、习俗相符合的一种能力,如表情及眼神自然,衣着得体,谈吐得当,保持合适的人际交往距离,合理地表达需要、感受等,还包括在不同场合能做出相应的恰当行为。大多数精神疾病患者存在社交功能障碍,这些社交功能障碍会阻碍患者回归社会的进程。

(一)训练的目的

对于有社交功能障碍的患者,进行多种社交技能的学习和训练,可提高或改善其社交能力;通过不同社会角色的扮演,可提高患者维持社会关系的能力,并学会寻找和利用更多的社会支持资源。

(二)训练的步骤

(1)明确学习此技能的目的。

(2)讨论技能步骤。

(3)治疗师示范每一个步骤。

(4)分情景进行角色扮演。

(5)给予肯定的反馈或纠正的反馈。

(6)回忆技能步骤,总结注意事项,强化技能。

(7)布置课后作业,下次训练开始前进行作业反馈,并复习前次训练的技能步骤。

(三)注意事项

(1)明确学习目的时,尽量引导成员发现学习此技能的重要性,治疗师总结并补充。

(2)讨论的技能步骤需要写下来,并张贴在治疗室的固定位置,以便成员们随时能够看到。

(3)技能示范时,治疗师需请一位成员做搭档;示范前,治疗师提醒成员仔细观察示范步骤;示范结束后,治疗师组织成员回顾示范的过程,评价示范的交流是否有效。

(4)分组扮演时,尽量平衡各组的情况,由那些技能水平较高的成员先进行角色扮演,有利于小组中水平较低的成员在随后的角色扮演中模仿。

(5)在成员角色扮演后,治疗师应及时给予积极肯定的反馈,也可以引导其他成员给予积极肯定的反馈,如可以问"你们觉得这个角色扮演者使用了这项技能的哪些步骤?"纠正的反馈应由治疗师单独给予。纠正反馈应该是简短的、非批评性的、中肯的,可以用鼓励性语言,如"你的角色扮演做得很好,要是……就更好了"。

(6)训练结束前和下一次训练开始前,均需再次回忆技能步骤,强化记忆。课后作业练习非常重要,让成员将学习的技能运用于实际生活中。

(7)由于社交技能训练是一项枯燥的训练,因此治疗师需学会调节学习气氛,通过风趣的语言、稍夸张的表演、增加成员互动等方法活跃气氛,提高成员的注意力。

(四)训练的内容——如何倾听并发起谈话

1. 倾听

(1)技能步骤:①注视对方;②回应,可以用点头、微笑等身体语言回应,也可以说"嗯""对"等,让对方知道你在听;③重复,向对方重复他所说的话,表示听进去了。

(2)扮演情境:①听一个人讲他的爱好;②听一个人讲他喜欢的电视节目;③听工作人员讲制度;④听医生讲关于服药的问题;⑤听朋友讲他出去旅游的事。

2. 发起并维持谈话

(1)技能步骤:①选择恰当的时间和地点;②打招呼,可以用"你好""吃了吗"等问候对方,如果不认识他,需先做自我介绍;③选择话题;④判断对方是否感兴趣,可以通过对方的表情、动作、语气和语调、回应程度等判断;⑤决定是否继续,如果对方表现出感兴趣,则可以继续此话题;如果对方表现出不感兴趣,则需及时更换话题,并判断对方是否感兴趣,或者终止谈话。

(2)扮演情境:①和家人谈一谈你对午餐的看法;②和朋友说一说你喜欢的电视节目;③和他人讲你刚从报纸上看到的新闻;④跟治疗师聊一聊你最近做的一件事情。

(五)训练的内容——如何表达积极的感受和不愉快的感受

1. 表达积极的感受

(1)技能步骤:①注视对方;②准确地告诉对方这件事令你感到高兴;③告诉对方为什么你会高兴,并表示感谢。

(2)扮演情境:①有人为你做了一顿好饭;②朋友帮你解决了一个问题;③室友及时叫你起床,以便你准时参加治疗;④你急需赶去一个地方,邻居开车送你过去。

2. 表达不愉快的感受

(1)技能步骤:①注视对方;②清楚明白地表达出你对某件事的不愉快,说话时要冷静而坚决,就事论事;③建议对方如何避免以后再发生这种事情。

(2)扮演情境:①室友在屋内吸烟;②正在看喜欢的电视剧时被别人换频道;③家人爽约,没来探视;④约好一起吃饭,朋友临时改约。

(六)训练的内容——如何提要求和拒绝要求

1. 提要求

(1)技能步骤:①注视对方;②准确地说出你希望对方做什么,学会运用"我想请您……""谢谢您,请您……"等礼貌用语;③尽可能告诉对方提此要求的原因。

(2)扮演情境:①邀请某人陪你去医院;②麻烦某人帮你做某件事情;③请主管护士帮忙叫医生。

2. 拒绝要求

(1)技能步骤:①注视对方;②直截了当地拒绝,语气冷静,态度坚决,学会运用"抱歉,我不能……"等礼貌用语;③如果有必要,可以给出理由。

(2)扮演情境:①主管护士打算下午找你谈话,可你下午需要参加治疗;②妈妈让你练书法,可你只喜欢弹钢琴;③爱人让你去超市买东西,可你已经很疲倦了;④朋友向你借钱,可你的钱不多或者不想借钱给他。

(七)训练的内容——妥协和协商

(1)技能步骤:①简要地表达你的观点;②认真倾听他人的观点;③重复总结他人的观点;④建议妥协方案;⑤听取他人意见;⑥修改妥协方案,直到协商一致。

(2)扮演情境:①你约朋友去吃火锅,可是他不想吃火锅;②你想带妈妈去看演唱会,可是妈妈想在家看电视剧;③全家人计划春游踏青,姐姐想去爬香山,可是你觉得去颐和园更好;④你想让爱人陪你去医院,可是他(她)今天有个重要的会议。

(八)训练的内容——不同意他人的观点而不争吵

(1)技能步骤:①简要地说明你的观点;②倾听他人的观点,不要打断他人;③如果你不同意他的观点,学会用"是啊""也对"等短句回应,而不争吵;④结束交谈或者转移话题。

(2)扮演情境:①你和室友对今天的电影有不同的看法;②妈妈认为你今天穿的衣服不好看;③你想去干保洁员的工作,可是家人不同意你去做这份工作;④工作上出现错误,领导当众批评了你,可是责任其实不在你。

二、工娱治疗

(一)概念

凡以工作劳动为手段者,称为工作治疗,简称工疗。凡以文娱及体育活动为手段者,称为娱乐治疗,简称娱疗。由于两者常相互结合进行,因此又称工娱治疗。

有资料表明,工娱治疗可以改善患者的认知能力,增强患者的生活适应能力,激发患者对工作和生活的兴趣,促进疾病康复,恢复社会功能,为回归社会做好准备。

(二)适应证与禁忌证

(1)适应证:工娱治疗适用于各种急、慢性精神疾病的间歇期或恢复期。

(2)禁忌证:凡患者有意识障碍、极度兴奋躁动、高热,或其他严重的躯体疾患、严重潜逃、自杀、自伤、伤人及冲动性行为等,均应禁忌使用工娱治疗。

(三)临床意义

(1)有计划、有措施地组织患者参加劳动,利用适当的劳动手段,使患者置身于健康的劳动之中,以转移患者对病态体验的注意力,克服其焦虑、抑郁或恐惧等异常心理;保持机体与外界环境的密切联系,有利于大脑功能的恢复,防止或延缓精神衰退。

(2)进行力所能及的、形式各异的劳动,能增加与他人之间的友谊,提高工作和社交的能力,巩固和提高药物疗效,促进康复。患者在有报酬的劳动中享受乐趣,并发挥创造力和想象力,逐渐唤起和恢复病前的思考能力,有利于大脑活动平衡的建立,使患者行为得到改善。

(3)进行系统化、规律化、现代化的劳动,可增强患者体质,促进其新陈代谢,有利于睡眠和饮食的改善,提高机体的代谢能力和防御能力,帮助患者建立生活信心,重建患者的适应能力。

(4)精神病患者在患病的过程中常与外界环境失调,工作劳动客观上对患者起着良好的刺激作用,可恢复其工作、生活和社交活动的技能,激励患者对生活、工作产生兴趣、信心和勇气,进而把个人和社会联系起来;弥补药物治疗的不足,帮助精神病患者回归社会,从事生产劳动,适应生活。

(四)治疗流程

(1)天气变化时,督促并协助患者增减衣物,督促并协助有需要的患者洗澡、更衣;在新患者入院时,或家属带来新的衣服时,取得家属同意后,在衣物上做好标记,防止衣物遗失;对于生活不能自理的患者,应协助其更换、清洗、保管衣物。

(2)观察患者进餐情况,维持进餐秩序,防止患者抢食、噎食;按医嘱准确安排患者的饮食需求(如糖尿病饮食、半流质饮食等);对于暂不能进食的患者,可为其预留饭菜(如外出探视、正在输液或约束的患者等)。

(3)对于不能配合治疗的患者,可遵医嘱采取相应的措施,以保证治疗的顺利执行;协助病情不稳定、不安心住院的患者外出检查。

(4)组织患者做晨、午间操,组织患者进行棋牌、唱歌、球类、听音乐等娱乐活动,丰富患者住院生活,观察患者的活动,防止意外事件的发生。对于病情有变化的患者,应及时报告医生给予处理。

(5)患者外出活动时,组织各班做好安全工作,在外活动期间,观察患者活动,防止其打架斗殴及外逃等意外事件的发生。有 2 人以上时,应清点人数,无误后方可外出或回归病区。

(6)定期检查保管室的食品、生活用品的保质期,并进行清点登记。

(7)每周定期督促、协助患者修剪指甲,定期督促或协助患者洗澡、更衣,每周组织病区内部安全大检查 1 次或 2 次。

(8)及时帮助并解决患者的合理要求;对于发生矛盾的患者,及时解决双方矛盾,将不良事件的发生消灭在萌芽状态。

(9)做好出院患者的满意度调查工作,每月与患者开展一次公休座谈会,及时了解患者的需求,并予以解决。

(10)每个月对表现优异的患者进行奖励,对于表现不好的患者则予以批评。

(五)治疗项目

1. 手工珠艺治疗

手工珠艺治疗通过把单个珠子经创意组合及色彩搭配,串出自己想要的图形,在个体进行平面－立体的制作过程中调节了手、眼、脑的有机配合,培养空间感和动手能力,提高对美的鉴赏能力,并且可稳定患者的情绪,增强其成就感和进取心。本治疗方法可有效延缓稳定期或慢性精神障碍患者的衰退症状,稳定神经症及情感障碍患者的情绪状态,尤其是对轻度抑郁状态的患者来说,手工珠艺治疗可以帮助他们建立自信,重新体验生活的快乐,有助于负性认知模式的纠正。

(1)治疗目标:①培养手眼协调;②培养收拾归位的能力;③培养空间感、想象力、创造力及审美能力,激发患者动手制作的兴趣。

（2）物品准备：①各种成品；②剪刀、钩针；③备用各种颜色、形状的珠子以及各种型号的渔线。

（3）注意事项：提高安全意识，对于慢性精神分裂症患者及情感障碍患者来说，线、珠子、剪刀及钩针都是危险物品。对参与治疗活动的患者，需进行风险评估，排除有自杀、冲动伤人风险因素。在活动开始和结束时，严格执行危险物品的清点，并且留意在活动中患者是否能够适当使用工具。

（4）操作步骤：①最大限度地发挥视觉、触觉和想象力，感受各种珠艺作品；②挑选自己最感兴趣、最想学习制作以及感觉最有挑战的作品。

（5）活动延伸：观摩各种珠艺作品，发现其他患者对珠艺作品的兴趣点（图6－1、图6－2）。

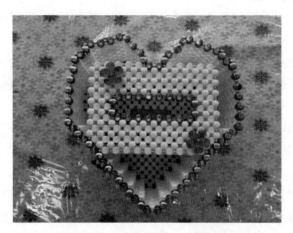

图6－1　珠艺作品——纸巾盒

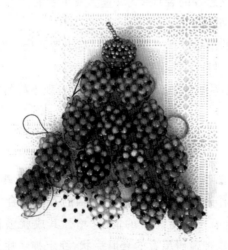

图6－2　珠艺作品——草莓

2. 绘画治疗

（1）目标：感受团体给每位成员带来的欢乐，建立团体意识，体验从团体中能够得到的力量。

（2）暖身活动。有错你就说:"全体成员站立排成两列,后面的人将手搭在前面人的后肩上,听我的口令,我先给大家示范一下。①左脚向左上前;②右脚向右上前;③左脚向左下后;④右脚向右下后。我有可能会连喊两个数字,大家注意听。在游戏中如果有人走错,要主动并大声说'对不起,我错了'"。

（3）主题活动:团体绘画——春天。

1）素材及工具:白纸、油画棒、彩色铅笔、蜡笔。

2）指导语:成员共同决定画一幅春天的景象,包括地点、时间、春天的特征事物等细节和过程,然后共同完成这幅图画。注意:在正常的讨论过程中,治疗师不做特殊干预,讨论能进一步体现出团体动力,鼓励成员表达内心感受,进一步促进团体向开放、容纳和温暖的方向发展。

3）分享和讨论:团体重新描述绘画的内容,讲述春天美丽的风景和充满着生机与希望,交流在讨论和绘画过程中的感受和互动(图6-3)。

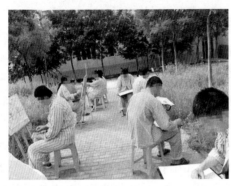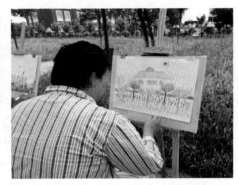

图6-3　团体绘画

3. 音乐治疗

音乐治疗是一门新兴的,集音乐、医学和心理学为一体的治疗方法,是一个系统的干预过程。在这个过程中,治疗师利用音乐体验的各种形式,以及在治疗过程中发展起来的作为治疗动力的治疗关系来帮助被治疗者达到健康的目的。这一定义澄清了3个概念:①音乐治疗是一个科学的系统治疗过程,包含了各种方法和流派,并不只是听听音乐而已,其过程也不是一些简单、随机、孤立的干预,而是包括了评估、治疗目标和实施计划在内的系统干预过程;②音乐治疗师运用一切与音乐有关的活动形式作为手段,包括听、唱、跳、演奏、创作等;③音乐治疗必须包含音乐、被治疗者和经过专门训练的音乐艺术治疗师3个要素,缺一不可。

（1）作用机制:音乐是一种强有力的感觉刺激形式和多重感觉体验,包含了可以听到的声音(听觉刺激)和可以感受到的声波震动(触觉刺激),而且音乐结构的体验可以长时间吸引和保持人的注意力。有研究表明,音乐主要可以通过4个方面起到治疗作用。

1）音乐可以直接从生理、物理两方面促进人的身体健康。大量研究表明,音乐可以引起各种人体的生理反应,从而可明显地促进人体的内稳态,减少其紧张焦虑,促进放松。此外,音乐可以产生明显的镇痛作用。

2)音乐活动可以有效提升人际交往能力并规范个体社会行为。音乐活动作为一种社会交往活动,可以有效地帮助人们建立起社交人际环境,尤其有利于改善社交功能受损的人群的人际交往能力。很多音乐活动通常需要集体参与,这种参与过程的共同性就会有助于建立一个良好的、亲密合作的关系,并能为参与者创造一个和谐、安全的社会环境。

3)音乐可以有效影响和改变人的情绪。音乐对于人的情绪的影响力是非常巨大的,这也是音乐治疗最为人知的功效。适当的音乐可以促进人对负面情绪进行真正意义的、彻底的宣泄,也可以强化正面的、积极的情绪,并将这种情绪泛化和转移到生活当中。

4)音乐的审美功能可以移情为生命力之美。音乐作为一门在自然界和客观环境中没有原型的艺术,可以由着人的内心世界的需要而随意变化,无所顾忌,是与人的内心世界关系最直接、最密切的艺术形式。人可以通过音乐将内心世界外化,体会到完全的自由和释放。长期有效地欣赏音乐,可以解除人们不良的心身反应,陶冶性情,改变性格和情趣。

(2)音乐治疗的实施过程:具体如下。

1)关系建立阶段:音乐治疗在关系建立阶段,主要是打破患者的防御,令其信任治疗师,并对音乐治疗建立初步的信心。在音乐治疗的开始阶段,治疗师会营造出一个可接受的、可信任的、不做评判的场景氛围,通过介绍音乐治疗、共同制订规则等途径来让患者建立起对音乐治疗的信心。需要注意的是,在关系建立阶段,患者会有各种试探性的行为,包括一些跟治疗无关的东西,或为寻求注意,或为本身疾病所导致。因此,治疗师除了在开头时强调规则外,在治疗过程中也要注意让患者遵守规则。同时,在整个治疗过程中,治疗师要注意与每个患者保持平等、公平的关系,不过分亲近,也不忽视任何一个患者。音乐治疗在关系建立阶段的主要目标是帮助患者获知音乐治疗是要做什么、怎样做,在治疗时及治疗过程中什么能做、什么不能做。

2)适应阶段:治疗师和患者的关系建立好之后,患者会逐渐停止对治疗师和治疗环境的探索,并愿意跟随治疗师的带领。在适应阶段,治疗师会通过选择有助于情感反应和促进积极行为改变的音乐刺激和音乐活动,来创造足够有感染力、有影响力且安全舒适、自然而成的场域和有疗愈效果的团体动力,促进患者自然地真实表达。对于患者在治疗活动中所有的表达,治疗师都应给予回应,让患者感受到被肯定,还要避免当众评价某一个人的表现,注意评价整个团体。对于精神分裂症阳性症状显著的患者,可以通过团体舞动,让其降低紧张感和威胁感,从而更多地参与在体验中;对于精神分裂症阴性症状显著的患者和抑郁的患者,合唱、合奏、舞动等方式都能有效减轻压力,增强积极情绪体验;对于有创伤经历的患者,可通过聆听音乐和讨论来引导患者情感和思想的表达。需要注意的是,在这一阶段,患者有可能会出现负性行为(如打断人说话、说与小组无关的事情、不服从指导、故意捣乱等)时,治疗师应做出反馈,并且引导患者尝试积极改变,但不必深挖不当行为的原因。

3)康复阶段:康复阶段是患者发生改变的阶段。在此阶段,患者会对音乐治疗的活动形式产生了浓厚的兴趣,并开始通过音乐治疗的各种技术来探索自我,感受自我的行为,面对自我,初步进行情感的识别和表达,具备较好的现实感。此阶段的主要任务是促进患者的始动性和人际功能恢复,并达到如下目的。①促进自我意识,尤其是增强自我评价;②保持现实感和对"此时此地"的意识,转移对神经症或强迫症性质的关注;③健康地使用休闲时间;④意识到自己的行为;⑤促进行为改变。

4)结束阶段:对于音乐治疗,结束阶段需要治疗师明确表示治疗工作的结束,引导大家进行总结。总结的内容包括回顾分析治疗全过程,并澄清所发生的团体互动。在大家进行总结的时候,治疗师可以通过询问、观察等方式察觉患者的离别情绪,并做好相应的处理。

(3)音乐治疗的意义:作为精神科常规辅助治疗手段,音乐治疗通过其审美功能,带给患者积极体验;通过物理共振作用,带给患者现实感和身体变化;通过音乐活动本身,促进患者人际功能恢复;通过影响情绪的功能,来实现促进患者应激能力的康复。

总之,在精神康复下的音乐治疗,主要运用在促进患者的始动性以及提高患者的社会交往技能训练方面。其中,社会交往技能训练又主要分为两个部分,一是合作沟通训练,二是情绪管理训练。

三、精神康复下的作业治疗

目前,在精神分裂症患者的治疗过程中,特别强调多学科团队的联合治疗。在一些多学科团队治疗方法中,可能有几个学科与作业治疗重叠。在多学科团队开始评估工作时,作业治疗师的主要作用是评估疾病对患者作业治疗表现的影响以及患者在生活中功能障碍的程度,找出问题,确定优先治疗的重点,制订能够反映患者需求的治疗目标和治疗计划。

(一)常见的作业治疗评估方式

1. 查阅病历

治疗师可以通过阅读病历了解精神分裂症患者的病史、疾病诊断和治疗经过、用药等情况,以及其他专业的检查和评定结果。

2. 面谈

面谈的主要目的是听取精神分裂症患者对于过去、现在和将来的认识情况,以及对未来的需求和想法,与患者建立良好的治疗关系。在面谈评估中,治疗师可能与患者在文化、社会、宗教、教育、语言以及价值观等方面有所不同,要及时发现患者的变化。治疗师也可以与患者的家属、朋友进行交流,从中了解他们对患者的期望目标以及家庭对患者的影响等。

3. 观察评估

治疗师通过观察患者对日常生活活动、工作、休闲活动的参与情况,从而了解患者的功能情况,如患者的自我表达、社会互动和执行任务的能力都是可以观察到的。

4. 自我评估

由患者独立完成一些量表,这些量表是促进洞察力、增强自我意识和引导讨论的有用工具。

5. 综合评估

治疗师可以结合以上几种方式,对患者进行全面评估。

(二)常用的作业治疗评估工具

(1)日常生活活动评估工具:可以使用改良 Barth 指数、功能独立性量表、Katz 指数等;评估工具性日常生活活动可以使用功能活动问卷、工具性日常生活活动评估表等。

(2)社会功能评估工具:可以使用个人和社会功能量表、社会功能缺陷筛选量表等。

(3)生活质量评估工具:可以使用生活满意度量表、总体幸福感量表、生活质量评定等。

(4)认知功能评估工具:可以使用认知功能评估量表(如简易精神状态筛查表、认知能力检查量表、蒙特利尔认知评估量表等)以及智力功能评估量表(如韦氏成人智力检查等)。

(5)职业能力评估工具:可以使用 Valpar 系列工作评估、BTE 工作模拟评估等。

(6)环境评估工具:可以使用加拿大康复环境和功能安全检查法、世界卫生组织生活质量测定量表简表、SF－36 健康量表等。

(7)表现能力评估工具:可以使用动作与处理技巧评估量表、成人感官项目组合表、沟通与互动技巧评估工具等。

(三)制订作业治疗的目标

治疗目标可以分为短期目标和长期目标。精神分裂症患者主要有以下几种常见的作业治疗目标。

1. 具有独立生活的技能

(1)具备独立生活的信心。

(2)培养良好、规律的生活习惯。

(3)具备日常生活和社区生活的简单技能,如购物、烹饪、出行、理财、药物管理等。

(4)获得家庭和社区的支持。

2. 养成良好的休息和睡眠方式

(1)了解良好的休息与睡眠的重要性。

(2)制订合理的休息与睡眠计划。

(3)照顾者为患者创造良好的休息与睡眠环境。

3. 接受再教育和相关领域的学习或训练

(1)具有坚持学习或接受培训的意志。

(2)培养良好的学习习惯。

(3)具有主动寻求知识以及计划、组织学习的能力。

（4）家庭和社区帮助患者进行资源整合，提供再教育的场地、设备等资源，鼓励患者积极提升自我的教育水平等。

4. 学习与工作相关的技能，并能回归工作

（1）了解工作的重要性和意义，重新获得自信心。

（2）重塑良好的工作习惯，建立工作者的角色以及承担相应的责任和义务。

（3）掌握工作相关的技巧，如工作社交技巧、工作技能，具备组织工作和解决工作问题的能力。

（4）家庭和社区帮助患者寻求适合的工作和工作场地，如庇护性就业等。

5. 培养良好的兴趣和组织有意义的休闲活动

（1）培养兴趣或进行消遣的活动，从中获得满足感和愉悦感。

（2）用有意义的休闲活动代替无组织的生活习惯。

（3）在消遣和休闲活动中，建立良好的人际关系。

（4）主动寻求合适的物理空间和资源，进行休闲活动、培养兴趣等。

6. 实现社会参与

（1）在社会参与中，能够具有自我效能感、满意度和愉悦感等。

（2）定期参与社会活动，实现自我的多种角色，并履行每种角色的责任。

（3）在社会参与中，具有良好的沟通与互动技巧、处理技巧和动作技巧，顺利地参与各项活动。

7. 其他常见目标

其他常见目标包括患者能够学会压力管理、情绪管理、自我症状监控等。

（四）制订作业治疗的计划

精神分裂症患者作业治疗计划的制订需要以患者为中心，结合患者的意愿和功能障碍、康复目标等情况，帮助患者制订一系列的作业治疗内容，主要包括以下方面。

（1）日常生活技能训练：建立日常生活作息表，进行个人卫生、理财、购物、烹饪、做家务、出行、简单的家具维修等技能训练。

（2）社交技能训练：包括基础社交技能训练（如认识自我、语言和非语言技巧表达感受、发起并维持谈话）以及复杂社交技能训练（如学会如何拒绝不合理的请求、合适地抱怨、处理矛盾和冲突、学会妥协和协商等技能）。

（3）症状自我监控技能训练：包括学会识别病情复发的先兆症状，监控病情复发的先兆症状，识别和处置持续症状，拒绝饮酒、吸毒等。

（4）药物处置技能训练：包括学习获得抗精神病药物作用的有关知识，学会自我管理和评价药物作用的正确方法，识别和处置药物的副作用，学会与医务人员联系并商讨有关药物治疗问题的技能等。

（5）职业康复：包括根据患者的工作能力的综合评估，给予患者适当的工作技能培训及工作相关社交技能培训，并给予持续的跟踪和支持等。

（6）压力管理：包括学会认识压力，管理压力，提高患者对压力来源的认识，学会减压的方法。

（7）情绪管理：包括了解情绪的分类、不同情绪出现的原因、辨别不同的情绪以及不同情绪的应对方法等。

（8）家庭干预：包括改善家庭关系，充分调动患者和家庭成员的积极性，明确家庭成员不同的角色，巩固家庭成员对患者康复必要性的认识等。

（9）环境干预：包括向社区邻里宣传疾病知识，社区开展相关康复治疗活动，社区家访服务，社区继续服药计划，周边物理资源的利用，以及改善物理空间等。

（10）其他方法：包括体重管理、体能训练、兴趣爱好的培养、社会实践等。

（五）作业治疗的实施

作业治疗的实施主要通过团体治疗、个体治疗、家庭干预等几种形式进行。

1. 团体治疗

团体治疗是作业治疗师最常使用的方式。精神分裂症的团体作业治疗主要在医院内的临床治疗病区、康复治疗中心和社区进行，常见的团体治疗小组有以下几种形式。

（1）个人技能团体：这些团体的目标集中在提升自我意识、洞察力、价值观、自尊方面。作业治疗师可以选择适当的活动，提高患者处理问题的能力。这意味着患者需要意识到他们的内在优势和劣势，确定他们的价值观，并制订切实的短期和长期目标。这些目标的实现将提升他们的自信心。

（2）社交技能训练小组：社交技能训练团体旨在开发更有效的沟通、提升自信和增强解决冲突的技能，从而改善人际关系。社交技能训练应包括认知自我训练、语言和非言语技能训练、自信心训练。

（3）压力管理小组：根据患者群体的需要，作业治疗师可以实施压力技能团体，如每天都可以进行放松训练，让患者了解不同的放松方式，并让他们练习放松技巧。压力管理是治疗精神分裂症的一个途径，其课程可以涵盖以下科目：①认识压力，以及了解它如何影响身体和心理；②学习平衡生活方式和调节压力；③压力和物质使用；④放松训练，如瑜伽、思维联想、渐进式肌肉放松技术、音乐减压等。

（4）药物管理小组：在小组中，通过介绍常见的抗精神病药物，讲授药物的作用、副作用以及如何处置药物副作用，服药期间的注意事项，如何向医务人员寻求适宜的帮助等。在治疗中，可以使用角色扮演、书写家庭服药日记结合服药代币奖励等形式进行。

（5）症状自我监控技能训练小组：症状自我监控技能训练小组的主要目的是帮助慢性精神分裂症患者能更加独立地识别和控制自己的精神症状。小组治疗需要让成员了解精神分裂症常见的先兆症状和持续症状，并学会识别和正确处理先兆症状和持续症状等。治疗师可以通过介绍知识点和目标、角色扮演、实际演练、布置家庭作业、竞赛等方式开展小组活动。

（6）情绪管理小组：根据组员的不同情绪问题，可以分别开设关于焦虑、抑郁、愤怒、快乐、情商等方面的治疗小组，让成员能够了解自我情绪、管理自我情绪、激励自我、识别他人情绪以及处理人际关系等。

（7）日常生活技能训练小组：主要是让组员学习行为和技术，获得独立生活的能力。生活技能训练的内容主要涵盖个人卫生、购物、财务管理、出行、求助、服药等方面。训练的类型和频率应与疾病的阶段联系在一起，可以采用理论讲解、观看录像、治疗师示范、角色扮演、社会实践等形式，帮助组员学习和保持社会交往以及独立生活的各种技能。

2. 个体治疗

一部分精神分裂症患者在疾病初期阳性症状明显，比如有攻击史和妄想、冲动等症状，或患者社交技能不足、自信心差，不容易被他人接受，或容易受到群体压力的影响，对团队成员的接受或拒绝很敏感等。这类患者可能一开始不适合直接参与到团体治疗中，需要治疗师安排单独治疗，以便更好地帮助患者解决个人问题，并逐步过渡到团体治疗中去。单独治疗的内容可以参考团体治疗的项目。

3. 家庭干预

主要是与家庭建立信任关系；给予功能训练；召开家庭联谊会，形成家庭间互助小组；开展家庭教育；进行危机干预，如极端严重的情绪波动、冲动甚至自杀行为等。成功的家庭干预可以成为患者重新回到社区的重要支撑部分。

（六）目标跟进和持续支持

患者在治疗过程中有可能出现疾病复发、出现其他疾病问题、治疗效果不佳等情况，治疗师需要不断跟进和支持治疗，及时修改治疗计划和实施方案。在准备过程中，作业治疗师可应用解决问题和目标制订小组，和患者一起考虑他们未来的计划，如住宿、工作和角色实现等问题。对精神分裂症的治疗过程应该是长期和完整的，作业治疗师需要与多学科团队的其他成员，包括患者及家属等人在内，进行系统完善的康复治疗，最终帮助精神分裂症患者能够回归社会、融入社会。

（朱　媛　李　赓）

第七章　精神分裂症的家庭康复

精神分裂症是常见的一类精神疾病,由于患者多从青壮年开始就已发病,发病时间早,病程长,迁延不愈,反复发作,社会功能减退,因此患者家属往往承受着经济、心理、社会等多方面的压力;加之精神分裂症患者的家属每天需忙于看护患者,料理其生活,因而多无暇工作和创造社会价值。患者需要长期服药,家属照顾患者无法工作,导致本来就贫困的生活会越来越贫困。家属由于缺乏精神疾病相关专业知识和康复技能,一些家庭并没有很好地参与和投入到患者的照料中去,仅仅解决了患者吃饭、穿衣等基本需求,导致患者的情感认知和社会化功能逐渐减退,增加了其融入社会的难度。由于长期照顾精神分裂症患者,家属尤其是主要照顾者常常会承受不同程度的经济以及心理上的各种压力,致使照顾者逐渐不堪重负而产生急躁、厌烦、绝望、放弃的情绪,间接成为社会不稳定因素。家庭、社区、社会组织之间脱节,造成系统化服务网络的缺失。信息闭塞,有需求的家庭不了解政府的福利政策,不知道可以享受哪些社会保障,或者如何申请。

第一节　精神分裂症的家庭功能评估

家庭是在婚姻、血缘或收养关系基础上形成的社会生活基本单位。家庭至少应包括两个或两个以上的成员,组成家庭的成员应以共同生活以及有较密切的经济、情感交往为条件。精神疾病的康复是一个长期、漫长的过程,国内有学者在家庭教育及家庭干预方面做了研究,90%的严重精神疾病患者在很大程度上是由其家人照顾的,家庭对精神疾病患者的照料是至关重要的。家属的知识水平和态度对患者的遵医行为、社会功能恢复及病情的复发有着非常重要的影响。因此,在患者的康复过程中,家庭成员的共同参与将在延续医疗护理的成效、维持疾病的稳定等方面起到极其重要的作用。

一、家庭结构和家庭功能

(一)家庭结构

家庭结构指家庭成员间相互关系和相互作用的性质,包括家庭权利结构、家庭角色结构、家庭沟通过程、家庭价值观。

1. 家庭权利结构

家庭权利结构是指家庭中夫妻间、父母与子女间在影响力、控制权和支配权方面的相互关系。家庭权利结构的基本类型如下。

（1）传统权威型：指由传统习俗继承而来的权威，如父系家庭以父亲为权威人物。

（2）工具权威型：指由养家能力、经济权利决定的权威。

（3）分享权威型：指家庭成员彼此协商，根据各自的能力和兴趣分享权利。

（4）感情权威型：指由感情生活中起决定作用的一方做决定。

2. 家庭角色结构

家庭角色结构指家庭对每个占有特定位置的家庭成员所期待的行为和规定的家庭权利、责任与义务。家庭角色结构受家庭人口结构和家庭价值观的影响。良好的家庭角色结构应具备以下特征：

（1）每个家庭成员都能认同和适应自己的角色范围。

（2）家庭成员对角色的期望一致，并符合社会规范。

（3）角色期望能满足家庭成员的心理需要，符合自己发展的规律。

（4）家庭角色有一定的弹性。

3. 家庭沟通过程

家庭沟通过程的形成最能反映家庭成员间的相互影响与关系，也是家庭和睦和家庭功能正常的保证。家庭内部沟通过程良好的特征如下：①家庭成员之间能进行广泛的情感交流；②家庭成员互相尊重对方的感受和信念；③家庭成员能坦诚地讨论个人和社会问题；④极少有不宜沟通的领域；⑤家庭根据成员的生长发育水平和需求合理分配权利。

家庭内部沟通过程障碍的特征包括：①家庭成员自卑；②家庭成员以自我为中心，不能理解他人的需求；③家庭成员在交流时采用间接或掩饰的方式；④家庭内信息的传递是含糊的、不直接的、有矛盾的或防御性的。

4. 家庭价值观

家庭价值观是指家庭成员对家庭活动的行为准则与生活目标所持的共同态度和基本信念。家庭价值观决定着每个家庭成员的行为方式和对外界干预的感受与反应，并可影响家庭的权利结构、角色结构和沟通方式。

（二）家庭功能

家庭是一个具有功能构造的社会组织。家庭功能是指家庭系统中家庭成员的情感联系、家庭规则、家庭沟通以及应对外部事件的有效性，可以为家庭成员在生理、心理、社会性等方面的健康发展提供一定的环境条件。家庭功能体现了家庭对每一个成员不可或缺的实际价值。家庭功能包括生物功能（性和生育）、心理功能（情感交流和精神慰藉）、经济功能（生产、分配、交换和消费）、抚育和赡养功能、教育功能（社会化和家庭教育）、保护功能、地位功能、宗教功能、娱乐和文化功能等。家庭功能是家庭存在的基础，也是家庭区别于其他社会组织的本质特征之一。个人的许多需求是在家庭内部并通过家庭来满足的，因此家庭是满足家庭整体及家庭成员个体需求的社会基本单元。

二、家庭功能的评估

(一)标准化评估

在进行家庭评估时,可采用量表对被评估者的家庭功能、家庭支持进行评估,常用的有Smilkstein 的家庭功能量表(表7-1)以及 Procidano 和 Heller 的家庭支持量表(表7-2)。

表7-1 Smilkstein 的家庭功能量表

项 目	经常	有时	很少
1. 当我遇到困难时,可从家人处得到满意的帮助			
2. 我很满意家人和我讨论与奋斗有关问题的方式			
3. 当我从事新的活动或希望发展时,家人能接受并给我支持			
4. 我很满意家人对我表达感情的方式以及对我的情绪(如愤怒、悲伤、爱)的反应			
5. 我很满意家人与我共度时光的方式			

评分方法:经常=3分,有时=2分,很少=1分。

评价标准:总分在7~10分,表示家庭功能良好;总分在4~6分,表示家庭功能中度障碍;总分在0~3分,表示家庭功能严重障碍。

表7-2 Procidano 和 Heller 的家庭支持量表

项目	是	否
1. 我的家人给予我所需的精神支持		
2. 遇到棘手的事时,我的家人帮我出主意		
3. 我的家人愿意倾听我的想法		
4. 我的家人给予我情感支持		
5. 我与我的家人能开诚布公地交谈		
6. 我能与家人分享我的爱好和兴趣		
7. 我的家人能时时察觉到我的需求		
8. 我的家人善于帮助我解决问题		
9. 我与家人感情深厚		

评分方法:是=1分,否=0分。总分越高,家庭支持度越高。

(二)非标准化评估

家庭与个体的健康密不可分。个体在家庭中孕育、成长,其健康知识、信念及行为等方面受到家庭成员的影响。家庭是满足个人需求的最佳场所。因此,当个体健康状态不佳或生病住院时,家庭的支持尤为重要。家庭的评估包括对家庭基本资料、家庭类型、家庭生活周期、家庭功能、家庭资源和家庭压力等方面的评估。

1. 家庭基本资料

家庭基本资料包括家庭成员的姓名、性别、年龄、职业、教育程度、健康史(尤其是家族遗传史)等,可通过交谈或阅读有关健康记录获得。

2. 家庭类型

家庭类型又称家庭规模,主要由家庭人口结构决定。每个家庭都有相应的人口特征,可通过询问获知。

3. 家庭生活周期

先确定被评估家庭处于哪一期,再根据评估得到的家庭周期与被评估者或其家属交谈,了解其任务的完成情况。

4. 家庭功能

家庭功能的健全与否与个体的身心健康密切相关,为家庭评估的重点,应逐项评估。

5. 家庭资源

评估家庭资源时,可采用交谈与询问被评估者及其家属的方式,了解其是否具备以上家庭资源及其丰富程度。对结构支持的评估,最好能实地观察,注意家庭设备是否方便老、弱、病、残家庭成员的生活。

6. 家庭压力

家庭压力指可引起家庭生活发生重大改变、造成家庭功能失衡的所有刺激性事件。家庭压力具体包括:①家庭状态的改变,如失业、破产;②家庭成员关系的改变与终结,如离婚、分居、丧偶;③家庭成员角色的改变,如初为人夫、人父,收养子女,退休;④家庭成员道德颓废,如酗酒、赌博、吸毒等;⑤家庭成员生病、残障、无能等。

(三)评估的操作方法与步骤

(1)了解患者的疾病史、个人史、诊断及治疗情况。

(2)根据患者具体情况,选择评估工具。

(3)选择安静的房间,备好评估用具。

(4)建立良好的护患关系是评估成功的基础,关注文化对患者评估表现的影响。

(5)根据具体情况,灵活转变谈话方式和话题,以便了解量表无法反映的深层次内容。

(6)重视家属及其他人观察到的信息。

(7)根据评估结果,做好对患者和其家属的沟通和指导。

第二节　精神分裂症的家庭康复护理

一、家庭康复护理概述

(一)家庭康复护理的概念

家庭康复护理是指在精神分裂症患者的居所内对存在健康问题的患者实施护理的实践,其中患者和其照顾者是家庭护理实践的焦点。家庭护理借助家庭内沟通与互动方式的改变,以协助患者对其生存空间有更好的调试。

(二)对患者家属的健康教育

(1)讲解精神疾病的相关知识,帮助家庭成员正确认识目前存在的问题,减轻家属的内疚和羞愧感。

(2)讲解抗精神病药物的作用机制,指导家属妥善保管药物,观察药物的不良反应,监督患者日常服药情况,严防发生意外。

(3)讲解家庭康复过程中存在的常见问题,指导家属注意观察患者的精神症状,做好其日常的家庭监护。

(4)指导家属全程做好患者的支持性心理护理,积极寻求解决问题的办法和资源,提高对患者的正确应对能力;降低家庭的情感表达水平;帮助患者树立信心,修复其心理功能。

(5)指导家属做好对患者日常生活的管理和督促,协助患者完成日常事务,帮助其提升自我管理的能力。

(6)家属普遍缺乏专业的精神康复知识,可通过必要的帮助及心理支持,以减轻他(她)们的心理负担。

二、对患者精神症状和社会功能的家庭评估

(一)对患者精神症状的评估

(1)幻觉:指某种在客观现实中并不存在的感觉,但患者却感知到了,如无人在场时,患者听到了有责骂、批评和评价自己的声音。

(2)交流困难:与患者交谈的正常流畅性下降,患者不理解其他人的语言或者对语言没有反应,家属也难以理解患者的语言。

(3)猜疑:患者总觉得周围的事情都和自己有关,对他人的言行过分敏感、多疑,甚至

认为他人要伤害自己,故表现出对他人不信任和高度的戒备状态。

(4)喜怒无常:情绪稳定性相对差,常常会因一点小事变得喜怒无常;或认知过程与情感活动之间不协调,如听到某个能引起一般人悲痛的事件时,却表现出开心、愉快。

(5)行为怪异:表现为不自然的动作或姿势,以笨拙、夸张、古怪表现为特征。

(6)兴奋、话多:兴奋指活动过度,表现为动作行为加速,对刺激的反应增强,高度警觉或过度的情绪不稳;话多指言语量增多,常伴有说话快、声调高。

(7)伤人毁物:对他人进行人身攻击,毁坏公、私财物。

(8)悲观厌世:整日情绪低落,对生活失去信心,甚至出现自杀观念或自伤、自杀行为。

(9)无故外出:未告知家人,没有任何原因、没有目的就离家出走。

(10)自语自笑:独自一人时自言自语,像是与人在交谈,无故哭笑。

(11)孤僻懒散:孤僻指因被动淡漠、缺乏精力或意志力而使个人社会交往的兴趣和主动性下降;懒散指对于一切事物都懒于料理,常独处,整日呆坐不动或卧床不起,平时行动缓慢,严重时日常生活也不能自理。

(二)对患者社会功能的评估

患者社会功能的评估依据对知情人的询问和随访者的观察进行评定,分为良好、一般、较差。良好是指自己完全有能力完成;一般是指自己完成有些困难,需要在他人帮助下自主完成;较差是指自己无法完成,需要他人替代完成。

1. 个人生活料理

(1)良好:能够保持个人身体、衣饰、住处的整洁,养成及时大小便的习惯,规律进食等。

(2)一般:生活自理能力差。

(3)较差:生活不能自理,影响自己和他人。

2. 家务劳动

(1)良好:能够正常完成应承担的家务劳动。

(2)一般:家务劳动的数量不足和/或完成质量差。

(3)较差:几乎不能承担家务劳动。

3. 生产劳动及工作

(1)良好:有工作和职业活动的能力、质量和效率,遵守纪律和规章制度,努力完成生产任务,在工作中与他人能够合作等;能够发展新的兴趣或计划。

(2)一般:工作和职业活动水平明显下降,出现问题,或需减轻工作量;对未来不关心。

(3)较差:无法工作,或在工作中发生严重问题;缺乏主动性,对未来完全不关心。

4. 学习能力(不限于在校学生的学习能力)

(1)良好:有学习新事物和参与相关活动的能力、成绩和效率,在学习环境中与他人能友好相处,了解和关心周围、当地和全国的重要消息和新闻。

（2）一般：学习能力、成绩和效率明显下降，学习出现问题；不大关心周围的消息和时事。

（3）较差：无法正常学习，以至于对新事物的了解显著不足；完全不闻不问周围的消息和时事。

5. 社会人际交往

（1）良好：能够得体、主动地和他人交往；能够参与家庭及社会活动。

（2）一般：有回避他人的情况，经说服后可克服；不主动参加某些应该且可能参加的活动。

（3）较差：无法与他人进行有效沟通。

三、预防复发的家庭康复护理

（一）自知力的辨识

自知力的辨识是指一个人对自己具有全面的认识和客观的了解。在精神疾病的诊断中，自知力是患者对自身精神状态的认识能力，即可察觉和辨识自己是否有病和精神状态是否正常，能做出正确分析和判断，并对自己过去和现在的行为表现进行分析，能够分清楚哪些属于正常、哪些属于病态。因此，自知力也被称为内省力。自知力完好的患者通常能认识到自己所患的疾病，知道哪些是病态行为，并要求治疗；而精神疾病患者则均有不同程度的自知力缺陷。在病程的不同阶段，自知力状态也会随时发生变化。

精神病患者初期出现精神症状时，一部分患者能够觉察自己精神状态的异常变化，但随着病情的发展，往往对自己的症状丧失了判断力，否认自己有病，甚至拒绝接受治疗，此即自知力丧失。经过一段时间合理有效的治疗，患者病情开始好转，自知力也会逐渐得到恢复，但这一时期患者对精神症状的认识是不全面的、肤浅的，也是不完整的，称为患者具有部分自知力或自知力部分恢复。作为比较完整的自知力来说，在精神症状全部消失后，患者不仅对自己的全部精神症状能充分识别和了解，并能加以合理的分析和判断。在临床上，自知力的判断对精神病的诊断与治疗有着极为重要的意义，通常被看作判断精神疾病的恶化、好转至痊愈的标准。也就是说，自知力完好是精神病痊愈的关键指标之一，其对巩固疗效、防止复发有积极的参考价值。有些缺乏自知力的患者，声称自己有"精神病"，甚至承认自己有某些精神症状，但实际对自己的疾病缺乏足够的认识，不能做合理的分析与辨别，常被称为"假性自知力"，其目的是欺骗家属和医务人员，以达到自己的某种愿望和要求，这就必须引起我们的足够重视，注意辨别患者的自知力。

（二）创造良好的家庭氛围，修复患者的心理功能

根据临床上的观察，精神分裂症康复期患者常存在以下心理状态。①消极自卑：由于患者情绪脆弱，体验比较深刻，多愁善感，常自惭形秽、低人一等，总感到别人瞧不起自己，意志消沉，终日郁郁寡欢。②孤立失落感：患者曾在症状严重时给社会、单位和家庭

造成了不利影响,尤其是多次复发的患者,其家属或单位对他失去了信心,患者也因此得不到关心和照顾,从前一些较好的朋友也相继远离他,有的甚至出现家庭破裂,患者因此会产生孤立无援和失落的感觉。③自信心不足:一些患者在病情缓解时曾下决心面对现实,重新改变自己,走新的生活道路,但在社会交往或工作中,担心别人对其另眼相看,不敢放开手脚,这不但限制了自己能力的发挥,也使自己经常处于举棋不定的矛盾心理状态之中。

一个人从出生到死亡,自始至终都与家庭保持着密切的联系。一个良好的家庭环境能塑造一种良好的心理状态,良好的心理素质则可有效地抵御外来不良的精神刺激。针对患者在康复过程出现的常见问题,家属应做好康复期患者的心理修复工作:一是做好患者回归社会前的准备工作,根据患者的具体情况,进行心理疏导,让患者回忆自己的长处和自己经过努力而获得成功的事例,以此激发患者的自信心,提高对精神压力的承受能力;二是鼓励患者积极进行人际交流,可以感受他人的喜、怒、哀、乐,使患者的心情变得开朗,还可以在交往中向他人倾诉自己的心声,抒发压抑的情感,使心情变得轻松,并且在社交中可得到知识和经验,丰富和充实自己,从而使自身逐渐摆脱孤立无援和失落的感受;三是爱护、尊重患者,在工作、生活上给予其适当照顾,尽量为患者排忧解难,解决一些实际生活问题,为患者创造一个适合其康复的良好家庭和社会环境,减少各种不良的刺激因素,帮助患者走出心理上的低谷。在平时的生活中,家庭成员间要团结互助,严于律己,宽以待人,要经常与患者交流思想、感情,在精神上多给患者支持和安慰。需要特别注意的是,对日常生活中的琐事,其他家庭成员要保持克制和忍让,注意增强患者的自信心。与患者交流时,其他家庭成员应尽量避免用高压、激烈、评判和带有刺激性的语气和声调,对患者的举止也应避免粗鲁和草率,以免产生某些不良的后果。不要对患者提过分要求,不要希望患者的言行都完全合乎自己的心意,更不能以自己为中心,固执己见,使患者处于从属和被动位置,加重患者的失落感和自卑心理。对于家中的事情,要视具体情况,多和患者商量,尊重其意见,使患者能感到家庭的温暖和自我存在的价值。和睦的家庭氛围会在无形中感染、鼓舞和启迪患者,有利于患者的身心健康发展,同时也可以再次培养患者的健全性格,保证其顺利康复并回归社会。

(三)帮助患者做好情绪调节

1. 音乐悠扬怡情乐

现代科学研究发现,音乐与人的健康息息相关,可以对人的生理、情感及举止行为等产生良好的调节作用。优雅怡人的音乐,不仅可提高神经细胞的兴奋性,还能使人体分泌一些有益于健康的激素,从而使血流得到均衡的调节。音乐能促进唾液的分泌,使胃肠蠕动变得有规律,从而增强人的消化功能,以利于营养物质的吸收;还能使人的精神得到平衡,身心放松,促使与周围的人际交往,保持身心愉快和健康;还具有治疗疾病的功效,有时甚至可以起到药物所不能达到的效果。国外很早就开展了音乐治疗精神疾病的研究,尤其在抑郁症和躁狂症患者中取得了明显的效果。国内的有些医院也建立了音乐治疗研究室,采用现代的音响设备,对音速、音色予以改进,达到了调节人体节律、神经和内分泌的作用,在治疗抑郁症、神经症、慢性精神分裂症等方面取得了较好的疗效。

处在康复阶段的精神病患者常会出现心情压抑、情绪焦虑、失眠或多眠、孤独或寂寞、社会活动减少及兴趣减低等表现,而音乐治疗不仅能对患者产生明显的心理效应,还能调节其大脑皮质的兴奋和抑制,改善情绪,提高患者的应激能力,协调机体的生理功能,从而达到让患者彻底康复、回归社会的目的。在具体应用上,需根据不同的患者情况来选用恰当的音乐。比如,失眠的患者,可听《仲夏之梦》《二泉映月》《摇篮曲》;情绪忧郁者,可听《喜洋洋》《悲痛圆舞曲》;食欲不振时,可听《花好月圆》《欢乐舞曲》;孤独、苦闷之际,可听《在那桃花盛开的地方》《望星空》《九九艳阳天》;解除疲劳时,可听《水上音乐》《假日的海滩》《锦上添花》;振奋精神时,可听《狂欢》《步步高》《金蛇狂舞》;神经症患者,可经常听《多瑙河之波》《军港之夜》《溜冰圆舞曲》《春思》;精神分裂症患者,可多听《春江花月夜》《云水禅心》《第八交响乐》;清晨倦怠、贪睡者,宜听《西班牙斗牛舞曲》《迪斯科舞曲》《运动员进行曲》。当然,欣赏音乐要与患者的职业、文化程度、习惯爱好等相结合,并以药物维持治疗,辅助音乐疗法,逐渐摸索,经常欣赏,方能取到满意的效果,促进疾病的康复。

2. 不良情绪的应对

有不少精神疾病患者在病愈后常对自己发病时的所作所为追悔莫及,懊丧不已,尤其是对在行为紊乱时出现的失态言行,总会产生悔恨、自责、自卑、羞愧感,并为之长吁短叹、惴惴不安,由此而构成一定程度的心理压力或出现情绪上的波动,给患者的康复造成了极为不利的影响。使患者惴惴不安的病中表现主要有如下几个方面:①在精神错乱时的表现有损于自我形象的言行,如失身、裸体、追逐异性、怪异装扮等;②侵犯了他人的利益,如辱骂、攻击、殴打、无端刁难别人,以及毁坏他人的财物、诋毁他人的声誉等;③给家庭、单位、邻居以及社会造成了某些人为的损失,如经济的损失、财产的破坏,给家人带来了沉重的负担和精神压力;④扰乱单位秩序,影响正常生产,对邻居和周围的人群构成威胁等,加上发病时的行为和表现,不可避免地遭到一些闲言碎语,引起患者烦恼不安,少数患者会产生消极厌世的悲观情绪。康复阶段出现的情绪波动短则数小时,长者可持续1周,甚至更长的时间,这些不良情绪的困扰如果不加以调适,势必会影响精神疾病的康复。那么,面对不良情绪,应该如何进行自我调适呢?

其实,对患者的这种耿耿于怀的心态,应一分为二地进行分析对待。首先,应该肯定,患者反思自己在病中的失态对彻底康复有积极意义,能正确认识自己的异常行为,是患者心理意识活动日益健全、趋向正常的标志,同时可以进一步辨明病态;其次,对于患者出现的不良情绪,应采取积极有效的应对策略。

(1)倾吐宣泄:如果情绪不佳、忧愁苦闷,内心的矛盾让你坐卧不安、十分苦恼、一时难以摆脱,最好的办法是将自己内心深处的烦恼一吐为快,可以和父母、亲朋好友交流,说出自己的感受,听取他们的看法,或许这样做能使自己从情绪的低谷中走出来。

(2)光线照射:居住环境的光线对人的情绪会产生一定的影响,如冬季会因日光照射不充足,引起人的情感压抑、情绪低落等不良情绪反应。如果每天能增加2~3小时的自然光或人造光的照射,会使冬季的抑郁情绪明显好转;当然,在居室内安置全波谱的日光灯也是有效的。

(3)饮食调节:科学家们已经证实,食物和情绪有着密切的关系。食用碳水化合物能起到镇静作用,因为它可以刺激大脑产生一种神经递质,使人感到平静和松弛。研究还发现,摄入过多的咖啡因可使人产生抑郁、焦虑、烦躁不安的情绪。因此,在情绪长期不稳定、心烦意乱时,可通过选择食物进行调整,会起到一定的改善作用。

(4)适度运动:人的情绪稳定、精神饱满与健壮的体魄有关,而健壮的体魄又离不开进行经常性的体育锻炼。因此,可以鼓励患者通过各种运动(如跑步、骑自行车、爬山、游泳等)来改善和促进人体的血液循环和新陈代谢,增强机体的抗病能力和适应能力,从而消除不良情绪。

(四)安全度过高发季节

很多精神病患者,尤其是精神分裂症患者,反复复发、迁延性发展是其主要的病程特点。春末夏初和秋末冬初常常被视为精神病的高发季节。但需注意的是,影响精神病复发的因素很多,季节气候的影响只是其中之一,其他方面的原因也不可忽视。民间流行的"菜花黄,疯子忙"之说,揭示了春天精神病容易复发的倾向。每当阳春三月、春暖花开之时,便是精神病患者的高发季节,能导致病情波动或复发的气候因素主要有气温、湿度、气流、气压等。进入春末夏初或秋末冬初,气温渐渐升高或降低,大气层的气流、气压和湿度会发生改变,患者对此极为敏感,加上大脑调节功能较差,往往难以适应这种气候的突然变化,容易导致生理功能的改变,从而发生代谢紊乱,引起疾病复发。尽管季节气候的变化会对患者产生不利影响,但若能积极采取预防措施,密切观察,及时处理,还是能够有效地使患者安全度过这一高发季节的。

(1)家属应密切观察患者的精神症状,督促患者严格按时定量服药,并注意精神药物的副反应。坚持服药是家庭康复中预防复发的关键,无论患者自我感觉如何,都不能在春夏之间自行减药或擅自停药。对在两年之内精神症状有波动,病情呈反复发作者,在进入季节交替时,宜适当加大药物剂量,以顺利度过易发季节。

(2)对近3～5年临床痊愈,精神症状完全控制或消失者,可采用季节性预防给药,原则是从小剂量开始,逐渐加大到中等剂量,待安全度过易发季节后,再逐渐减量或停药。间歇期给药可明显减少部分精神分裂症患者的季节性发病,但只有持之以恒,才能见效。

(3)合理安排作息时间,避免过度劳累,充分保证患者有足够的睡眠时间;同时,应让患者做些力所能及的家务劳动,并加强身体锻炼,多接触大自然,切勿以病养病,懒惰成性,产生依赖心理。

(4)应避免应激性事件和心理压力增大。对家庭中突然发生的重大事故,应谨慎地引导患者参与和协助处理,切勿隐瞒患者,使其产生对立情绪,从而出现病情反复;同时,要避免不良的恶性刺激,如批评和打击患者,看过度悲伤或恐怖紧张的戏剧、电影、电视等。

四、药物维持治疗的家庭康复护理

(一)应对拒绝服药

多数精神病的复发与未经过彻底、系统的有效治疗有关。系统治疗是指治疗要有完整的疗程和充足的剂量;彻底治疗是指经过治疗后,症状完全缓解,自知力充分恢复,获得近期痊愈的效果,并在急性期症状缓解后保证有足够的维持治疗,避免病情波动或反复发作。不少精神分裂症患者在长期的家庭维持治疗中,往往不能坚持服药,从而导致复发,极大地阻碍了精神疾病的治疗与康复,同时也给家庭照护者增添了不少的烦恼。那么,居家治疗时要如何应对患者拒绝服药的行为呢?

1. 查明患者拒绝服药的原因

发现患者拒绝服药后,要及时与患者交谈,认真听取患者的陈述,以便从患者身上寻找原因。患者拒绝服药的原因一般不外乎以下几种情况:首先,否认自己有病。有些精神分裂症患者的精神病性症状未彻底消除,因而缺乏对自身疾病的认识能力,往往会否认自己有病。其次,由于缺乏对疾病的认知、维持治疗以及预防复发的重要性的了解和重视,患者自认为病好了就没有必要再继续长期服药,有的患者害怕锥体外系副反应,如手足发抖、流涎、嗜睡等,有的患者害怕身体发胖,害怕药物导致的月经周期紊乱,尤其是青少年女性患者,对这些顾虑较多。此外,有些精神分裂症患者有被害妄想,往往认为有人要加害他,给他暗自放毒,从而拒绝服药。

2. 应对策略

应对患者的拒绝服药行为,家属的态度要温和、坚定、不粗暴、不吼叫打骂或伤害患者。劝其服药时应注意语言表达和用词,倾听患者的想法,观察患者心理活动的变化。在患者症状未完全改善、自知力恢复不全的情况下,劝说这类患者要有耐心,应反复强调维持药物治疗的重要意义和停药的复发风险。对患者提出的具体问题,一定要给予恰当的解释并安抚其情绪,必要时可请医生协助处理。对经过劝导后仍然拒绝服药者,可以采用暗中投药的方法,将药物研磨成粉末,偷偷放入患者的食物中,如豆浆、面条、米粥,让其进食,但务必注意千万不可露出破绽,以免弄巧成拙,给以后暗中投药带来更多的麻烦;也可将精神科药物放在胶囊中,让其服下,如实在没有办法,可使用长效针剂。为减少副反应的出现,应选用副反应小的抗精神病药物,即使有药物副反应,也必须与精神病发作阶段相比较,权衡利弊,副反应肯定是次要的,更何况药物副反应在精神科医生的指导下是可以选择使用安坦、心得安等药物来对抗的,也可以用一些中成药来调理女性月经周期的失调。应当明确的是,提高服药的依从性是预防精神分裂症复发的关键,切不可自行停药。

(二)坚持维持治疗

精神疾病在急性症状得到控制后,还应维持治疗较长一段时间,以防止复发。大多数精神病患者由于未能坚持维持治疗而导致疾病多次复发。因此,坚持维持治疗是家庭康复中的关键措施之一。一般说来,在急性症状被控制后,药物从治疗剂量逐渐减少到维持剂量至少要坚持服药3年。如果患者情绪波动较大,精神症状缓解不彻底,病情不稳定,维持治疗的时间则需更长,甚至相当一部分患者必须终身服药。维持治疗是精神病治疗的重要阶段,家属必须重视,确保患者坚持定时、定量正确服药。此外,在维持治疗时间内,还要注意以下几个方面:

(1)遵照医嘱服药,切忌擅自更改药物或减少剂量,更不得随便停药。

(2)定期到精神病医院门诊咨询,向医生提供患者近期的服药治疗情况,定期带患者做躯体检查、理化检查及实验室检查,尤其是血常规和肝功能,一般应2~3个月复查一次。

(3)维持治疗期间,对白天服药影响工作和日常生活者,在病情稳定的情况下,可加大夜间用药剂量,减少或者停服白天药量,在药物总剂量不变的情况下,这样做既可预防复发,又可改善夜间睡眠,还不会影响白天的学习工作和社会交往等活动。

(4)对于维持治疗剂量不太大的缓解期患者,可改用或合用长效抗精神病药物,一次用药可维持药效半个月或1个月,既方便,又有利于患者坚持用药。

(5)对于儿童精神病患者,由于其中枢神经系统功能发育不成熟,而精神科药物会对儿童的生长发育产生一定的影响,因此应适当缩短儿童精神病药物治疗的时间。但对于儿童精神分裂患者,如治疗效果不佳、反复发作、预后较差者,仍需权衡利弊,谨慎处理,不可贸然停药。

(6)对在维持服药期间出现严重毒副反应的患者,如恶性综合征、青光眼发作、白细胞急剧减少,以及有严重心、肝、肾损害者,应立即停药或更换药物。对伴有其他躯体疾病者,应全面考虑,适当减少药量或短暂停药。

(三)家庭用药的注意事项

(1)要了解常用抗精神病药物的一般常识。与第一代抗精神病药物相比,第二代抗精神病药物相对来说副作用小,患者对药物的耐受性和依从性好,对阴性症状更有效,并且能改善患者的认知功能,但价格比典型的抗精神病药物贵。

(2)家属要为精神分裂症患者保管好药物,严防发生意外。每次服药时,家属都要看着患者真正服药入口,观察3~5分钟后方可离去,以免有的患者先将药物含于口中或舌下,再偷偷吐掉,或者把每次服的药物收藏起来。对于家庭中存放药物的地方,也不能让患者知道,防止患者受精神症状支配而一次吞服大量药物而发生意外。

(3)家庭治疗必须在专科医生的指导下进行,出院时一定要按医生的嘱咐,按时、按量地帮助患者服药,再定期进行门诊复查。另外,精神科药物治疗的技术性很强,每加减一片药物,都应依据患者的病情变化来决定,家属决不能认为患者目前病情已好或担心服药后有副作用而自行停药。

(4)注意观察药物的治疗效果和作用。不同的药物对不同的精神症状有着相对的适用性,不同的药物用在不同的患者身上,疗效也会有很大的差异。

（5）随时观察药物的副作用，抗精神病药物都有一定的副作用，如氯丙嗪、奋乃静等药物常可引起手脚震颤、流涎、动作迟缓等反应（锥体外系反应）。

（6）出现以下情况时，需立即到医院进行复查：①患者病情出现波动，家属要密切注意患者病情复发的征兆（最先出现失眠、注意力不集中、发呆），如出现上述情况，应及时调整治疗方案，以阻止病情复发。②患者出现较重的药物副作用，如急性肌张力障碍，导致患者眼睛上翻、头颈歪斜，严重的会因导致吞咽困难而出现意外。③身上出现皮疹，应及时去医院复查。④患者若出现其他家属解决不了的异常情况，也应尽快到医院复诊。

（7）家庭用药的贮藏与保管：具体如下。

1）分门别类，做好标记：应将抗精神病药物与其他常用药物分开存放；对原包装完好的药物，可以原封不动的保存；对未服完的散装药，应按类分开，并贴上醒目的标签，注明开封日期、药品名称、用法和用量。此外，因抗精神病药物大多是化学制剂，阳光中的紫外线可加速药物变质，遇光后，会使药物的颜色加深，降低药效，甚至可产生对人体有害的有毒物质，故存放时应注意避光。

2）密封：由于空气中的氧气能使药物氧化变质，因此无论哪种抗精神病药物，用后一定要塞好棉花团或盖严瓶盖，以防药物氧化变质，失去效用。

3）保持干燥：有些有糖衣的精神病药物极易吸收空气中的水分，受潮后极易变质，如苯妥英钠、氯丙嗪等吸潮后会缓慢溶解，从而失去效用。

4）定期更换：任何药物，即使完全按照避光、干燥、密封、阴凉的要求存放，也会因过期而失效。因此，要定期对家庭备用的抗精神病药物进行检查，一般口服抗精神病药物密封完好的，可存放 2 年左右；对于有生产日期和有效期的针剂，可按照说明进行对照检查；对未标明生产日期或有效期的药物和散装的药物，要从外观上判断药物是否已失效，失效后应及时更换。

（8）对抗精神病药物不良反应的观察：在明确药物疗效的同时，对药物可能产生的不良反应，也要有足够的了解和重视，从而达到合理用药和安全有效的目的。一般来说，常用剂量的抗精神病药物的不良反应不太明显，在大剂量（如氯丙嗪的用量大约是每天 200mg，也有的用到 600~800mg）、长时间（精神病患者常需要维持用药数月或数年）用药后，不良反应会逐渐出现。由于每个人的生理特征不同，药物进入不同个体，其吸收、分布、利用、排泄、贮存的效果也会不同，究竟用到多大剂量、多长时间才会出现明显的不良反应，对每一个患者来说没有统一具体的标准，一般需要家属和医生在患者服用药物后仔细观察并分析患者出现的症状，方可做出正确的判断。

1）出现精神症状（这里所讲的精神症状不是患者原有的精神症状）：可有嗜睡、多梦、疲倦、头晕、呆滞、忧郁、木僵状态或意识模糊、兴奋躁动等。

2）锥体外系副反应：患者出现面容呆板、缺乏表情、口中流涎、言语不利、吞咽受阻、动作笨拙、肌肉僵硬、肌张力增高，以及面部、舌、颈有大幅度的怪异动作（如颈歪斜、头颈向一侧不由自主地来回转动、静坐不能或难以安静、心神不宁、烦躁不安）。

3）变态反应：①药物性皮疹，常发生在双手和面颈部，严重者可波及全身；②药物因抑制骨髓的造血功能而导致粒细胞减少；③阻塞性黄疸或无黄疸型血清谷丙转氨酶升高,引起肝脏损害,患者常伴有恶心、食欲不振、腹胀腹泻等消化系统的症状。

4)自主神经功能紊乱:最常见的是血压下降,可发生直立性低血压,表现为突然站立或起身时出现大脑短暂供血不足而头晕、眼前发黑,甚至昏倒在地等现象;同时,患者还可伴有口干、心跳加快、视物模糊、便秘、排尿不畅等表现。

(四)抗精神病药物副反应的家庭防治措施

临床上,抗精神病药物对治疗精神疾病的疗效确切,但诸多的副反应令很多患者望而生畏,不少家属对此也极为关注。患者在家庭中服用抗精神病药物时,可适当采取一些措施来避免或减轻其不良反应的发生。

1. 掌握好药物剂量

治疗精神疾病并非剂量越大效果就越好,一般应从小剂量开始,以能够控制精神症状的最恰到好处的剂量为限度,而且精神病药物大多数具有成瘾性,长期大剂量应用容易成瘾,因此可适当减小剂量,会达到理想的治疗效果。

2. 适当选用中药制剂

如果中医药能够获得和西药大致相同的治疗效果,就尽量选用中药制剂,也可采取中西药联合使用。中医药治疗的优点在于对精神病可以辨证施治,标本兼顾。

3. 换用替代药物

对于长期用药者,最好是在一种药物使用一段时间后,改用同类的另一种药物进行替代,代用一段时间后,再恢复用原来的药物,以减少长期用药后药物在机体的组织器官中蓄积,特别是在肝内的蓄积。但药物替代必须慎重,一般在患者服药后出现严重副反应或由于病情特殊需要时,才考虑使用替代药物。

(五)抗精神病药物中毒的家庭救治

抗精神病药物的种类繁多,加上用药者身体条件各异,精神症状的表现复杂多变,患者可在幻觉、妄想、抑郁情绪的影响或支配下吞服大量药物,导致抗精神病药物中毒,亦有少数患者为误服导致的药物中毒。由于所服用的药物不同,因此中毒表现各异,及时发现并处理最为关键。

1. 抗精神病药物中毒的常见表现

(1)神经系统症状:患者可表现为口唇及全身麻木、眩晕、无力、视物不清、心烦意乱,甚者可出现四肢发抖、嗜睡、感觉迟钝或消失等。能引起这些毒性反应的药物有巴比妥类、苯二氮䓬类、抗癫痫药(如苯妥英钠)、抗精神病药(如氯丙嗪、甲硫哌啶)等。

(2)消化系统症状:患者可有胃部不适、恶心呕吐、腹痛腹泻、肝区疼痛等。常见的锂盐中毒可引起消化系统毒性反应,利血平等也可引起类似反应。

(3)循环系统症状:患者可有心跳加快、全身皮肤发青、面色苍白、手足发凉、血压下降、心慌气短、脉搏微弱、尿量减少等表现。能引起这些毒性反应的药物有氯丙嗪、氯氮平、泰尔登等。

(4)某些药物的急性中毒还具有特定的"先兆表现",如氯丙嗪、利血平中毒,可出现瞳孔缩小;而三环类抗抑郁药(如丙咪嗪、阿米替林、多虑平、苯妥英钠、水合氯醛等)中毒时,会出现瞳孔扩大。单胺类氧化酶抑制药中毒时,多数患者会表现为高热和血压升高,仅极少数患者会出现低血压;而氯丙嗪、氯氮平、巴比妥类药物中毒时,则会出现低温和血压下降等表现。

2. 应对策略

在家庭治疗服药期间,患者突然出现意识障碍或发生以上中毒情况时,首先要找出中毒药物,了解中毒者的服药情况,或从患者的衣物及其周围搜寻残余药物及药瓶、药袋等,尽快查对药物的品种及其剂量,检查患者的中毒表现,保留中毒者的呕吐物、排泄物,以便化验判明中毒的成分。

家庭中的简单急救措施:发生药物中毒时,可采用催吐的方法,一般适用于中毒的4~6小时之内,意识略清醒或能配合的患者,发现愈早,救治的效果愈好。具体方法如下:催吐,可用手指、筷子等刺激咽后壁或舌根部,也可采用药物催吐,如用白矾3~5g,以开水冲调,温服,可刺激咽部而发生呕吐;也可口服1:2000高锰酸钾溶液200~300mL,以刺激胃黏膜而引起呕吐。但须注意的是,催吐要反复进行,直至将胃内药物吐净;在呕吐时,中毒者应取头低位,以防呕吐物误入气管;对于已发生昏迷的患者或伴有严重的消化道疾病(如消化性溃疡、食管静脉曲张)的患者,不宜催吐,以免发生意外;孕妇也应慎用催吐的方法。

洗胃的方法可用于发生中毒的6小时内,一般可用温开水、温肥皂水,有条件者可用0.02%~0.05%高锰酸钾溶液或0.2%~0.5%活性炭悬液等;洗胃要彻底,直到洗出的水澄清而没特殊气味;发生昏迷者,可用鼻饲管进行洗胃;对于休克患者,应先将其送医院抢救。

需要提醒的是,无论催吐、洗胃效果如何,这些方法只能减少或阻止毒物继续危害人体,要获得彻底、安全的效果,还应及时送医院进行进一步的抢救治疗,想方设法地促进药物的排泄。只有这样,中毒患者或许才能转危为安,脱离险境。

五、预防精神衰退的康复护理

研究表明,精神疾患给人带来的致残(如工作能力丧失、生活自理困难、脱离社会等)程度要明显高于其他躯体疾病所致的残疾。面对这一严峻挑战,许多国家再次把精神康复由单一的医院康复转变为医院康复与家庭、社会康复相结合,重视患者的社会功能、生活能力及家庭环境等因素对患者预后的影响,以稳定和提高患者的康复水平。精神康复就是尽量消除精神障碍,最大限度地恢复患者的精神功能,延缓患者的精神衰退,以减少和阻止精神残疾的发生。那么,如何有效地预防患者的精神衰退呢?

1. 鼓励患者积极参与社会活动

人们常发现,不少家庭中一旦有人得了精神病,一家人就全围着患者转。传统观念认为,亲人照顾患者应该是体贴入微、关怀备至,把患者当作婴儿一样看护,事无大小,一律由家人代办,好像这样做才对得起患者,其实这种做法是错误的。社会活动不但能激发机体内抗病的免疫机制,刺激人体的自然抗病力,还可以帮助患者消除不良情绪,解除紧张状态,松弛身心,消除疲劳,改善患者的人际交往,拓展其日常生活视野,增进其身心的健康发展。康复阶段的患者和正常人一样,渴望工作,热爱生活,如何顺利地度过康复期,只有靠坚定的信念和长期的维持治疗,才能达到让精神病患者回归社会、重返工作岗位这一目标。如果患者在家中事事都由别人代劳,就等于剥夺了患者自我动员机体内的潜能和抗病能力的良好时机,会强化患者的失落感和对未来产生危机感,并使他们对精神疾病的治疗与康复产生怀疑,甚至丧失信心,对其预后也极为有害。经常让患者走出家门,保持其与亲朋好友的往来,参与社会群体生活,并多与陌生人交谈,给大脑提供新知识、新信息,积极参加娱乐活动(如爬山、游泳、打太极拳、看戏、下棋、养鸟、种花、钓鱼、植树等),均可调剂生活,保持患者的身心愉悦。家属要尽量说服、引导患者多参加一些有益的休闲活动,帮助他们走出狭窄的生活空间,使其生活得更充实和富有情趣。

2. 鼓励患者勤思考、爱劳动

多思考、勤用脑有利于大脑思维能力的提高;热爱生活,保持心情舒畅,处处以乐观向上的积极态度对待人生;坚持学习,多读书,多看报,将日常生活中的琐碎事情都记录下来,坚持不断,可对大脑功能的改善有良好的促进作用。

鼓励患者多参与整理家务、做饭、清洁卫生等家庭劳动,对帮助并提升患者的日常自我管理能力有非常重要的作用。

3. 发现并及时表扬患者的优点

信心是人生中重要的精神支柱,是人们行为的内在动力,只有自信,才能使人自强不息、奋发向上、努力工作,并为社会做出贡献。同样,自信也是精神病患者康复的基础。

康复阶段中的精神病患者常常缺乏自信,对自己的前途和未来消极悲观、意志低沉、信心不足,面对各种工作、生活压力,常显得茫然无措,这是精神病患者康复阶段中一个不容忽视的问题,务必引起重视,否则会有碍于精神病患者的康复。因此,家属应注重帮助患者正确认识自我,积极、主动、自强不息,勇于同命运抗争,发现患者的优势,发掘其潜能,调动其回归社会的主观能动性和积极性。

(1)在与患者的日常相处和交流中,家人要善于发现患者的优点,对于患者哪怕是非常微小的一点点进步,或者是积极的努力、对事情的分析、主动表达或交流,都应及时指出并真诚地给予表扬,这会让患者感觉到自己在家中是有地位的,会受到亲密的家人的支持、尊重和接纳。

(2)家属在表扬患者的时候,一定要具体、明确,说明表扬的原因,比如患者今天早上主动起床洗漱、整理床单位,帮助打扫家里的卫生,帮助买菜、购物,主动说出这些天自己的感受,或者说出自己住院期间的想法,主动照管家人,等等。除了精神层面的表扬外,也可以给予一些物质性的鼓励,但需要注意的是,对于物质性的鼓励,每次的量一定要少,不能一次给予较大的物质鼓励。受到表扬的患者,会更积极主动、更有信心地参与到家庭生活中去,内心充满了强大的动力。

六、家庭基本康复护理

精神分裂症是一种常见的慢性精神疾病,且有反复发作的倾向,在疾病恢复期,家属做好相关的家庭护理对患者的康复至关重要。

精神分裂症患者经过系统的治疗,症状得到改善或消失后,转入康复期,在生活与社会功能基本或接近恢复正常的情况下,其家庭成员若给予患者适当的引导和帮助,合理安排好患者的日常生活,使其养成有规律的生活、饮食习惯,可以有效地预防疾病的复发。

(一)衣着

康复期的精神分裂症患者不耐寒热,气候稍有变化,其情绪就会出现波动。此时,家人须给予患者适当的照顾,根据季节交替,及时为患者更换被褥,做到冬暖夏凉,使患者免受寒热之苦;还应保持患者卧室内的光线充足、空气流通,室内温度相对稳定,环境干燥,平整舒适。家属还要根据气候变化及时协助患者增减衣物,盛夏酷暑时节,室外温度太高,家属应叮嘱患者不宜外出,若需外出锻炼,可选择早晨、傍晚时外出活动;冬季天气寒冷,应叮嘱患者要注意脚的保暖,宜早穿棉鞋,并注意预防感冒。

(二)规律作息

家属应加强对患者的看护,合理安排患者的作息时间,促进患者养成良好的作息习惯,并训练患者每天自觉按时就寝、起床、刷牙、洗脸、梳头、修剪指甲等。

(三)慎重出行

患者若出门或探亲访友时,最好不要选在炎热的夏季或秋末冬初之时。另外,气温不稳定、忽冷忽热之际,患者也不宜外出;节假日期间,人流量大的地方、娱乐场所、影院等也不宜前往。严格来说,康复期间的患者不宜做远途旅行,如乘坐飞机和火车容易出现过度疲劳、睡眠不充足、情绪不稳定等,这些因素都可诱发精神症状的波动。若非远行不可者,应有家人陪同,沿途做好照护,并在维持用药的同时,适当加服一些镇静剂。

(四)适度运动

在家庭中的康复患者,可根据自己的具体状况,选择一两项有氧运动,以促进血液循环,帮助氧气及营养物质随血液输送到全身各个脏器,促进代谢废物的排出,这样才能增强全身各脏器的生理功能,提高患者的免疫力。

(五)合理饮食

现代生理学认为,食欲是调节饮食的重要因素,食欲的好坏除和饥饿感有关外,还与味觉、视觉、嗅觉的刺激,以及胃液的分泌和精神因素有关。生理学家已证明,下丘脑存在着"食欲调节器",它能对人体内血液中的葡萄糖水平产生反应,在血糖下降时就会饥饿,从而有进食的需求。由此可见,饮食是人类赖以生存的最基本的条件,也是人的一种本能。临床上,精神症状常可引起患者对饮食产生各种不正常的反应,不仅可直接影响患者的躯体健康,同时也关系到精神疾病治疗的实施和营养的摄取。精神障碍患者的饮食障碍在临床上的表现主要为拒食。例如,受幻觉支配,患者会听到声音或看到什么方式阻止他进食;尝到或闻到食物中有怪味,不敢进食;忙于和幻觉中的声音对话,顾不上进食;有被害妄想的患者怕食物中有毒而拒绝进食;情绪忧郁,感觉饮食无味,吃不下;或有自杀企图,以拒食达到饿死的愿望;情绪激动及兴奋躁动的患者会感觉不到饥饿或忙于自己的事情,无暇或不安心进食;木僵或违拗的患者,不食不动,或给予饮食时表现为拒食;患者受牵连观念的影响,认为别人有意指使他不吃,或吃了以后将使某人遭到不幸或带来灾难;有罪恶妄想的患者,认为自己有罪,不应该进食或不配吃好的食物,亦可通过拒食来加以自我惩罚。若拒食时间较长,患者往往会出现身体衰弱、精神差、营养不良等。长时间拒食的精神病患者,在刚恢复进食后会吃得较多,经过一段时间后可恢复正常。家属一定要掌握患者的具体情况,合理安排患者的日常饮食。

1. 饮食习惯

科学饮食很重要,一些不良的饮食习惯和环境会对患者的进食产生影响。例如,边进食边看电视,思虑过多,以及环境污秽、嘈杂等,都会使患者降低食欲、减少消化液的分泌,导致患者食不知味。家属应叮嘱患者吃饭要定量、定时,不要暴饮暴食或饥一顿饱一顿,克服吃零食和偏食的习惯,只有多样化的进食能均衡体内的营养,有利于消化吸收,保证其躯体健康。此外,咖啡、浓茶不但会影响抗精神病药物的疗效,还会产生刺激作用,使患者出现头痛或失眠,导致情绪波动,故均应避免饮用。

饮食应做好"三减三健",即减盐、减油、减糖,健康体重、健康口腔、健康骨骼。对于康复期的精神分裂症患者,饮食宜清淡,少吃熏制或腌制的食品,多吃一些新鲜蔬菜、水果,以及豆制品、海产品等含有丰富维生素及矿物质的食物,并合理搭配一些含碳水化合物、蛋白质和脂肪的食物(减少动物脂肪的摄入),总之要做到不偏食、不挑食,保持饮食规律。一般可以根据患者的精神状态来选择食物、水果及粗粮制品。例如,摄入适量的维生素对心情沮丧、抑郁情绪有较好的疗效;土豆、蔬菜能够使人心情愉悦;鸡肉、虾贝类、蛋、奶等含丰富蛋白质的食物有提神醒脑的作用;食物中的碳水化合物可以使人镇静和缓解困乏;苦瓜、苦菜等苦味食物可以使人从紧张的心理状态下松弛下来,并有助于消除疲劳,具有良好的调节神经、清心除烦作用。

2. 滥用补药有害无益

在日常生活中,确实有不少人迷信补药,一些康复中的精神病患者也对此津津乐道,可实际上大多事与愿违,滥用补药不仅浪费金钱,还妨碍了抗精神病药物的维持治疗。补药中的主要原料,如人参、西洋参、鹿茸、灵芝、枸杞子、阿胶、云苓、鳖、龟、蛇、乌鸡、乳鸽、红枣、桂圆、黑米、香菇等,其本质都是这些食物及其所含的营养素,其种类繁多、功效各异,不是所有的患者都适合食用,而处在康复阶段的精神病患者,一般无须食用这些滋补剂。

3. 禁酒禁烟

众所周知,吸烟、饮酒危害甚多。在精神分裂症的康复阶段,患者若出现大量吸烟、饮酒的行为,经常会因此而导致疾病的复发。为避免类似情况发生,使患者顺利康复,应严格禁止患者饮酒、吸烟,家人要坚决做好监督管理工作,以促进精神病患者的完全康复。

(六)便秘的家庭护理

临床观察发现,某些抗精神病药物(如奋乃静、维思通)大剂量、长时间服用后,会使年老体弱且活动较少的患者出现便秘,患者为此苦恼不已。长期便秘会产生有害物质,被吸收到体内,可引起头晕乏力、精神淡漠、食欲减退、心烦、失眠,有时还会影响患者的康复,出现情绪反常或精神症状波动。

患者家属须密切观察患者的排便情况,一旦发现患者出现两天以上未解大便的情况,应给予患者缓泻剂(如开塞露),也可以用一些中成药(如麻仁丸),或者用沸水冲泡生大黄 6～9g、番泻叶 9～12g(效果比较好,但在排便后要停止使用,以免造成腹泻等肠道紊乱)。需要注意的是,对于抗精神病药物所致的便秘,不能单靠泻药,既需要通过调整药物来改善患者的症状,也要注意加强对患者的生活、饮食和排便的管理,让患者养成定时排便的习惯,还要鼓励患者多吃一些富含纤维素的青菜和水果。此外,对活动量少的患者,应经常督促他们做一些简单的运动,以促进排便。

(七)睡眠护理

从医学心理学角度来说,睡眠对人体具有保护性,可使大脑得到充分的休息,还可使人体生理功能恢复、疲劳消除。长期失眠的患者会出现全身乏力、头晕、耳鸣、复视、注意力不集中、记忆力下降、情绪不稳定、定向力障碍等表现。

很多精神疾病(尤其是精神分裂症、情感性精神疾病、神经症)都伴有失眠症状,患者可出现入睡困难、早醒、睡眠时间倒错、无睡眠感、夜惊、睡行症等表现。这些患者一般经过有效的治疗,随着精神症状的消失,睡眠时间会逐渐增多,因而在家庭康复护理中的精神病患者,其睡眠质量的好坏也是判断病情稳定与否的一个重要指标。

针对精神分裂症患者的睡眠障碍问题,先要给他们制订一个规律的作息制度,避免白天长期卧床休息,从而影响夜间的睡眠,白天以鼓励患者多参加各种有益于身体功能的活动为主,晚上按时休息,确保患者的睡眠质量;对于入睡困难者,可以让精神科医生及时为患者调整药物,以促进其睡眠。有些精神病患者早晨迟迟不愿起床,即使经过督促起床后,不是诉说头昏脑涨,就是表现得精神萎靡、倦怠无力,对此,有的家属则任其自然、迁就患者,使得一些患者躺在床上迟迟不起,连早餐都不吃,甚至一天睡十余小时,终日吃吃睡睡、无所事事,其实这种做法是非常错误的,不仅会严重影响精神疾病的康复,还会危害患者的躯体健康。睡眠过多,超过了正常睡眠时间,会使人体健康受到损害。人在睡眠时,呼吸节律减慢,血液中的二氧化碳逐渐增多,如果每天睡眠在 10 小时以上,血液中蓄积的二氧化碳就会变成体内的麻醉剂,引起血液循环不畅,使大脑出现供氧不足和营养缺乏,体内代谢废物及毒素也不能及时排出,就可使人感到头昏乏力、精神萎靡、食欲减退,除可导致免疫力降低外,还容易使人发胖。清晨倦怠而睡眠过多,还会使大脑皮质抑制过久而兴奋性降低,这时候如果不加以正确引导,帮助患者克服清晨倦怠或纠正睡懒觉的习惯,患者就会逐渐意志消沉,依赖心理增强,脱离现实生活,严重影响精神疾病的彻底康复。对精神分裂症患者来说,由于会服用一定剂量的抗精神病药物,使大脑受到一定的抑制,精神活动相应地也会有所减弱,如果经常改变睡眠和起床时间,将会使体内的“生物钟”受到影响,以至于早晨思睡,难有头脑清新的感觉。对于此类精神分裂症患者,家属要帮助其养成规律的睡眠习惯,定时入睡,定时起床,以保证患者有充足的睡眠。此外,家属还可通过以下几种方式来改善或促进患者的睡眠。

1. 早上让阳光能照进卧室

黎明的晨曦是天然的起床信号。早上让阳光能照进卧室,可以促进患者尽快起床。清晨起床后,可以让患者到户外活动一下身体,一般在户外停留 15 分钟,即可使身体进入白天正常的节律。

2. 适度锻炼

晨起锻炼不仅能够升高体温,还可以提高心肌收缩力,增加血液循环,使脑组织供氧充足,驱除昏沉困乏之感,同时也可有效地预防精神药物对脑组织的影响和造成的干扰。晨起锻炼宜轻松、适度,如散步、打太极拳等,轻柔地伸展一下四肢,锻炼的时长以不超过 60 分钟为宜。

3. 醒来后积极思考

早晨醒来后,可让患者在床上先做 15 分钟的冥想,再去积极思考与自己工作、学习、生活有关的问题,强化大脑的记忆,促使大脑进入清醒状态。

4. 让生活变得有意义

叮嘱患者每天至少阅读一份报纸,并能说出一两件新闻时事;每天主动做一些力所能及的事,并保质保量完成规定的工序。

七、暴力行为的评估和应对

(一)精神疾病暴力行为的风险评估

1. 暴力行为危险性的评估

暴力行为危险性指个体存在实施危险行为的倾向。

(1)只有极少数精神疾病患者在特定情况下才可能有潜在暴力风险。

(2)酗酒和吸毒等物质滥用导致的暴力风险大大高于精神疾病所致者。

(3)对于暴力行为的发生率,精神分裂症患者一般会低于抑郁症或双相障碍患者。

对精神分裂症患者的暴力风险评估,详见表 7 - 3。

表7-3 攻击或暴力风险评估要点

评估要点	具体表现
既往暴力行为	既往发生暴力行为的次数越多,则风险越高;了解既往暴力行为是在何种情况下发生的
物质滥用	合并酒精依赖、吸毒等物质滥用者的攻击或暴力风险较高
年龄	35岁以下男性患者风险较高,但不可孤立看待这一点,需结合其他风险评估结果综合判断
诱发因素	收集信息,尽量找出可能诱发攻击或暴力行为的现实因素
潜在攻击目标	有无攻击计划和企图,可能的目标是谁,是否扬言要伤害某人
妄想对象	明确被害妄想等偏执型妄想有无暴力内容,有无明确对象,这些与患者的攻击性有无联系,患者是否认为有必要发动攻击行为
命令性幻听	命令性幻听的内容是否有攻击或暴力色彩,指向哪些对象,幻听对患者行为的支配程度如何
愤怒和挫败感	愤怒和挫败感会加重紧张心态,通过察言观色,了解患者如何表达、管理和控制这些不良情绪
躁狂发作	急性躁狂发作患者的情绪激惹性可能增高,受到限制和约束时较易发生攻击或暴力行为
抑郁发作	绝望感可能引发攻击行为,极少数严重消极的患者可能有扩大性自杀的风险,如有意先杀死子女或其他家人后自杀

2. 暴力行为危险性评级方法和分类

(1)对所有患者进行危险性评级(0~5级)的方法如下。

0级:无以下1~5级中的任何行为。

1级:口头威胁、喊叫,但没有打砸行为。

2级:有打砸行为,局限在家中,针对财物;能劝说制止。

3级:有明显打砸行为,不分场合,针对财物;不能接受劝说而停止。

4级:有持续的打砸行为,不分场合,针对财物或人;不能接受劝说而停止;包括自伤、自杀。

5级:有持械针对人的任何暴力行为,或者纵火、爆炸等行为,无论在家中还是公共场合。

(2)暴力行为的分类:具体如下。

1)病情稳定:危险性为0级,且精神症状基本消失,自知力基本恢复,社会功能处于一般或良好状态,无严重药物不良反应,躯体疾病稳定,无其他异常,继续执行上级医院制订的治疗方案,3个月时随访。

2)病情基本稳定:危险性为1~2级,或精神症状、自知力、社会功能状况至少有一方面较差。应先判断是病情波动或药物疗效不佳,还是伴有药物不良反应或躯体症状恶化;分别采取在规定剂量范围内调整当前药物剂量和查找原因,调整对症治疗的措施,必要时与患者原主管医生取得联系,或在精神专科医师指导下治疗,经初步处理后观察2周,若情况趋于稳定,可维持目前治疗方案,3个月时随访;若初步处理无效,则建议转介到上级医院,2周内随访转诊情况。

3)病情不稳定:危险性为3~5级或精神症状明显、自知力缺乏、有急性药物不良反应或严重躯体疾病。经对症处理后,立即转介到上级医院。必要时,可报告当地公安部门,以协助送院治疗。对于未住院的患者,需在精神专科医师、居委会人员、民警的共同协助下,2周内随访。

(二)暴力攻击行为的家庭防范和应对

精神疾病患者是产生暴力行为的主要危险人群,他们的暴力行为可能发生在家庭、社区、医院等。尽管精神病患者的暴力行为发生广泛、形式多样,但只要认识了它的发生规律,掌握了控制暴力行为的技巧,精神障碍患者的暴力行为是可以防范并能有效控制的。由于精神疾病暴力行为的防范,直接关系到精神病患者和家属的安全,因此作为精神障碍患者的家属,必须掌握暴力行为的防范技能。

(1)环境和物品的安全管理:①家庭环境的安全。家庭环境整洁,光线充足,温度适宜,空气流通;物品摆放有序,位置固定,方便取放;有条件的家庭还可安装特别的防爆玻璃,以防患者冲动时造成损伤;室内物品应陈设简单、方便、适用,色彩宜柔和;墙上无钉子、拉绳等危险物品。②家中的危险物品必须妥善放置,严格管理,严防患者窃取而用作自伤、伤人的工具;家中的危险品,如体温计、刀、剪、绳及保护带等,应由家属定点放置、妥善保管,必要时加锁;家属如发现患者身上携带任何刀、剪子等利器时,要及时想办法把危险品从患者身上取走,防止发生意外。③室外环境的安全。家属陪同患者外出活动时,务必要提前查看活动场所是否有危险物品(如玻璃、酒瓶、锐利物品),应及时将这些危险物品进行清理,以保证环境安全。

(2)暴力行为发生前的家庭防范策略:①高度警惕。精神分裂症患者在幻觉、妄想的支配下,容易发生暴力行为,暴力行为可在瞬间发生,因此有必要一直注意观察你认为可能有潜在危险倾向的患者,但要避免与患者直接目光对视,家属不要走在患者(潜在攻击者)的前面,并且要站在其拳头或所持武器可触及的距离以外,在任何时候都要考虑个人安全。②观察暴力行为的征兆。精神分裂症患者暴力行为发生前会有一些迹象,如情绪激动、坐立不安、频繁走动、拍打桌子或其他家具、扔东西、紧握拳头、戳手指或推搡、明显的脸部肌肉紧张、眼睛对峙、大声叫喊、言语攻击和挑衅行为、不平常或不协调的行为、脾气改变(如由安静转为躁动或由躁动转为安静)。

(3)暴力行为发生时的紧急处理:一旦患者出现明显的攻击行为,应立即采取下列措施。

1)保持镇定、冷静:面部表情保持自然、放松,与患者保持适当距离(1m以上),侧身面对患者;避免站在角落位置或贴墙站,不可使患者位于出口之处或堵塞撤退之路;应避免与患者产生正面冲突,不要试图以武力控制患者;若给予患者时间平复情绪,事情反而比较容易解决。

2)恰当运用语言技巧,缓和紧张氛围:当患者有攻击他人或破坏物品等暴力行为出现时,要尽快控制场面。在有条件的情况下,给患者提供适当的点心或饮料(最好是冷饮料,这样不会在被扔出来时造成烫伤),以表达愿意与其友好合作的态度;以简单、清楚、坚定、果断的语言提醒患者暴力行为的后果,以制止患者的暴力行为;鼓励和指导患者用言语表达其痛苦、愤怒等情绪,并允许其有机会宣泄不满,向患者指出哪些是不适宜的行为,如攻击他人或伤害自己等;可反复向患者表明"你现在的心情我非常理解,你需要什么帮助我会尽力帮你,你的冲动行为只能伤害自己和他人,不会解决任何问题";对患者的过激语言和非攻击性的肢体行为,切勿过度反应;与患者接触时要避免与患者进行争辩,不要对其恐吓或威胁,否则会激化患者的情绪;可以使用开放式的问题,如怎么、何时、为何、什么等,引导患者把自己内心的想法表达出来,注意倾听对方的感受,协助对方把问题正常化,反馈对方的情绪和理解其语言中的信息,致歉患者提出的不足之处,接受患者批评的合理部分。

3)寻求外部资源,协助控制暴力行为:当对患者的暴力行为以劝说诱导等非强制性的方法不能奏效时,为降低危害程度,应该想办法呼叫警察、保安、邻居、社区等外部力量,以共同应对患者的暴力行为;乘其不备,快速取走危险物品,将危险物品放在安全的地方,并向患者解释,此物品是暂时保管,以后归还,以取得患者的信任;如果无法立即获得外部力量的帮助,要充分利用周围的物体和家具作为遮挡,寻求机会,设法尽快脱身逃离。

4)约束患者:在多方协助下,可将患者转移到隔离而安静的房间(隔离房或保护室),保护并约束患者的身体。在进行身体保护时,常常会引起患者的不安和反抗,因此在保护过程中应持续与患者谈话,以缓和的语气告知其执行约束的目的和时间。

第三节　精神分裂症的家庭干预

一、实施家庭干预的相关问题

1. 干预时长

对精神分裂症患者的干预研究普遍认为,对患者实施的家庭干预至少应持续6个月。Pitschel等人的Meta分析显示,小于3个月的家庭干预和长于9个月的家庭干预,两者的平均作用强度分别为0.14和0.30,提示长期干预优于短期干预。适度的干预时限应取决于干预目标,为预防复发和改善患者的社会功能,家庭干预应至少应持续9个月,短期干预可能对态度、关系质量以及对疾病的认识产生影响。

2. 适用对象

有研究者提出,不管是否有家庭问题存在,对所有精神分裂症患者的家庭都需进行家庭干预。疾病时相、家庭和患者的生活周期及文化背景等因素都会影响家庭干预的效果。Rund 等人(1992)认为,病理症状越丰富,家庭干预后的收益越多;针对患病早期的研究显示,家庭干预能降低复发率。Tells 等人强调文化的重要性,注重家庭干预与文化的吻合。

3. 干预目标

20 世纪 90 年代以前,家庭干预主要是针对疾病常识、治疗依从性、情感表达及预防复发而开展,多数干预由研究者实施,从而使受益人数受限。后来,家庭干预的目标扩大,把提升患者的自知力、改善患者的社会功能及生活质量纳入了研究范围,其目的是使患者在多方面受益,并有学者在日常工作中开展了家庭干预。Dixon 等人认为,除针对复发等问题外,干预研究的重点应包括患者的家庭功能和生活质量的提升。

4. 实施现状

抗精神病药物对患者的社会功能、复发率及依从性等方面的效果难以令人满意,而家庭干预可以弥补其不足。目前使用的家庭干预模式有心理教育性家庭干预和行为模式的家庭干预等。世界精神分裂症联合会的观点是,精神分裂症患者家庭成员的病耻感、轻视家庭干预、干预的多样性、职业训练不足、费用问题及一些精神卫生机构的设置障碍等,均会阻碍家庭干预的实施。多数研究显示,家庭干预能比较有效地降低精神分裂症患者的复发率,并能减轻家庭的负担和改善家庭成员对患者的态度,有可能会改善患者的社会功能。在实践中,应注意跨文化的适用性,干预时限至少要持续 9 个月,治疗目标应使患者从多方面受益。

二、家庭干预对复发率的影响

Dixon 认为,对于精神分裂症患者来说,成功的家庭干预应包括以下特征:①把精神分裂症视为疾病;②家庭治疗作为治疗方案的一个组成部分,至少要配合抗精神病药物治疗;③把家庭成员当作来访者,而非患病者;④注重干预的结果;⑤不把家庭功能性失调视为关键性病因;⑥有个人创意和职业认可。

有研究得出结论,家庭干预虽不能预防精神分裂症,但至少能延迟其复发。Pithcel 对 25 项临床研究进行 Meta 分析后发现,家庭干预能把精神分裂症的一年复发率降低为 20%,如果干预时间持续 8 个月以上,其效果会更加显著,认为合用家庭干预比单纯的抗精神病药物治疗更有效。我国国内的研究结果发现,在农村的家庭干预或随访研究均显示家庭干预能明显降低精神分裂症的复发率。然而,Buchkremer 和 Szmukler 未发现家庭干预组与对照组在降低复发率方面的差异;Linszen 等人的研究结论是,家庭干预能降低复发率可能存在抽样方面的影响。针对一些不一致的研究结果,有学者认为其原因是研究者判断复发的方式不一样,常使用再入院率及症状、超过一定的严重程度来判断是否复发,复发的临床标准不一,在研究中使用的评定量表也不一样,精神分裂症的病程本身就有波动性,区分是否复发带有人为因素,可能掩盖了患者之间的巨大差异,复发的患者常在研究过程中脱失,长期随访时更加明显。

三、家庭干预对精神症状的影响

Fialon 等人最早使用再入院率来评定家庭干预对患者精神病理引起的变化,9 个月时,试验组和对照组患者的再入院率分别为 56%、22% ;2 年后,试验组和对照组患者的再入院率分别为 67% 和 2%。国内学者丁陆利等人对初次发病的精神分裂症患者分阶段地进行了家庭干预,并使用 BPRS 量表来评定患者精神症状的变化,9 个月和 1 年后,研究组 BPRS 减分与对照组 BPRS 减分相比有显著差异。Buchkremer 等人(1991)和 De Giacomo 等人(1997)的研究显示,家庭干预对总体病理症状只有中等程度的影响,平均作用强度分别为 0.34 和 0.038。在其他学者的相关研究中,由于脱落率高或选择偏差而出现了研究结果不一致,目前还不清楚家庭干预对患者精神症状的影响状况。

四、家庭干预对患者社会功能的影响

国内赵宝龙等人采用功能缺陷评定量表(DAS)评估家庭干预对精神分裂症患者社会功能的影响,入组前干预组和对照组 DSA 的总分分别为(21.07 ± 10.10)和(19.39 ± 12.60),两年后分别为(12.87 ± 8.56)和(17.73 ± 11.07),两组有明显差异,且干预组的患者复工率明显增加。张明圆等人和 Spiegel(1987)的研究均提示,家庭干预能明显改善患者的社会功能(平均作用强度分别为 1.43 和 0.54)。因为张明圆等人仅评估了非再次入院者,Spiegel 使用了自评量表,有学者对他们测量的效度提出了质疑。Xiong 等人(1994)的研究显示,家庭干预能增高复工率(平均作用强度为 0.64),McFarlane 等人对其系列研究随访了 16 个月,发现家庭干预组的就业率比对照组的就业率明显增高。

五、家庭干预对家庭负担和态度的影响

Berglund 等人专门研究了家庭干预导致的家庭负担和态度的改变,共选择了 31 个患有精神分裂症或分裂情感的家庭,14 个家庭作为对照组,干预一年后评价,干预组(行为模式的家庭干预)的自评家庭负担指数比非干预组显著减少,看护者对患者的态度更加积极,干预组一年后仅 1 例复发,而非干预组有 23 例复发,且干预组的用药量比对照组的用药量显著降低。Falloon 和 Pederson(1985)在他们开展行为模式的家庭干预期间,对患者的家庭成员进行了详细观察,发现家庭干预能明显降低由于患者功能缺陷和行为紊乱而给家人造成的痛苦(平均作用强度为 1.58)。冉茂盛等人在我国农村进行了家庭干预,发现干预组家属比对照组家属对疾病的认识水平有所提高,对患者的照管态度也有明显改善。赵宝龙等人的研究发现,家庭干预能在一定程度上改善患者家庭的经济拮据状况。熊卫等人的评估内容比较广泛,发现试验组家庭的总负担明显改善,家庭干预对患者家庭的经济状况、家属的情绪健康和人际关系质量有明显改善,其平均作用强度分别为 0.75、0.59 及 0.47。

六、家庭干预对情感表达的影响

情感表达这一概念的提出,对家庭干预的发展有重要意义。多数研究认为,精神分裂症的家庭存在高情感表达(如过多的指责、敌意或过度的情感介入等特征),在这样的家庭中生活的患者复发率较高。当前,许多针对精神分裂症患者的家庭干预把高情感表达作为必要的入组条件之一,有的专门把情感表达作为治疗的靶向目标,常把降低情感表达作为评价干预效果的指标,但研究结果差异较大。例如,Tomaras 等人使用家庭干预合并个体心理－社会评价治疗慢性精神分裂症,随访 3 年后发现,家庭干预的确能降低复发率,高情感表达的家庭复发率高,但家庭干预并不能使高情感表达家庭转为低情感表达家庭,即使让所有的家庭成员都参与治疗,也无济于事。Leff 等人进行了两项研究,其结果均不一致,在他们的第一项研究中,干预组情感表达的评分降低了 50%,而对照组情感表达的评分降低了 17%;第二项研究未能重复类似疗效。Lenior 针对新近发作的患者父母的高情感表达进行了干预,随访 9 年后,试验组参加了为期 15 个月的家庭干预,随访时使用 5 分钟会话示范来评定情感表达,结果显示情感表达不稳定,随时间的推移有波动,干预期评估的高情感表达不能预测精神病的发作,家庭干预在一定时期内可阻止情感的过分介入,同时精神病的发作也会影响父母的批评态度。

(肖　荣　潘淑均)

第八章　精神分裂症的社区康复

第一节　精神障碍患者的社区康复体系

一、社区精神康复的相关概念

（一）康复

康复在现代医学的概念中是指躯体功能、心理功能和职业能力的恢复。精神康复医学是康复医学的一个学科分支，与躯体疾病康复相一致，即运用可能采取的手段，尽量纠正病态的精神障碍，最大限度地恢复适应社会生活的功能。精神障碍康复的三项基本原则为功能训练、全面康复、回归社会。

（二）精神康复

精神康复是改善精神障碍患者社会功能，帮助患者回归家庭和社会的重要环节，包括医院康复和社区康复。医院康复是由精神卫生医疗机构承担，由精神科医师对患者进行药物治疗的同时制订康复计划。社区康复由民政、残联等设立的社区康复机构（如日间康复中心、中途宿舍、职业康复机构等）承担。两者应当做到有机衔接。

1. 康复人员情况

社区康复的人员为各类社区康复机构的工作人员在接受由精神科医师、护士、社会工作者（以下简称社工）及康复治疗师、心理治疗师和志愿者等组成的医院康复团队提供的康复技术培训和指导后，向在社区康复的精神障碍患者提供精神康复服务。

2. 康复服务的内容

康复服务人员与患者及其家属共同制订个体化的康复计划，对居家患者开展康复技能训练，如服药、生活技能、社交技能等方面的康复训练，以帮助患者正确认识精神疾病，并学会按时、按量服药，提高个人生活自理能力，同时指导患者家属协助患者进行相关康复训练，进一步提高患者的服药依从性和家属对复发先兆的识别能力，逐步让患者具备生活、社交和职业技能，并改善其生活质量，促进其回归社会。具备条件的地区，还可建立患者个案管理团队，针对患者的个体化情况进行个案管理。

康复服务的内容包括服药训练、复发先兆识别、躯体管理训练、生活技能训练、社交能力训练、职业技能训练等。

（1）服药训练：目的是教育患者正确认识疾病，养成遵照医嘱按时、按量服药的习惯。培训的内容包括药物治疗的重要性和复发严重性教育，熟悉所服的药物名称、剂量，了解药物的不良反应和及时向医生求助的方法。住院患者在准备出院时，应当在医护人员的指导下进行模拟训练，学会自觉遵医嘱按时、按量服药。居家患者应当在社区精神病防治人员的指导和家属的帮助下开展服药训练，逐步提高服药依从性，能按时复诊和取药，并坚持按医嘱服药。

（2）复发先兆识别：目的是预防复发，由医护人员和社区精神病防治人员通过组织专题讲座、一对一指导等形式开展。内容包括帮助患者及其家属掌握复发先兆表现，以及如何寻求帮助。如患者病情平稳后又出现失眠、食欲减退、烦躁不安、敏感多疑、遇事易发脾气、不愿与人沟通、不愿按时服药、近期有重大应激事件导致患者难以应对时，患者及其家属应当及时与精神病防治人员联系，并尽早去精神卫生医疗机构就诊。

（3）躯体管理训练：目的是采取针对性措施，提高躯体健康水平。严重的精神障碍患者由于精神症状、药物不良反应等因素影响，存在活动减少、体能下降、体重增加、血糖及血脂升高等问题，导致躯体健康水平下降，应为其制订个体化的躯体管理计划。例如，对于药物的不良反应，应采取针对性干预措施，提高患者的服药依从性；对于超重患者，应为其制订训练计划，以控制其体重。

（4）生活技能训练：目的是提高患者的独立生活能力，包括个人生活能力和家庭生活技能，通过模拟训练与日常实践相结合的方式进行，家属应当积极参与和督促患者实施。个人生活能力包括个人卫生、规律作息、女性患者月经料理、家务劳动、乘坐交通工具、购物等。家庭生活技能包括履行相应的家庭职责，如与家人一起吃饭、聊天、看电视，参与家庭事务的讨论，关心和支持家人等。

（5）社交能力训练：目的是提高患者主动与人交往及参加社会活动的能力，可通过角色扮演等模拟训练的方式，在社区康复机构或精神卫生医疗机构中开展。社交能力训练的内容包括主动问候、聊天、接打电话、遵守约会时间、合理安排闲暇时间、处理生活矛盾、学会如何面试等。

（6）职业康复训练：目的是提高患者的学习和劳动能力，包括工作适应性训练、职业技能训练等。住院患者以工作适应性训练为主，居家患者应当在康复机构中以模拟形式进一步开展职业技能训练。有条件的地区可继续在保护性和过渡性就业场所中开展有针对性的、循序渐进的实践训练。

（三）社区精神康复

社区是指若干社会群体（如家庭、氏族）或社会组织（如机关、团体）聚集在一定地理区域，形成一个在生活上相互关联、相互依赖的大集体。社区康复是以社区为基础的康复。WHO强调的社区康复的定义：社区康复是指启用和开发社区的资源，将残疾人及其家庭和社区视为一个整体，对残疾的康复和预防所采取的一切措施。精神障碍社区康复的服务对象是社区精神障碍患者，让他们最终达到复原状态。由北京大学第六医院姚贵忠教授提出的复原理论是指对精神障碍患者通过应用各种方法,改善患者的精神症状,促进患者融入社会,提高患者的生活质量,最大限度地恢复其社会功能。复原理论指出,患者虽然受到了疾病的影响,但还是可以过着有意义和有目标的生活的。

社区精神康复机构应采取以社区为基础、家庭为依托、医疗机构为指导、志愿服务参与的方式,通过在社区内建立精神康复日间照料机构、庇护工厂、中途宿舍等社区精神康复机构,并设立各种艺术治疗室、心理咨询室、生活技能训练室、社交技能训练室、职业技能训练室、体疗室、手工作业室、户外农疗基地等多个康复平台,为需要精神康复的患者提供生活技能、健康知识教育及个人兴趣爱好培养等服务,帮助患者重拾社会生活技能,提高患者的社会认知力、人际交往能力以及自我价值认同感,最终达到自食其力、获得尊重和劳动认可、回归社会的目的。构建起以康复、防治、健康教育为一体的精神卫生社区康复基地,可为社区精神病患者提供专业的治疗护理及康复服务。

二、社区精神康复的现状

近30年来,非机构化运动、精神病院开放式管理、中途宿舍、精神康复日间照料中心(社区精神康复站)、庇护工场等社区精神康复服务机构的发展,大大推动了精神障碍患者社区康复的内容。精神障碍的康复和防治工作不仅涉及医学、心理学、流行病学和社会学等学科领域,还需要有政府和社会等有关部门的密切配合。根据《中华人民共和国精神卫生法》《全国精神卫生工作规划(2015—2020年)》的相关要求,各机构应多方协作,合力协调推动社区精神障碍患者防治管理和康复工作的开展。

(一)社区精神卫生委员会

社区精神卫生委员会包括卫生部门、地区行政领导、民政、公安、综合防治、社区委员会、群众团体代表等成员,可实地评估社区对精神卫生服务的需要,制订可行的具体方案,协调各方面的力量和需求,为实施精神康复方案提供支持和方便。这种机构在我国一些地区(如深圳、浙江、山东、上海等地)已经建立。

(二)社区精神康复队伍

社区精神康复队伍应由精神科医生、精神科护士、精神病防治专干、心理工作者、社会工作者、特殊治疗者及志愿者组成,负责具体的服务工作,发挥"三社联动"(社工、社会组织、社区)的优势,在队伍内,既有分工,又有协作,真正发挥集体的作用。

(三)社会支持网络

社会支持网络是社会个体从社会和他人处获得支持的总称。广义的社会支持包括物质帮助、行为支持以及正面的社会互动等多种形式。许多精神疾病患者及其家属有强烈的病耻感,害怕邻居知道自己的亲人得了精神病而疏远和歧视自己。在社区中,精神障碍患者的家属往往抬不起头,而患者大多数被关在房间里,久而久之,患者的社会功能退化,生活懒散,丧失信心,不愿与人交往,不愿意走出家门,无法融入社会,不能通过工作和学习建立自信,无法实现自己的人生价值。患者家属往往缺乏专业的康复知识,无法为患者提供科学、系统的精神康复。因此,精神障碍患者及其家属需要一个专业的康复机构为他们提供康复及心理支持,同时也希望有一个没有歧视的圈子来丰富其生活。

(四)社区精神康复日间照料机构

社区精神康复日间照料机构(康复站)是一种过渡性的医院设施,可以对所管辖范围的人群提供精神卫生服务。经过住院治疗,慢性精神分裂症患者的阳性症状得到控制后,由其本人自愿申请参加日间照料机构的治疗,患者可在工作站内进行文娱、体育、工作疗法及服药等活动。基层人员(尤其是初级医疗保健人员)在经过短期的专业知识培训后,成为专职或兼职的精神科医务工作者,可为患者开展精神障碍的康复工作。他们的工作不仅能为精神障碍患者提供持续的综合性康复服务,也对精神障碍的早期发现、早期诊断、早期治疗及就近治疗有较好的保证。其工作内容一般包括:①设立专科门诊;②开设家庭病床,并定期进行家庭探视;③负责本社区中康复期精神障碍患者的普通诊疗、病情变化记录及商讨制订相应的干预对策;④对本社区重点看护的精神分裂症患者定期随访,记录其相关情况;⑤具体指导家庭及志愿者;⑥进行精神障碍防治及康复知识的宣教工作;⑦收集和汇总本社区的精神障碍流行病学资料及防治康复资料;⑧与相应的指导性医疗机构及有关人员制订个体化的康复方案。

(五)工疗站和福利工场

这是由民政部门和卫生部门共同协作建立的专门安置无职业或暂时不能回归社会的精神障碍患者的机构。经过住院治疗的慢性精神分裂症患者本人自愿申请或其家属要求,在与精神卫生防治机构建立合同之后的慢性精神分裂症患者,可以参加工疗站、福利工场等过渡性就业设施的康复工疗。在工疗站和福利工场,患者可边治疗、边从事力所能及的生产劳动,以减轻家庭和社会负担,同时解决社区治理中的难题,打造"共建、共治、共享"的社区治理新格局。

(六)精神病专科医院

除了实施精神障碍的医院康复外,精神病专科医院在社区康复中也扮演着重要角色。专科医院可以提供门诊、急诊、咨询和会诊服务,并且承担着对下级精神卫生服务机构的指导和人员培训工作。

(七)综合医院精神卫生相关科室

这些科室的主要作用在于提供门诊、急诊、住院的咨询与联络,心理咨询与治疗,患者家属教育及下级医院的人员培训等。

(八)其他社区精神障碍康复机构

这些机构是指职能和工作范围介于上述专业机构之间的机构,是对上述专业机构的补充,主要有下列单位和服务方式。

1. 互助小组

互助小组是一种群众性、社会性的支持系统,属于自助性组织,主要由社区委员会干部、基层医务人员、邻居和家属等组成。其主要职能包括以下几个方面。

(1)定期访视、观察和记录患者的病情。

(2)督促患者按时、按量服药。

(3)关心患者的想法、生活,帮助他们解决实际困难。

(4)帮助患者提高自我解决问题的能力。

(5)指导家属对患者进行护理和照顾。

(6)及时发现病情变化的苗头,并及时与医务人员联系。

(7)对周围群众进行宣传教育,使患者能得到社会的理解和帮助。

(8)监护发病期间的患者,防止和减少患者可能产生的自我伤害和对社会的危害。

2. 日间医院和夜间医院

日间医院和夜间医院是回归社会的"过渡站",即在专业治疗机构设立日间病房和夜间病房。在日间医院(患者白天接受治疗和康复训练,夜间可返回家里),医护人员对患者遇到的社会问题能给予积极的心理治疗,并对患者及时进行针对性的辅导;而夜间医院主要适合于一些家庭一时不能或不愿意接受患者,以及在当地无家庭但病情已经处于稳定状态的患者,患者白天可进行正常的工作,晚上回到医院,既可以接受正规的治疗,也可以及时解决一些白天遇到的社会 – 心理问题。

3. 长期看护所

长期看护所即国内的"精神病康复站",看护对象为有慢性精神障碍、社会功能明显衰退、可能对社会造成危害但病情无法得到控制的患者。

4. 家庭互助组织

家庭互助组织是社区患者家属自发组织的团体,活动的形式是邀请专业人员定期为患者及其家属讲授精神疾病的相关知识,使不同的家属有机会交流护理和康复训练方面的心得,获得家庭之间的互助。

5. 家庭教育

家庭教育是一种有效的社区精神障碍防治康复手段,能够有效帮助精神分裂症患者的家庭减轻心理压力,提升应对能力。

(1)通过有效的家庭教育可以达到以下目标:①传授相关的疾病知识,使家庭能更好地帮助患者;②降低家属成员中因缺乏疾病知识而导致的高情感表达水平;③介绍有关精神疾病药物治疗的知识,提高患者对药物治疗的依从性;④减轻家庭成员的内疚与自罪感,减少他们的心理负担;⑤提供对患者病态行为和非适应性行为的应对技巧,提高患者家属照料患者的能力。

(2)家庭教育的方法:主要采取集体讲课及讨论的形式,为患者家属提供系统、有计划的教育和训练。家庭教育可参照下述要点:①从实际出发,有选择地提供知识;②对重点内容进行反复讲解;③提倡听课者的主动参与,鼓励提问、讨论和发表意见;④要求讲解内容深入浅出,通俗易懂;⑤采用视听结合的形式,以增进效果。

今后精神卫生服务模式的发展方向:首先,它满足了患者及其家属的需求,提供了方便和多方位的治疗康复措施,为患者尽快和最大限度地恢复已经丧失或削弱了的心理社会功能提供了可能,同时也有利于提高患者的生活质量,减轻家属由于疾病所带来的巨大心理和经济压力。其次,社区康复有利于降低精神分裂症的复发率,可缩短患者的住院时间,减轻患者的家庭及社会负担,促进患者回归社会。最后,精神障碍的社区康复是低投入、高受益的服务手段,能使有限的卫生资源服务更多的患者。

三、精神障碍的社区防治

随着医疗卫生事业的发展和人类对精神健康需求的转变,社区精神障碍患者的服务范围正在不断地拓展:①从对精神疾病的防治扩大到精神卫生保健服务;②从预防和减少心理问题及行为障碍的发生扩展到满足人群对社区精神卫生预防保健服务的需求。而且,近年来在各地社区有关家庭干预、家庭健康教育、家庭病床等以家庭为服务单元的防治正在不断充实和丰富着社区精神康复工作的内容。

(一)一级预防(病因学预防)

一级预防即在患者发病前采取措施,从病因上防止精神健康问题的发生,此时的服务对象是社区中精神健康和心理健康者,即精神障碍、心理问题发生前的人群。一级预防的服务目标是预防精神疾病、心理问题的发生和发展。在此阶段,重视精神卫生保健知识的普及和宣传是社区精神康复的工作特点。例如,社区卫生中心的精神卫生专干为社区居民提供心理健康教育,鼓励离退休人员积极参加社区活动,以避免因不适应退休生活而出现焦虑、抑郁情绪,向家长介绍儿童心理健康的常识以及培养独生子女良好性格的重要性,预防孩子成年后难以承受各种生活、工作压力而出现心理障碍甚至精神疾病等。一级预防的具体内容包括以下几个方面。

1. 增进精神健康的保健工作

大力宣传重视精神健康、维持情绪稳定的重要意义,将预防、保健、诊疗、护理、康复、健康教育融于社区康复工作之中。

2. 特殊防护和预防工作

开展疾病监测,预防精神障碍的发生;减少心理因素引起的各种疾病;提高个体及家庭成员的适应能力;创造良好的工作和劳动条件;注意营养及科学的生活方式;保护高危人群。

3. 健康教育及心理咨询

加强各年龄阶段的精神卫生指导,注重从儿童期到老年期的心理卫生教育,培养个体的应变及适应能力。此外,各综合医院、精神卫生专科医院还应开展各年龄阶段的精神卫生、心理咨询门诊,如家庭咨询、婚姻咨询等服务。

(二)二级预防(发病前期及临床期)

二级预防即早期发现、早期诊断、早期处理精神卫生健康问题,阻断精神疾病的发展。此期为精神疾病发生前或发展期的工作,服务对象是精神障碍发生前期及发病早期的人群,目标是早期发现、早期诊断、及时给予有效的治疗,避免精神障碍的进一步发展。此期社区精神康复的工作特点是照护问题家庭、社会-心理因素引起情绪障碍的高危人群及处于精神症状急性期的患者。例如,家庭气氛不融洽、酗酒、吸毒、下岗、升学受挫、失恋、离婚等问题引起的心理或行为障碍,对于这些问题,应给予早期干预,防止问题严重化,从而使疾病得到控制。对已患有精神疾病的人群,应定期随访,及时给予指导、帮助和干预,以减少疾病的复发。在二级预防中,应该完成以下工作。

1. 定期对社区居民进行精神健康的检查

确认影响精神健康的危险因素及相关因素;指导居民按社工、精神卫生专干、心理咨询师等的要求进行自我精神健康的评定;早期发现精神疾病边缘状态者及精神障碍患者。

2. 重点照护精神障碍患者及其家庭成员

对于居家的患者,社区精神病防治人员要根据其症状的严重程度联系会诊、转诊,同时指导患者及时就诊、明确诊断、接受治疗。对于住院的患者,护士要与医生协作,给予及时患者相应的治疗措施,使患者缩短住院日,尽早返回家庭和社区。对于出院的患者,社区精神病防治人员要定期进行家庭访视,并提供精神卫生咨询及相应的干预,指导患者坚持治疗、合理用药,教会患者家属如何观察患者的病情变化,为他们提供必要的应对措施,以防止暴力行为及意外事件的出现。同时,社区精神病防治人员还应该为患者家属提供预防精神障碍发生、缓解情绪障碍的一般医疗常识。

3. 对问题家庭要宣传精神卫生的知识

条件允许的情况下,社区精神病防治人员可以帮助患者家属分析问题的症结,找出解决问题的途径,共同制订情绪宣泄的方法,也可与有关部门取得联系,得到社会支持系统的帮助,以减少疾病发生的危险因素。

(三)三级预防(临床预防恶化期)

三级预防是患病后期的危机干预,防止疾病恶化及残疾出现的长期照护,是对精神病患者的连续性康复护理活动。此阶段的对象是精神障碍发生后期、慢性期和康复期的精神病患者,目标是帮助患者最大限度地恢复社会功能,指导患者正确地对待所患的疾病,协助患者减轻痛苦,提高患者的生活质量。例如,慢性精神分裂症患者的临床表现以阴性症状为主,如情感淡漠、思维贫乏、意志减退、注意力不集中、社会适应能力较差,这类患者一般在家中接受维持治疗及康复,精神病防治人员需定期对其进行家庭访视,督促患者遵医嘱服药,鼓励患者在力所能及的情况下参与家务劳动,适当接触社会,如到商场购物、乘坐公共交通工具、使用手机软件等,以帮助患者恢复社会功能,延缓精神衰退。临床痊愈的患者回到社区工作和生活后,为了防止复发,多数患者仍需要在家庭成员的照顾与监护下接受较长时间的治疗和康复,对于这部分患者,社区精神病防治人员更要重视家庭访视,鼓励他们坚持治疗,改变他们对精神科药物治疗的态度,监督他们定期复查,并为他们提供人际互动的场所,营造一个医院、社区、家庭之间具有统一性、连续性的医疗服务网,消除或避免一切不利因素,从而使患者得到家庭和社会的支持与关怀。三级预防应完成以下工作。

1. 巩固治疗,防止疾病恶化

为做到患者在家庭、社会生活中能够继续进行治疗,对慢性精神障碍、老年及临终关怀患者,社区精神病防治人员要定期进行家庭访视,帮助患者探讨坚持治疗的重要性,帮助他们树立坚持服药的信心,促进他们对精神科药物治疗态度的转变,必要时,与社区主管行政部门联系,解决患者的一些实际困难(如就医条件差、经济困难等),帮助患者创造良好的治疗条件及和谐的生活环境,使患者情绪稳定,积极配合治疗和康复训练,提高生存质量。

2. 预防精神残疾,明确三级预防的目的

在实施康复的过程中,社区精神病防治人员应尽可能采取措施,减轻病残发生,使患者最大限度地恢复社会功能及自理能力,预防疾病复发。

3. 坚持做好康复护理工作

坚持做好康复护理工作,使患者能够早日恢复家庭生活,重获社会生活能力。社区精神病防治人员对本社区患者实行终身的健康服务,并积极协助本社区建立各种工娱治疗站、社区精神康复日间照料中心(社区精神康复站),对患者进行生活自理、生活技能及职业技能的训练,通过训练,帮助患者自我识别症状和自我管理药物,促进患者与家人、社区成员建立彼此相互帮助的和谐人际关系,同时增设健康教育、精神康复、疾病咨询等服务内容。

4. 做好管理工作

社区应管理好相应的社区医疗机构,帮助患者充分享受社会生活,预防疾病复发,减轻医院及家庭的负担,同时应用专业知识,结合工作中所得到信息,分析社区服务对象的精神健康问题,制订出比较完善的社区精神康复管理内容及制度,使患者在家中和社区都能得到很好的服务。

四、社区精神康复的实施要点

(1)通过流行病学调查,了解社区精神障碍患者的需要。

(2)了解社区中现有的力量和资源,最关键的是工作队伍的质量和数量,如果数量或质量达不到要求,应进行有计划的培训。社区精神卫生服务的范围、服务对象与医院有很大区别,以康复和健康教育为重点内容,采取的措施主要是社会心理干预,以集体工作的方式实行院外服务,与社会及家庭密切联系。

(3)整合资源,提供有计划、有系统的服务,将门诊随访与家庭访视相结合,把分散的职业康复、生活康复、社会康复、随访治疗等有机地组织起来。

（4）对方案实施后的效果应有客观的评定指标及可靠的评定工具。社区工作人员应根据相应的评定指标,运用可靠的评定工具,定期采取集体评定的方式来获取重要的反馈信息。

（5）要有适合于社区服务的信息系统,这一系统要根据精神科的特点,沟通医院及社区间的信息,动态地反映社区的需要及个体患者的需要,要能与其他有关资料(如人口、离婚、自杀犯罪等)相联系,以便提供适合于社区应用的信息并做到标准化,使之更具有可比性。

（6）定期进行系统的评价,包括服务对个人的作用、服务对社区的作用、服务的时间效益比值,并根据评价的结果,调整对个体患者乃至整个社区的服务方案。

（7）把社区服务与科学研究结合起来,以便提供科学的资料,将感性认识上升为理论,提高社区服务水平,详见图8－1。

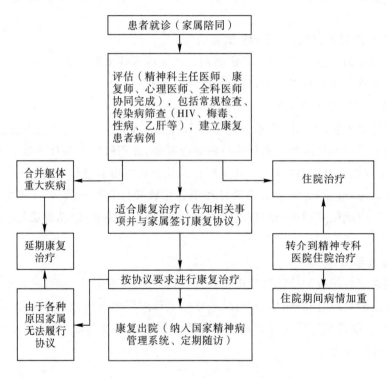

图8－1 社区精神康复的模式

第二节 精神障碍患者社区康复的目的、任务与内容

精神障碍患者的康复是运用各种可采取的手段,如医学的、教育的、职业的、社会的和其他一切可能的服务措施,减轻患者的精神残疾,使精神障碍患者最大限度地恢复适应社会生活的功能。1978 年,Anthony 提出的精神障碍康复的总任务是帮助精神残疾者重返社区和保持精神残疾患者原有的能力,使之复原,重新回归社会,融入社会生活。换

言之,康复工作者要尽力减少康复对象对精神卫生服务系统的依赖性,或尽力保持康复对象现存的独立自主水平。精神康复工作不是孤立的医疗或护理行为,家庭成员、亲友、社会有关人士与医务人员的密切配合是社区精神康复工作顺利进行和取得成功的关键。康复必须延伸到社区中去,在社区中实现患者最终的重返社会。社区精神障碍康复是社区卫生工作的重点之一,要对本社区精神障碍患者提供终身服务。因此,社区精神卫生服务工作要做到"个性化、整体化、长期化"。也就是说,社区精神障碍的康复工作应该结合每个患者的特点,制订合适的康复计划和措施;而对整个社区的精神障碍患者,应有整体的管理规划,组织和协调相关部门的力量,进行宏观调控;无论是针对个人的服务措施,还是整个社区的康复规划,都应该是长期的、可持续发展的,而不应该是短期行为。

一、社区精神障碍康复的目的和原则

1. 社区精神障碍康复的目的

(1)预防精神残疾的发生:早期发现患者,给予其及时充分治疗,结合全面康复措施,达到最好的治疗效果,使多数患者达到治愈和缓解,且巩固治疗,防止复发,防止导致精神残疾的发生因素。

(2)尽可能减轻精神残疾的程度:对难以治愈的患者,要尽可能防止其精神衰退;对已出现精神残疾者,也应设法逐步提高其生活自理能力,以减轻精神残疾程度。

(3)提高精神残疾者的社会适应能力:康复的过程就是使患者适应及再适应社会生活的过程,同时也减少对社会的不良影响。

(4)恢复劳动能力:通过各种康复训练,患者能够具有代偿性的生活和工作技能,尚存的能力能得以充分的发挥。

2. 社区精神障碍康复的原则

(1)功能训练:这是康复的手段和方法,包括心理活动、躯体活动、语言交流、日常生活、职业活动、社会生活等方面能力的训练。

(2)全面康复:这是总则和方针,是指心理(精神)、生理(躯体)及社会生活上实现全面的整体的康复,又称综合康复。

(3)融入社会:这是康复的目标和方向,是一切康复行为的目的。

(4)实施早期性、连续性和终身性的社区精神康复:早期性是指在判定精神残疾或智力残疾出现时即行康复护理措施;连续性是因社会功能训练需要时间长,而要连续地坚持康复,还包括从医院转入社区后服务对象的康复衔接性。

(5)实施渐进性、全面性、综合性的康复:渐进性康复指先易后难、先少后多和急需先行的有计划的循序渐进性康复。

二、社区精神障碍康复的主要任务

(1)让社区精神障碍患者能够达到复原:利用生活技能训练、社交技能训练、职业技能训练、心理治疗和咨询等方法,训练患者生活料理、学习、工作方面的行为技能,包括独立生活的能力、基本工作能力、人际交往技能、解决问题技能、应对应激技能等,使患者能够重新融入社会。

（2）让社区精神障碍患者学会药物自我管理能力：训练包括使患者了解药物对预防与治疗疾病的重要意义,自觉接受药物治疗；学习有关精神药物的知识,对药物的作用、不良反应等有所了解；学会识别常见药物的不良反应,并能进行简单处理。

（3）社区精神障碍患者及其家属有需要的时候,能够自觉寻求医生的帮助,能向医生正确地提出问题和要求,能有效地描述自己所存在的问题和症状,能够在病情出现复发迹象的时候及时向医生反馈,得到合理的处理。

三、社区精神障碍康复的内容

社区精神障碍康复的内容包括服药管理训练、生活技能训练、社区参与训练、行为矫正训练、财务管理训练等。

（一）服药管理训练

案例一：石某某是一名有精神分裂症病史十几年的患者,由于自知力差、不按时服药,疾病复发而肇事肇祸。患者的母亲作为患者唯一的监护人,已经80多岁,无法有效管理患者,为了防止意外的发生,母亲将患者关在自家的一间黑屋子中,吃喝拉撒全在该屋子里解决,经民政厅、残疾人联合会等多部门协商后决定,由所在辖区精神专科医院为其免费每个月注射一次长效抗精神病药物,目前患者情绪稳定,被母亲从黑屋子里放了出来。

案例二：张某某曾是一名瑜伽教练,自从确诊患精神分裂症以来,长期服用抗精神病药物,导致闭经,体重较前增长了20多公斤。张某某看到自己目前的身材,暗自伤心,认为自己无法再担任瑜伽教练工作了。自2017年起,患者在家中当着母亲的面服药后,即刻如厕,通过刺激咽喉将药物全部吐出,导致疾病复发,再次住院治疗。

精神分裂症患者是否能按医嘱服药是预防复发的关键。为了提高患者对药物治疗的依从性,防止疾病的复发,患者及其家属要进行服药管理训练,具体如下。

1. **目标**

（1）康复者：能按时服药及自行管理药物,培养自知力。

（2）照料者：协助观察康复者的精神状况变化,有需要时可寻求协助。

2. **对象**

社区精神分裂症患者（15岁以上）,经过治疗后病情相对稳定,自知力较差,无酗酒、吸毒、滥用药物或赌博等习惯,自愿参加服药管理小组训练。

3. **训练场所**

训练场所主要是社区精神康复中心或家中。

4. **方法**

（1）服药依从性训练：帮助患者树立正确的疾病认识和服药态度,认识不同药物及其副作用,教会其应对不良反应的方法。训练时以集体讲座为主,辅以个别训练,可以每周进行1次。

(2)服药习惯训练:按照三级运作服药管理训练。

一级服药:对于刚进入训练或服药习惯欠佳而问题已超出合理差距水平的患者,实施将患者的药物暂由日间医院保管,并存放在办公室的药柜内。患者须按指定的时间到办公室服药,并在护士面前服药,服药后护士应检查患者口腔是否藏药,30分钟后再让患者如厕,防止患者通过催吐的方式吐出药物,导致服药不成功,由护士直接监察和督导患者建立一个良好的服药习惯。

二级服药:对于通过一级服药要求的患者,可上升至二级服药。对于进入二级服药安排的患者,安排其学习自行保管药物,将药物存放在日间医院或家里的药柜内,每次自行按时取药服食,护士或家属会做远距离监察。

三级服药:对于通过二级服药要求的患者,可上升至三级服药。患者自行保管药物于日间医院或家里的储物柜内,并可自定方便自己服药的时间,须接受护士和家属每个月清点药物一次。

5. 注意事项

(1)服药训练时要尊重患者,去标签化,把患者看作一名正常人,给予其信任,鼓励其参与服药训练。让患者从内心中感受到他人的信任和接纳,将会更加自信地投入训练中。

(2)服药训练中可以采取正性强化的方式,及时表扬患者的进步,通过评星级的方式,巩固患者已养成的良好行为习惯。

(3)服药训练后,注意督导和抽查。工作人员和家属应不定期抽查患者的药物,确保患者能按时服药。

(4)对于自知力差、服药依从性差、不愿参与服药训练的患者,可以考虑使用长效针剂进行管理(每个月注射1次或每3个月注射1次)。

(5)服药训练需要长期、持续地坚持下去。

(二)生活技能训练

生活技能是精神分裂症患者维持正常生活必备的一种能力,也是社区康复训练中最基本训练内容之一。生活技能训练可分为个人卫生训练和工具性自我照料训练。

1. 个人卫生训练

(1)目标:保持身体和衣服没有异味,保持个人整齐、清洁。

(2)训练内容:进行日常作息、刷牙、饮食、整理头发、剃须、洗澡、更换衣服训练,穿衣适合场合和天气变化,能处理好自己的其他身体情况,如皮肤病、糖尿病等;女性患者可处理好月经。

2. 工具性自我照料训练

(1)目标:能够处理各种不同的家务。

(2)训练内容:进行煮食、清洗衣物、菜单制订、简单维修、家居安全、照顾家人、使用不同电器、基本急救和危机处理训练。

3. 注意事项

（1）注意训练的方式及方法：由易到难，由简到繁，由一种到多种，使得患者逐渐适应和树立自信心。

（2）引发动机：训练前期由心理治疗师或心理咨询师对患者进行心理治疗，引导其参与训练的意愿，也可以帮助精神分裂症患者进行始动性训练，以提高患者参与此活动的主动性和能动性。

（3）目标合理：训练计划的目标要符合患者当前的实际情况和心理接受能力，同时要进行过程评价和结果评价；降低家属对患者抱有的过高期望，以免给患者心理造成巨大的压力。

（4）简单实用：训练内容要以实用为主，如网上购物，以及学会使用导航、手机支付等日常性的能力。

（5）充分发挥同伴支持的作用：可采用同伴支持小组的方法，以引领示范的效果促进训练项目的开展。同伴支持小组是指已康复的有类似疾病的患者教授新康复的患者，让新康复的患者能看到希望，愿意积极投入康复活动中的一种方法。

案例三：马某某是一名精神分裂症患者，在家被动懒散、不知洗漱，身体异味较大，于2017 年被所在社区送入辖区内的精神康复日间照料中心（社区精神康复站）进行康复训练。3 个月后，患者学会了整理床单元，每天自己洗漱，每周洗澡、清洗衣物，还学会了化妆。患者家属觉得患者变化很大。患者说："我要重新开始生活！"

（三）社区参与训练

精神分裂症患者康复的最终目的是融入社会、回归社会，前期进行社区参与训练意义重大。

1. 训练目标

（1）培养患者的基本社交技巧。

（2）使患者懂得使用各种基本社区设施。

（3）使患者能辨认及遵守各种社会规则。

（4）使患者能满足个人发展的需要，增强融入社会的信心，建立良好的人际关系。

（5）善用余暇，促进身心健康。

2. 适用对象

年满 15 岁及以上的精神疾病康复者，患者精神状况稳定，能自我照料，适宜接受康复训练。

3. 训练场所

精神分裂症患者的训练场所主要是当前患者所居住社区的精神卫生康复训练活动中心。

4. 训练内容

（1）社区生活技能：包括善用社区设施，购买必需品，使用银行服务，注意道路安全，学习社交技巧、日常沟通技巧和使用支持网络。

（2）社区活动技能：包括社区文娱康体活动，教育及拓展性小组和义工训练。

5. 注意事项

（1）社区参与训练应以融入社会为最终目标，以社区社会工作者引导患者参与社区各项活动为主，挖掘精神分裂症患者的潜能，提高其获得感。

（2）社区参与训练最好以小组方式进行，让患者体会到团结协作的意义。

案例四：方某是一名精神分裂症患者，曾经是一名健身教练，患病后悲观失望，觉得自己一辈子就这样了。后经心理疏导，效果较差。2018 年，某社区举办公益活动，方某作为志愿者参加，其间方某碰到了自己曾经的学生，学生了解方某的情况后，表示自己的公司正在招人，询问方某是否愿意到该公司工作。方某非常高兴，说："没想到参加社区活动，还能找到工作，太激动了！我有希望了，我会好好干！"

（四）行为矫正训练

行为矫正训练是针对精神分裂症患者的各种不良行为进行的合理矫正训练的方法。

（1）训练目标：协助戒除患者的不良嗜好（如吸烟、酗酒、赌博、偷窃等），监察其情况，减低该行为带来的不良影响。

（2）训练内容：戒除滥用药物，戒除酗酒，戒除偷窃，控制和戒除脾气暴躁和容易情绪失控等。

（3）训练方法：包括厌恶疗法、合理情绪疗法、系统脱敏疗法、认知疗法等。

（五）财务管理训练

（1）训练目标：①能有效及有计划地用钱，建立理财计划（量入为出），增加康复者对其经济情况的掌握，直至每月经济开支有节制和记录清晰；检讨不良开支的原因并制订预防方法。②使患者能稳定地维持一份工作。

（2）训练对象：年满 15 岁及以上的精神分裂症康复者，目前精神状况稳定，能自我照料，有适当的工作动机及能力。

（3）训练场所：社区精神卫生中心、社区工厂、劳动农场和家庭。

（4）训练内容：见表 8-1。

表 8-1　财务管理训练的内容

阶段	康复者	训练人员/家属
第一阶段	遵守零用计划	监督康复者，记录康复者用钱情况
第二阶段	制订及遵守 1 周计划	协助康复者制订每周零用计划
第三阶段	计划 1 个月开支	协助康复者了解每月开支

（5）训练方法：①设定合理的工作总目标和分目标。②培养康复者与工作相关的能力，包括专注力训练以及工作速度、质量、品质训练。

第三节　社区康复的其他形式

一、工娱治疗

工娱治疗是通过工作和娱乐的方式促使患者的疾病康复,防止其精神衰退,提高其环境适应能力的一种辅助治疗方法。工娱治疗既可以在医院内实施,也可以在社区中实施。

(一)工娱治疗的作用

(1)工娱治疗可陶冶患者的情操,促进其新陈代谢,提高机体对外界环境的应对能力,调动患者的主观能动性。

(2)在工娱治疗中,患者可转移对疾病的过分关注,减轻病态体验,缓解焦虑、抑郁或恐惧等不良情绪。

(3)改善认知功能,增强集体观念及竞争意识,锻炼意志和毅力,并可结合相应的物质和精神鼓励来促进患者社会功能的恢复。

(4)获得一定的经济报酬,不仅可以减轻患者家属和社会的经济负担,而且对患者的自信心有极大的提升。

(5)集中管理,有利于家庭成员安心工作,也有利于及时观察患者病情的变化,减少或消除因患者而带来的社会安定方面的隐患。

(二)工娱治疗的形式

1. 音乐治疗

音乐是人类的"通用语言",选择合适的音乐治疗有利于稳定患者的情绪,改进患者的认知功能,并能减缓患者的衰退。

2. 舞动治疗

舞动治疗对消除紧张、提高情绪、锻炼体质有益。

3. 阅读和影视治疗

阅读和影视治疗可以丰富患者的生活内容,促进患者间接接触外部世界、了解时事动态,避免与外界完全隔绝。

4. 体育活动

体育活动可以锻炼患者的躯体功能和灵活性,对长期服用抗精神病药物引起的呆滞、肥胖等有益。此外,体育活动还可以增加患者在集体活动中的合作精神和人际交流的能力。

5. 简单作业训练

选择程序简单、技术要求不高、形式相对单一、品种及内容适合大多数患者的工作,可作为患者就业前的一种准备或过渡,可大范围、经常性地开展。一般来说,简单作业训练应根据患者的病情特点、受教育程度和原职业情况分别进行安排。

6. 工艺制作训练

工艺制作训练又称"工艺疗法",内容有编织、服装裁剪和制作、工艺美术品制作、玩具及装饰品制作等。由于这类训练常需要较强的艺术性及技术性,往往只适合精神障碍程度较轻者。在训练中,应配备相应的专业人员对患者进行耐心的指导和帮助。由于这类训练可激发患者的创造力,培养患者的兴趣并稳定其情绪,因此常会使患者自觉参加,对患者的心理社会康复具有很重要的意义。

7. 职业劳动训练

职业劳动训练是为患者完全回归社会、重新就业或者变换岗位进行的针对性训练,比如烹饪、理发、电脑操作等。这类训练往往是在家属的支持下,对病情稳定并具有一定知识、技能的患者实施,是最理想的康复训练方法之一。具备下列条件的患者可进行这方面的训练:①病情较轻、缓解良好者;②原有较高文化程度,但不适合担任原来工作,单位有改变其岗位的愿望;③家属为了保障患者未来的生活;④患者本身具有重新工作的愿望,但缺乏相应的专业技能。

(三)工娱治疗的管理

工娱治疗不仅涉及患者工作能力的培养问题,也涉及患者的治疗、自身安全和社会安全的问题。因此,工娱治疗的管理人员应包括医生、护理人员及社区管理人员等。

1. 医嘱处理

医生的主要职能是为患者制订合适的个体化工娱治疗医嘱,在"设计"医嘱的过程中,需要考虑患者的性别、原来的职业、兴趣爱好、技术特长、教育程度、主要精神症状、躯体情况、治疗情况等,甚至需要考虑到患者的生活环境及将来的生活、工作计划等。

2. 治疗管理

开展治疗前,医护人员要仔细了解患者的实际情况,尤其是危险性评估,向患者介绍工娱治疗的意义、方法、内容和注意事项等。在治疗过程中,护理人员要认真、细心观察患者的表现,如对工娱治疗项目的态度以及工作的主动性、精确性、创造性、合作程度等,并且密切观察患者病情的变化,及时向主管医生汇报情况,共同协商并调整治疗计划,探寻更适合患者的特殊计划。

3. 安全管理

在工娱治疗的全过程中,安全管理极为重要,尤其对外出郊游或涉及可能产生伤害的作业过程时应特别注意。对病情尚未稳定的患者,应限制其外出,避免患者接触危险器具和物品。

4. 文体娱乐活动训练

文体娱乐活动训练的重点在于培养患者的社会活动能力,加强其社会适应能力,促进其身心健康等。患者通常在文娱活动时能自然表达其本性,一般不受精神症状制约,故对消除病态颇为有利,愉快的体验可抵消患者的敌意和攻击性,并能促进患者的康复并有助于病情的减轻。另外,集体活动形式可推动发展患者间的合作积极性并加强整体观念,改善患者的社交能力。文体活动富有吸引力,能唤起患者的愉快感和满足感,这种轻松、愉快、活泼的气氛,可稳定患者的情绪。通常,可按照患者的具体情况来选择适当的文体活动,如歌唱、舞蹈、体操、球类、乐器演奏等。

二、职业技能训练

职业技能训练就是要恢复或明显提高精神障碍患者的职业技能,以达到帮助其重返社会的目的。

(1)职业技能评估:即评估患者患病前的工作能力,这是职业康复效果评定的重要指标及设计制订计划的重要依据。

(2)职业技能训练:根据患者原有职业的特点、兴趣爱好及目前状态,选择相应的职业技能培训,培训的地点在国外有寄宿公寓、日间病房或夜间病房等,国内一般在精神病防治站或社区职业培训中心。

(3)工作后的心态:指患者参加工作后要面对的压力。培训患者应对压力的能力是搞好职业技能康复的基础,故必须让患者学会应对压力。

(4)庇护性工厂劳动:可为患者正式恢复工作或就业做准备,在此期间,仍有工作人员的照料,工作时间较短,但劳动性质及数量与一般工厂近似,以利于患者恢复工作职业技能。为了使患者能保持住自己的工作,医护人员应定期访视患者,并对其予以指导,不断提高患者的工作及适应能力。

三、社交技能训练

社交技能训练是患者最终回归社会、学会与人交往的方式及方法的一种训练模式。

(一)训练方法

(1)角色扮演:能起到比较关键的媒介作用。其作用一方面在于评价患者以往的社会技能,另一方面在于训练角色缺陷的目标行为。

(2)社会交往能力训练:在工作人员的参与下,让患者扮演各种不同的社会角色,由易到难,然后和患者一起来评价成功与不足之处,鼓励患者投入角色之中,最后潜移默化到现实之中。

(3)解决问题的技能训练:在训练过程中,让患者扮演某一角色,并反复向患者提出一些问题,治疗师不断地对其予以纠正和引导,对正确的部分再反复进行强化;在解决问题的过程中,给患者设置某些障碍,鼓励患者主动采取有效的方法进行克服。

(二)注意事项

(1)设计的场景一般来源于日常生活场景,原则是由易到难。

(2)角色扮演一定要有分享环节,允许患者将自己的感受及时表达出来,也让其他同伴分享感受,才能促进相互成长。

(3)尽量给每位患者都安排适当的角色和发言机会。若有患者始终喋喋不休,此时工作人员应适时、委婉地提醒。

(4)为了巩固社交技能训练的成果,工作人员可以布置家庭作业,比如帮助家人接待邻居的拜访。

案例五:林某某是定期到社区精神康复站康复的一名精神分裂症患者,近期园区组织了多次社交技能训练小组活动,林某某也积极参加了。社区精神康复站本月将举办一场"才艺展示活动",邀请了多名患者家属参加,经工作人员评估后,决定将接待工作由林某某负责,给他提供锻炼的机会。林某某自己制订了一个接待计划,要求工作人员给予指导,工作人员配合,鼓励林某某按计划进行。"才艺展示活动"举办得很成功,结束后,社区精神康复站表彰林某某为优秀学员。林某某备受鼓舞,主动要求担任社区精神康复站图书管理员一职。

四、原生艺术治疗

(一)原生艺术的由来

1945 年,杜布菲在瑞士精神病院里看到了精神病患者自发创作的艺术作品,深受触动,回到法国后,他就写下了《原生艺术笔记》一书。1947 年,他创办了"原生艺术之家",认为没有受过文化艺术熏陶的精神病患者、社会边缘化人士、自学者、主动违反文化或被文化排斥在外的人自发创作的艺术都可以纳入原生艺术行列,他们创作的主题、表现方式不受到任何古典或流行艺术的干扰,完全是发自内心的。

(二)原生艺术的内容

原生艺术包括原生艺术绘画、原生艺术编绳、原生艺术陶艺及其他艺术形式。

案例六:原生艺术是服务对象将自己内心最原始的想法通过艺术的形式投射出来,具有不可复制性,包括原生绘画、书法、陶艺、编绳等艺术。表 8-2 为开展的原生艺术小组活动;图 8-2 为学员在学习手工制作,图 8-3 为学员的绘画作品。

表 8-2 原生艺术小组活动

活动主题及节数	活动内容	预期效果
初期:走进原生艺术的殿堂 2 节	第 1 节:心的世界 第 2 节:爱的家园 (1)社会工作者展示了同伴支持者周某和陈某于 2017 年参加"宁夏·南京原生艺术治疗作品展"时的参赛作品 (2)志愿者和同伴支持者给学员表演手语操"不要认为自己没有用" (3)社会工作者邀请原生艺术治疗的老师讲解原生艺术的国内外现状 (4)社会工作者邀请同伴支持者进行原生艺术作品分析 (5)社会工作者进行总结,告知下次小组活动的主题	将学员弱势变为优势,使其了解原生艺术创作的意义,激发其参与热情

活动主题及节数	活动内容	预期效果
中期:原生艺术——绘画 5节	第1节:我的自画像 第2节:冲出枷锁 第3节:灵性 第4节:梦幻 第5节:拥抱身、心、灵 (1)热身活动:介绍自己,进行放松训练等 (2)同伴支持者带领学员进行原生艺术绘画创作 (3)学员分享创作感受 (4)原生艺术老师进行点评和反馈 (5)社会工作者进行总结,告知下次小组活动的主题	小组热身活动可使学员彼此认识;自画像可让学员认识到自我;原生艺术创作可让学员开发潜意识。通过分享,学员可了解自己的思维方式及别人眼中的自己,学员把心理活动通过绘画、编绳、陶艺等艺术形式表现出来,为心理咨询师走进他们的内心搭建桥梁,通过与潜意识对话,最终达到自我疗愈的目的
中期:原生艺术——编绳 5节	第1节:编绳的魅力 第2节:同伴串串 第3节:我的作品 第4节:生活与艺术 第5节:走进自然 (1)热身活动:"你说我做" (2)小组游戏:"蜘蛛网""依葫芦画瓢""指鹿为马"等 (3)同伴支持者带领学员进行原生艺术编绳创作 (4)学员分享创作感受,将作品进行展示 (5)社会工作者进行总结,告知下次小组活动的主题	
后期:原生艺术——陶艺 3节	第1节:泥娃娃 第2节:彩陶创作 第3节:升华——小组告别 (1)热身活动:"健康在我手" (2)小组游戏:"一家人" (3)同伴支持者陪伴学员一起进行原生艺术陶艺创作 (4)学员将作品展示给大家 (5)社会工作者组织学员观看MV《同伴》,在第2节结束时,告知学员下一节过后本次小组活动将全部结束,让学员有心理准备;在第3节中,社会工作者通过播放PPT展示服务对象的原生艺术创作视频和图片,让学员看到自己的优势,最后合唱《再见吧!朋友》,处理离别情绪,宣布小组结束,同时选择表现较好的学员作为下一批的同伴支持者	

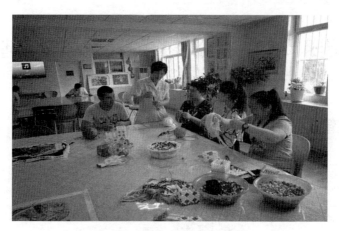

图 8 -2　学员在学习手工制作

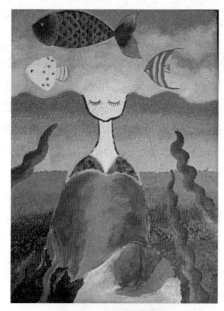

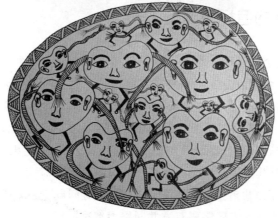

图 8 -3　学员的绘画作品

第四节 精神分裂症的社区个案管理

一、个案管理的定义

个案管理是指对已经明确诊断的患者,根据其病情和心理社会功能特点与需求,通过评估其精神症状、功能损害或面临的主要问题,有针对性地制订阶段性康复方案和措施并实施,使患者得到持续、有效的治疗,生活能力和劳动能力得到恢复,能够重返社会。

二、个案管理的团队及其成员

个案管理团队由基层医疗卫生机构、社区康复机构和精神卫生医疗机构共同组建,一般成员是由精神科医生、精神科护士、精神病防治人员、心理咨询师、康复师、社会工作者、志愿者等组成的多学科团队。个案管理团队一般会指定一名成员作为个案管理员,具体负责个体服务计划的实施,以及指导、督促和帮助患者。多学科团队根据各自的专业特长,分工合作,共同讨论,从不同视角为患者提供多层面的治疗康复服务。

三、个案管理的服务对象

个案管理的服务对象主要是那些病情基本稳定、新出院、精神衰退的慢性精神分裂症患者。

四、个案管理的目标及准备工作

个体服务计划由个案管理员与患者及其家属共同制订和执行。病情基本稳定者的个案管理旨在改善患者的精神症状和提高其服药依从性,降低危险行为的发生;新出院者的个案管理旨在稳定患者的精神症状,加强对疾病的认识,提高患者的主动服药能力,预防复发;慢性衰退者的个案管理旨在改善患者的生活技能和劳动能力。

(1)个案管理员应认真阅读病历,与转介工作人员会谈,确定患者是否符合个案管理的实施要求,与患者及其家属约定共同制订个体服务计划的时间。

(2)首次会谈应了解患者及其家属的求助意愿,对问题进行简单评估,澄清期望(介绍服务范围、告诉患者及其家属需要双方共同努力解决问题)。

(3)收集患者的个人基本信息、病情、家庭及社会情况等资料。

五、个案管理的运作模式

（1）每个个案安排一位个案管理员，跟进的时间不少于1年。

（2）个案管理员应提供一年365天全天候服务，明确规定工作日办公时段提供的服务时间，并提供非办公时段和非工作日（如公众假期和法定假期）值班服务。

（3）个案管理员运用临床个案管理模式，为个案提供量身定制的个体服务计划，并确保个案能在社区中得到精神专科及社区伙伴的支持。

（4）个案管理员以全面康复为方向，与团队的督导及主诊医师紧密合作，监察个案的精神状况，根据个案的需要，持续完善个案的个体服务计划。

（5）个案管理员应按照"患者基础管理"中分类干预的随访时间要求，开展个案随访。随访的内容包括：①执行"患者基础管理"的随访内容和要求；②评估个案危险性和各项心理社会功能，提出对个案管理计划的更改建议；③提出管理等级更改建议；④如发现个案病情变化或者有发生危险性行为的可能，随时向管理团队报告，必要时向精神科医生报告。

六、个案管理中的注意事项

（1）个案病情不稳定，要及时寻找可能原因，予以相应处理，包括提高治疗依从性措施以及调整药物剂量、种类或用药途径等。

（2）发现个案和家属存在关于疾病的不良心理反应，要为其提供心理支持及家庭教育。

（3）发现个案功能缺陷，要向其提供具体的康复指导和训练，介绍其到康复机构接受系统康复训练。

（4）对于已经恢复工作、学习者，需为其提供连续性支持，处理压力和治疗相关问题。

（5）与家属建立良好关系，积极争取家属参与个案管理。

（6）精神科医生应定期（一般为每季度）到社区卫生服务中心和乡镇卫生院开展工作，内容包括：①检查社区或乡镇管理的疑难个案精神状况和躯体状况，制订或更改治疗用药方案；②指导个案管理组制订或更改个案管理计划；③帮助解决基层人员在工作中遇到的疑难问题，指导个案管理计划的实施。

（7）建立多功能团队会议制度，多功能团队成员应每3个月会商一次患者情况。会商的内容包括：①根据评估结果，修订个案管理计划；②调整个案管理的级别；③解决诊疗工作中的其他问题；④如遇特殊情况，个案管理组要随时会诊讨论。有条件的多功能团队可每周开一次例会，每个成员应该有机会提出自己的看法。所有个案每6个月进行至少一次临床回顾，重新完善并修订个体服务计划。

（8）个案如有紧急需要，个案管理员需转介个案至精神科专科医院，社区精神科服务团队为其提供紧急危机干预。

七、个案管理团队的分工

(1)精神病防治医师:负责制订和实施个案管理计划,对其他成员的工作进行督导,作为患者和其他团队成员之间的中介,定期随访患者的病情变化,并及时将患者的病情变化报告给精神科医生,指导家属督促患者服药和定期复诊,对患者及其家属进行心理健康教育,作为应急处置的联络人和主要处置者。

(2)居委会干部:定期随访患者,观察患者的病情变化并及时上报给精神病防治医师,督促家属的监护工作,了解与疾病康复相关的现实需求,并在现有社区资源条件下帮助解决实际问题,为患者及其家属提供社区康复资源和精神卫生相关政策信息,必要时参与应急处置。

(3)精神科医生:负责指导个案管理计划,接收精神病防治医师的病情报告,并根据门诊观察和访谈评估适时调整治疗方案;患者就诊时,对患者进行心理健康教育;必要时,可参与应急处置。

(4)康复人员:接收患者参加机构的康复训练,为患者量身定做个体化的康复计划并实施,将康复训练中发现的病情变化上报给精神病防治医师。

(5)心理治疗师:接收患者参加心理治疗,为患者制订个体化心理治疗干预方案并实施,将心理治疗中发现的病情变化上报给精神病防治医师。

(6)社工:作为中介,协助医疗人员、康复师和心理治疗师开展工作,为患者及其家属提供心理-社会辅导和健康教育,协助患者使用医疗、康复和公共服务资源,指导和帮助患者接触社会和获得公共服务信息。

(7)民警:通过随访及与其他团队成员的联系,了解患者的基本信息(如有无再次肇事、肇祸倾向)以及危险性情况,作为应急处置的主导力量。

(8)团队成员间的联系:通过定期会商和必要时的即时联络,成员间相互沟通,将患者的特定情况和实际需求及时报告给相关团队成员。

八、制订和实施个案管理的原则

(1)个案管理员需要与患者及其家庭建立良好关系,这是顺利开展工作的关键,也是前期工作的重点。提供医疗服务的同时,还需注意提供支持性服务,并努力减轻患者及其家属的病耻感。

(2)建立治疗工作联盟,强调以团队合作为患者提供服务,方能满足患者的多元需求,个案管理员与服务部门之间以及不同部门之间都需要互相协调、配合,整合社区资源,在个案与社区资源之间架起桥梁。

(3)部门/人员分工:具体如下。

1)医疗机构人员:负责疾病评估、药物治疗及精神康复指导。

2)心理治疗人员:负责患者的心理-社会康复。

3）社会工作者:个案和服务之间的桥梁,可帮助患者接触社会、参与社会活动,让患者在熟悉的环境中重新构建有意义的生活。

4）社区居委会、民政部门、残联:可以帮助解决患者的日常生活和就医困难。

5）公安人员:可以协助保障患者的正当权益,并主导危险行为的应急处置。

（4）家庭的参与很重要。家属应协助观察患者疾病复发的征兆、对管理的态度和反应,帮助患者解决日常生活问题,督促患者接触社区并利用社区资源等。因此,要积极鼓励患者家属参与个案管理计划。

（5）目标制订应因人而异,详细了解患者及其家庭的需求非常重要;目标要具体且具有针对性,根据不同的阶段制订不同的目标。

1）初期目标:与个案、家庭和团队成员建立良好的服务和工作关系。

2）早、中期目标:注重疾病和危险行为的预防性目标,同时帮助个案获得并使用各项社区服务资源。

3）后期目标:重在康复性目标,可以是职业康复,也可以是社会角色设计等社会生活康复。每个阶段目标的实施要循序渐进,分步骤落实,对不能完成的计划要找出原因,寻求多方资源以解决障碍,必要时要调整目标和具体实施计划。

（6）设定服务范围:在现有的社区资源环境下,积极开展服务,以社区目前缺乏的资源为界限,提供力所能及的服务,否则个案管理人员容易产生挫败感。

（7）开展个案管理的基本策略:①个案管理员应以积极、正面的态度看待、关注患者,对患者态度要友好,并且需要前后一致;②个案管理员应身体力行,和患者一起做事,定期、持续接触患者,帮助患者分析、解决问题;③发生危机时,个案管理员应积极应对,必要时可联络其他服务人员协同解决;④个案管理员应注重训练患者的日常生活技巧,对患者的任何进步都要及时提出表扬及鼓励;⑤个案管理员应鼓励患者使用社区资源,支持他们充分利用图书馆、电影院、公园、学校等设施;⑥个案管理员应为患者获取社区各方资源进行呼吁,以减少对患者的社会偏见和歧视;⑦个案管理员应尊重患者的个性、尊严和自主决定权。

九、个案管理的实施

个案管理服务主要体现在制订和实施个体服务计划上。一个完整的个体服务计划包括以下7个环节,即评估现况、明确问题、确定目标、制订指标、采取策略、明确责任、检查进度(图8-5)。

1. **评估现况**

对个案的评估基于患者的精神状况、躯体状况、危险性、社会支持、残疾情况、经济状况等全方位的内容。由于每一位患者的社会功能缺损是不同的,因此有效的康复措施是针对个体的、具体而实际的功能缺损情况来进行的,通过评估,找出患者在治疗、管理或康复方面的主要问题,为日后实施相应策略提供依据。

评估时,需要考虑如下14个方面。

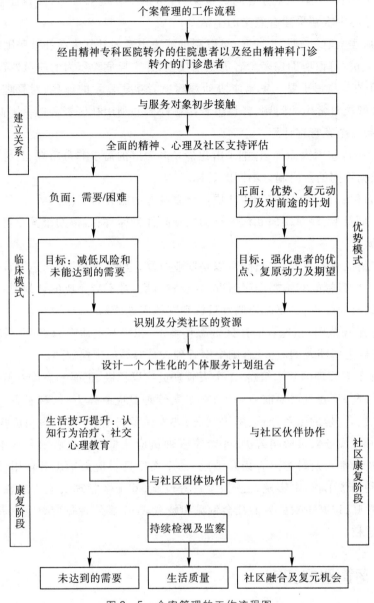

图8-5　个案管理的工作流程图

（1）精神健康状况：可采取不定式的精神检查方式或定式的量表测查患者的情绪状态。

（2）身体健康状况：采用系统回顾的方式询问患者的主观感觉，做系统的体格检查及辅助检查，以明确医学诊断。

（3）个人和他人的安全：评估患者安全和对他人的安全（可参考危险性五级评估），有无涉及司法的问题，转诊来源。

（4）个人对疾病的反应：指患者对自身精神疾病的发生、症状、治疗的理解，对疾病治疗和康复的期望，以及因疾病带来的压力和羞耻感。

（5）药物治疗的管理：目前治疗是否恰当、有效，对治疗的依从性，药物不良反应的处置。

（6）复发的早期征兆：观察和探索患者可能存在的早期复发迹象，如睡眠状况变化、对外界的敏感度变化等。

（7）友谊及社会关系：①朋友的数量，友谊时间的长短，与朋友的关系和接触的频度；②是喜欢和其他人在一起，还是宁愿独处，需要他人的帮助来维持人际关系；③与家庭接触的频度，如父母、兄弟姐妹、子女；④与配偶的婚姻关系如何。

（8）应对压力的能力：①应对症状和认识早期症状的能力；②应对环境压力的能力；③求助方式；④解决问题的方式。

（9）工作、休闲、教育：①时间管理方面，是否能够按时赴约，工作或其他日常活动守时，能够独立地安排时间及每天的一般日程；②休闲活动方面，如能或不能看电视、看电影、下餐馆、听音乐、进行体育运动，以及活动的频率；③受教育的情况及经历。

（10）日常生活技能：①日常个人生活的料理是独立进行、需人提醒、需要督导还是不能完成；②交流沟通的能力方面，口语能否与他人进行沟通，能否主动发起与人进行交谈；③使用电话方面，是否需要别人帮忙，是否会应答电话、拨电话号码及查找电话号码。

（11）家庭和社区支持系统：主要评估来自家庭和社区服务方面的资源，如家庭情况，包括家庭成员对患者的态度、情感表达的情况、患者有无监护人以及监护人的详细情况；家庭关系如何，有无家庭暴力或虐待；家庭经济状况。此外，还有来自社区的支持，如可否得到社区医疗，可否得到来自民政、残联的照顾，有无可适用的社区内的康复设施等。

（12）收入：有无劳动收入，是否享受政府贫困救助或残疾人补贴。

（13）居住状况：患者和谁共同生活，住房情况。

（14）权利和主张：权利和维权，有无人权受到侵害。

2. 明确问题

根据评估的结果，明确主要的问题，将其记录在表8-3第1栏"现况评估，明确问题"中，作为确定目标和提供各项服务的依据。在不同阶段，患者的主要问题可能不同，一般来讲，每次评估后设定的主要问题不能太多，以不超过4个为宜（注：在制订个体服务计划之初，为了避免遗漏，应将所有评估出来的问题均作为主要问题，制订相应的目标、指标、策略、责任人和完成时间，待熟练之后，才按照每次明确的主要问题的方法实施）。比如，某个个案评估的结果是病情不稳定，家庭成员对治疗失去信心，那么主要问题就是治疗问题，以及家庭对疾病的态度问题。明确了主要问题，后期的服务和康复措施才有针对性。

3. 确定目标

根据表8-3中明确的问题，有针对性地对患者进行康复。所有责任人（包括个案管理员、患者及其家属）经充分讨论后，共同设定可行的近期目标和远期目标。譬如，某患者的主要问题是始动性差、个人生活非常懒散被动，则他的近期目标就是主动料理个人生活，远期目标可能是参加社区活动。需要注意的是，康复目标的制订要切实可行，患者能够做得到。

表 8 - 3　个体服务计划(ISP)

个体服务计划中需要考虑的领域			
1. 精神健康状况;2. 身体健康状况;3. 个人和他人的安全;4. 个人对疾病的反应;5. 药物治疗的管理;6. 复发的早期征兆;7. 友谊及社会关系;8. 应对压力的能力;9. 工作、休闲、教育;10. 日常生活技能;11. 家庭和社区支持系统;12. 收入;13. 居住状况;14. 权利和主张			
个案管理明细计划单(由个案管理员和患者协商制订)			
1. 现况评估,明确问题	2. 确定目标,制订指标	3. 采取策略	4. 任务

患者签字:　　　　　　个案管理员签字:

4. 制订指标

根据确定的目标,制订几个细化的客观指标来检验康复的效果,记录在表 8 - 3 的第 2 栏中。这些指标要符合实际,具有可操作性。比如,对生活懒散的患者,康复成功的指标可能是按时起床,每周洗澡一次,自觉洗漱;对于几乎完全康复的患者,康复成功的指标可能是成功就业、融入社会。

5. 采取策略

个案管理分为医疗和生活职业能力康复两个部分:医疗部分主要包括病史采集、精神及躯体状况、危险性、服药依从性和药物不良反应检查评估、制订用药方案;生活职业能力康复部分主要包括个人日常生活、家务劳动、家庭关系、社会人际交往、社区适应、职业与学习状况等。例如,对一个生活自理能力和社会交往能力很差的患者,安排其接受日间活动中心服务,要求患者按照日间活动中心安排定期参加患者自行选择的活动;制订和实施个案管理策略应从保证医疗开始,有条件的地方,可逐步增加患者的生活职业能力康复。

6. 明确责任

在个案管理中,患者及其家属、个案管理员都是非常重要的角色,缺一不可。三者是一个工作团队,或者说是为了达到患者回归社会的目的而组成的一个联盟,因此作为团队成员,大家的出发点和目的都是一致的,在制订个体服务计划时,三者的参与和协商是非常必要的。患者既是被服务对象,又是团队成员,患者要按照既定的计划去做,做好了可以受到奖励和表扬,做不好要受到批评。家属在患者康复中的作用明显,因为患者的大部分时间是和家庭成员共同度过的,家属要在个案管理员的指导下,监督计划的实施,调节家庭情感表达。个案管理员是团队中的专业人员,要对个体服务计划的科学性、可行性负责,提供精神病学医疗和康复服务,对计划的实施进行监督和检查。

7. 检查进度

由于精神疾病的特点,个体服务计划显然要兼顾短期利益和长期利益。个案管理员应根据患者的特点和病情,按照工作规范要求,数周或数月检查一次进度,评估所制订指标的完成情况,并制订下一步个体服务计划,将采取策略和考评时间记录在表8-3中。

考评进度时,应以鼓励为主,先考评是否完成,患者若完成了服务计划,要及时给予鼓励或奖励,肯定其成绩,然后进入下一个个体服务计划的制订。对没有完成者,应先询问和分析原因(不要责备患者),再根据情况检查是否存在原个体服务计划制订得不合理或合作团队中谁没有尽职尽责的情况,最后进行目标调整,保证能够完成。个案管理的效果至少每3~6个月评估一次。

在制订完一份完整的个体服务计划后,将服务计划(一式两份)由患者和个案管理员签名,分别保存。

十、社区精神康复服务人员的具体任务

社区康复服务人员一般包括社区康复护士、社会工作者、职业治疗者、物理治疗者、医生、心理工作者等。其中,社区康复护士要求是注册护士,并且有两年以上的工作经验,由接受过专门的社区康复护理培训的护士担任,在整个团队中一般担任整合协调等管理功能角色。

1. 治疗护理
(1)探访服务对象的家庭。
(2)提供全面的社区康复护理,由专人负责每位服务对象。
(3)给予服务对象适当的辅导和教育。
(4)提供家庭治疗。
(5)进行危机处理。
(6)按照医生处方为服务对象注射药物。

2. 健康教育
(1)参与社区及心理卫生活动推广工作。
(2)举办精神医学及心理卫生知识讲座。
(3)介绍有关治疗精神障碍药物的疗效和副作用。
(4)指导家属进行恰当的家庭护理和采取安全防范措施。

3. 评估
(1)观察及评估服务对象的精神及健康情况。
(2)观察服务对象的药物反应,做出解释及适当处理。
(3)识别影响服务对象的健康问题,并做出适当指导和处理。

4. 互助
(1)家属组织:大多数人员由患者家属组成,主要通过教育及建议,进一步提升社区

精神康复服务水平,增进患者家属间的相互支持和帮助,帮助患者及其家属树立克服困难、战胜疾病的信心。

(2)志愿者服务:由街道居委会的热心群众、邻居等组成看护小组,对该辖区患者及其家庭提供一些帮助,如看望患者、督促服药和复诊、协助解决困难、向群众做好精神卫生宣传等。

十一、随访

1. 随访的分类

精神发育迟滞伴发精神障碍患者的随访分类主要依据危险性评估精神症状、药物不良反应和躯体疾病状况。

(1)病情稳定者:指危险性评估为 0 级,且精神症状基本消失,自知力基本恢复,社会功能处于一般或良好,无严重药物不良反应,无严重躯体疾病或躯体疾病稳定,无其他异常的患者。症状基本消失是指没有精神症状,或残留个别症状且长期稳定,不影响患者的生活。自知力基本恢复包括自知力完全或轻微不全。社会功能处于一般或良好指社会功能 5 个方面的功能均无选择较差这一项。

(2)病情基本稳定者:指危险性评估为 1 ~ 2 级,或精神症状、自知力、社会功能状况至少有一方面较差的患者。精神症状较差指精神症状对患者生活有一定的影响;自知力较差指自知力严重不全;社会功能状况较差指个人生活料理、家务劳动两个方面中任一项评为较差,或生产劳动及工作、学习能力、社会人际交往中有 2 项及以上评为较差。

(3)病情不稳定者:指危险性评估为 3 ~ 5 级,精神病症状明显,自知力缺乏,有严重药物不良反应或严重躯体疾病的患者。精神病症状明显指精神症状严重影响患者的生活;自知力缺乏指自知力缺失。

2. 随访的技巧及注意事项

(1)确定随访患者的先后顺序,优先随访病情不稳定及基本稳定的患者。在随访过程中,工作人员应加强宣传各类精神卫生惠民政策和社区康复服务。

(2)在安全地点进行随访,注意观察周围环境,确保出入安全。单独入户随访前,告知同事自己的行程,携带手机,便于需要时及时联系;随访时,尽可能与患者面对面,并保持一定距离,不背对患者,避免与患者长时间直接目光对视,注意可能成为凶器的物品(如雨伞、小刀等)。一旦发现有安全隐患或患者有敌意时,应当尽量稳住患者情绪,同时求得患者家属或其他人的帮助,及时停止本次随访工作。

(3)对首次随访的患者,应当多方了解患者的基本资料,如性别、年龄、家庭住址及成员信息、病史、诊断、既往有无暴力和攻击行为、是否有醉酒或药物依赖、近期是否有重大生活事件等。

(4)提前了解患者及其家属是否有特殊情况,如患者否认自己有病、家属不知道社区随访或明确表示不同意上门面访等,可先电话沟通,预约到基层医疗卫生机构或村(居)

委会随访。工作人员做自我介绍并说明来意,以关心为主,取得患者的信任,同时强调会保护患者的隐私,不在楼道或门口讨论患者的病情。

(5)根据患者情况来确定本次随访的主要内容,如患者生活状态和生活事件、精神症状以及对患者的影响、危险性评估、服药依从性、不良反应、躯体状况、康复措施等。

(6)随访时一般从询问日常生活开始,再以开放式问题切入主题,尽可能多地了解信息。例如,"最近都在忙些什么?""睡眠情况好吗?"交谈中,态度要亲切,仔细观察患者的表情、眼神、行为动作、姿势、交流方式、穿着、情绪状态、对答情况等,并认真倾听,适时提问和澄清,及时鼓励和肯定患者的努力和进步。当患者描述幻觉、妄想等症状时,不要直接否定患者,应理解患者的感受,再进一步向患者澄清症状。

(7)确定患者对疾病的认识和服药情况,如可以问"你认为自己目前有什么问题吗?""你能跟我说说你患病时的表现吗?""你愿意定期到医院复诊吗?""平时吃药是自己拿药吃还是家人拿药给你吃,需要别人提醒或督促吗?""吃药有什么不舒服吗?"等。

(8)对患者最近有无异常行为、有无情绪波动、是否坚持服药等信息,应分别询问患者和患者家属。

(9)积极回答患者及其家属提出的问题,不能现场回答的,回去翻阅资料或请教专业人员后在下次随访时告知患者。随访结束时,要与患者及其家属预约下次随访的日期。

第五节　社区精神康复活动案例

本节主要以在社区精神康复站为康复学员开展社区精神康复活动为例,讲解社区开展精神康复活动的具体执行情况。

一、活动背景和需求分析

在社区精神康复站,有社区精神康复注册患者(以下统称为学员)51人。这些学员的自知力虽已基本恢复,具有回归社会的条件,但学员的社会功能退化较为严重,出现沟通障碍、人际交往困难等非适应性行为,导致难以回归社会。

社区精神康复站的社区精神康复团队通过个人访谈的方式对30名学员(年龄在24~49岁)的需求进行了评估,发现学员主要存在自信心缺乏、以自我为中心的言行、社交困难、情绪障碍、病耻感严重等问题。针对这些问题,精神康复团队设计了6个小组活动,主题分别为"年轻的朋友来相会""心有千千结""同舟共济""悦纳自我、放飞心灵""不要以为自己没有用""朋友再见",以优势视角和正面引导为互动策略,为学员开展小组活动,期望通过小组活动,帮助学员提升自信和自我认同感。同时,在小组活动的过程中加强学员的学习和参与能力,帮助学员学会沟通和人际交往的技巧,有效激发个人或团体的潜能。

二、实践框架

(一)小组基本情况

小组主题:如"悦纳自我,放飞心灵"。

小组名称:成长互助小组。

小组人数:10 人为一组。

小组频次:每周 1 次,持续 6 周。

活动地点:社区精神康复站。

活动时间:2018 年 6 月 26—7 月 31 日,每周二 14:30—15:30。

(二)小组目标

1. 总体目标

小组以团队活动的形式,帮助学员学习与团队成员的交流和交往,学习并建立良好的人际关系,促进学员转换视角,发掘自己的优势和潜能,进而将小组经验延伸到生活中,从而有效提升学员的社会交往能力和人际关系水平。

2. 具体目标

(1)帮助学员认识自身的优势和资源。

(2)使学员学会与他人合作的方法。

(3)提升学员的人际交往能力。

(三)理论依据

1. 优势视角理论

优势视角理论认为,每个人、群体、组织和社区都有其内在的潜力,包括天赋、知识、社会支持和资源等,只要存在适当的条件,就可以建设性地发挥自身功能,有效应对生活中的挑战。优势视角理论的宗旨是通过激发个体的潜能来达成他们自己的愿望和目标。社会工作者协助服务对象以另一种态度思考自己的问题与改变的机会,使得问题对服务对象不具有威胁性,威胁降低了,服务对象解决问题的动机便会提高。

我们在对服务对象进行需求调查的过程中发现,很多精神病患者具有个人特色或具备天赋,如绘画、音乐、书法、运动等,但一般情况下,大家都将他们看成病态的个体,将他们问题化,缺乏对学员优势的挖掘、肯定和利用,久而久之,连学员自己都会缺乏自我认同感。

社会工作者的介入就着眼于学员各方面的优势和挖掘个人潜质,以开发和利用学员的潜能为出发点,在认知重塑中,让学员逐渐发现和肯定自己的优势,学会接纳自我并增强信心。

2. 需求层次理论

马斯洛将人的需求分为五个层次,每个层次之间都有先后顺序和高低之分,从低到高依次为生理的需要、安全的需要、社交的需要、尊重的需要、自我实现的需要。马斯洛认为，人的需求结构很复杂，人们总在力图满足各种需求，一旦某种需求得到满足，就会追求另一个需求，而在这五个层次的需求中，总是从低到高逐级递增，每一层次需求的满足都决定了个体成长发展的状态或程度。因此，需求是个人成长发展的内在力量和动机，需求会影响行为并驱动行为的变化。

就社区康复的学员而言，病情已经得到有效控制，生理和安全的需求基本满足，但因为药物的副作用和病症影响，学员普遍存在社交障碍、病耻感、缺乏对自我概念和自我认同感等问题，所以满足学员人际交往的需要、归属感的需要、自我尊重和获得他人尊重的需要以及自我价值实现的需要显得尤为重要。

在小组方案设计和实施时，应该充分考虑学员的需求，并在每次小组活动后重新评定学员的需求，根据需求的变化，适时调整小组的方案和实施策略，以达到预期的最终目标。

（四）可能遇到的困难及其解决办法

社区精神康复活动的障碍及其应对策略的内容详见表8－4。

表 8－4 社区精神康复活动的障碍及其应对策略

序号	预计困难	解决方案
1	学员跟不上进度	讲解尽量简单，深入浅出，且具有吸引力，关注学员，鼓励他们提问
2	小组活动招募时，学员对小组活动不了解，可能不会主动报名	社工和其他工作人员共同帮助学员了解小组内容，鼓励学员积极参加
3	活动中个别学员羞于表达，隐藏自我	社工正确引导、鼓励学员勇敢表达自我真实想法，教授学员与他人分享的技巧

三、社区精神康复服务的实施过程

第一次小组活动："年轻的朋友来相会"。具体内容详见表8－5。

表 8－5 "年轻的朋友来相会"

日期及时间	2018 年 6 月 26 日 14:30—15:30	时长	60 分钟
本次小组活动的总目标： （1）学员相互认识，初步建立关系 （2）澄清小组目标及学员参与动机 （3）订立小组契约，初步建立学员对小组的认同感和责任感			

续表

时间	目标	内容	物品
10分钟	工作人员和学员相互认识;工作人员介绍本次活动,澄清小组目标,使学员了解小组作用,明确参与动机	(1)工作人员做简单自我介绍 (2)主持人介绍小组的目的及内容 (3)主持人对学员表示欢迎	—
10分钟	活跃小组气氛,使学员快速进入小组环境,减少彼此的陌生感	热身游戏:"棒打薄情郎" 学员围圈而坐,并在简单自我介绍后,选一个人用报纸卷成"棒子",指导者喊出一位学员的昵称,被叫者两侧的学员要马上站起来,否则由被叫者当头一棒,反复做,直到大家熟悉	报纸
10分钟	建立小组规范,促进后期活动的有序开展,同时加强学员的自我约束和管理,培养团队意识	(1)社工举例有助于小组开展的规范 (2)引导学员共同商定小组规范,并将探讨出的规范写在一张白纸上,请每个学员签名,并张贴在墙上	纸、彩笔
20分钟	澄清学员对小组的期望,引导学员思考自己的需要,明确自己参与小组的目的和意义	(1)社工强调小组目标,让学员明白本次活动的目的和意义 (2)社工举例说明相关的期望,以确保学员所写期望与小组目的一致,并且可以通过小组活动实现 (3)学员写下自己对小组、其他学员、社工的期望	纸、笔、便利贴
10分钟	加深学员对本节活动的印象和收获	(1)社工总结本次小组活动,邀请学员分享对本次活动的感受,收集学员的感受和意见 (2)通知下次活动的相关事宜	纸、笔

第二次小组活动:"心有千千结"。具体内容详见表8-6。

表 8-6　"心有千千结"

日期及时间	2018 年 7 月 3 日 14:30—15:30		时长	60 分钟
本次小组活动的总目标:认识自己的优缺点,促进良好的人际沟通				
时间	目标	内容		物品
5 分钟	学员能快速进入小组状态	(1)工作人员带领学员回顾上次小组的目标和小组契约 (2)工作人员重申小组规范,强化学员的自我管理和对团队的责任感 (3)工作人员介绍本节活动的主题和内容		—
15 分钟	活跃小组气氛,加强学员间的支持,体会团结协作对一个团队的重要性	热身游戏:"心有千千结" 学员手拉手围成圆圈,面向圆心,并记住自己左手边和右手边的人;放开手,音乐响起,学员随着音乐在小范围内走动;音乐停止,学员站住,在不挪动位置的情况下,去牵原来左、右手的人。现在手与手、人与人之间结成一个很大的死结,在不松手的情况下把结打开,最后恢复为大家开始时拉手围成的大圆圈		—
20 分钟	帮助学员澄清自己的价值偏好	游戏:"价值排序" (1)工作人员举例说明需要排序的物品 (2)学员将生活中重要的东西进行排序 (3)小组讨论、分享成员间价值选择的偏好原因和感受		纸、笔
10 分钟	进一步加强学员之间的沟通了解	游戏:"优点轰炸" 工作人员引导学员进行优点轰炸,在学员对彼此熟悉后,由其他学员说出自己的优点		—
10 分钟	加深学员对本节活动的印象和收获	社工总结本次小组活动,邀请学员分享活动中的感受 引导学员思考,通过优点轰炸后,让学员表达自己的感受和想法,是否发现了自己之前没有意识到的一些优点,以及一些自己不以为然的地方在别人眼里就是优点。因此,有时候我们需要学会放大优势,增强自信心,以更好的状态面对生活		—

第三次小组活动:"同舟共济"。具体内容详见表8-7。

表8-7 "同舟共济"

日期及时间	2018年7月10日14:30—15:30		时长	60分钟
本次小组活动的总目标:认识到团队的力量,意识到在遇到问题时,身边的朋友会是自己坚实的后盾				
时间	目标	内容		
5分钟	学员能快速进入小组状态	(1)邀请一位学员回顾上次小组的内容 (2)工作人员介绍本次小组活动的主题及内容		—
10分钟	热身阶段,学员较快进入小组氛围中	热身游戏:"请你和我这样做" 大家一起有节奏地拍大腿,并有节奏地说:"请你跟我这样做。"然后由第一个人说与这个词有关联的语句		—
25分钟	培养学员的沟通意识	主题游戏:"急速60秒" (1)在2m长的毛线围成的圈里放置代表1~30的数字卡片 (2)容许一名学员接触圈内的卡片,其他学员在圈外给予语音上的帮助 (3)在60秒内采集所有数字信息卡片且按照数字顺序排列,准确无误者胜利		游戏卡片
10分钟	巩固游戏中所体现的意义	分享游戏感受:当前一位学员用身体语言表达时,在那里获得了什么信息?引导学员去发现每个人对同样的事情有着不一样的理解		—
10分钟	加深学员对本次小组活动的印象和收获,巩固本次小组活动的效果,为下次活动做铺垫	(1)社工总结本次小组活动,邀请学员分享对本次活动的感受 (2)预告下次活动 (3)布置家庭作业,让每位学员写下令自己困扰的事情		白纸

第四次小组活动:"悦纳自我,放飞心灵"。具体内容详见表8-8。

表 8 - 8　"悦纳自我,放飞心灵"

日期及时间	2018 年 7 月 17 日 14:30—15:30	时长	60 分钟

本次小组活动总目标:学员借助这个平台表达自我,提升学员的表达意愿

时间	目标	内容	物品
10 分钟	学员能快速进入小组氛围	(1)邀请一位学员回顾上次小组内容 (2)重申小组规范,强化学员的自我管理和对团队的责任感 (3)介绍本次活动的主题和内容	—
20 分钟	热身游戏,活跃小组氛围	热身游戏:"击鼓传花" (1)学员随着音乐传递自己手中的毛绒玩偶 (2)音乐停止时,毛绒玩偶在谁的手中,谁就为大家表演一个小节目	毛绒玩偶
20 分钟	检查家庭作业完成情况,训练学员的倾听和表达能力	(1)学员轮流分享上周的作业(令自己困扰的事情) (2)全体学员共同探讨自己是否也有这一方面的困扰,共同寻求问题的解决办法	卡纸
10 分钟	加深学员对本次小组活动的印象和收获,巩固本次小组活动的效果	社工总结本次小组活动,邀请学员分享本次活动的感受	—

第五次小组活动:"不要认为自己没有用"。具体内容详见表 8 - 9。

表 8 - 9　"不要认为自己没有用"

日期及时间	2018 年 7 月 24 日 14:30—15:30	时长	60 分钟

本次小组活动总目标:增强学员回归社会的信心,树立乐观的心态

时间	目标	内容	物品
5 分钟	学员能快速进入小组氛围	(1)邀请一位学员回顾上次小组内容 (2)重申小组规范,强化学员的自我管理和对团队的责任感 (3)介绍本次活动的主题和内容	—

时间	目标	内容	物品
25 分钟	引导学员对自己有深刻的认识,察觉和反思	主题游戏:"生命线" (1)向每位学员派发一张 A4 纸和笔 (2)让学员预先设想自己的生命长度,预计自己的生命可能有多少岁,以零岁为起点,以设想的生命结束的年龄为终点,在白纸上画出一条线段,设想的年龄要切合实际,以自己家族的寿命状况为参考依据 (3)在生命线段上标出自己的年龄,将线段一分为二 (4)以现在的年龄为分界线,写出在自己生命中已经发生的三个重大事件,再写出自己希望发生或者可能发生的三件事,同时在线段上标出相应的年龄时间 (5)让学员独立完成,不要与人商量,不要抄别人的,更不要请人代写。个人完成后,在组内进行分享和反馈,引导学员间进行支持和鼓励,切忌批评和伤害	白纸、笔
10 分钟	引发学员对自我进一步的认识和思考	(1)观看励志片段《我的人生》,引导学员对自我进行深刻认识,察觉和反思,想象美好的生活前景 (2)学员发表观后感	电脑、投影仪、音响设备
5 分钟	为自己加油	全体学员合唱《不要认为自己没有用》	音响设备
10 分钟	巩固活动效果	社工总结本次小组活动,邀请学员分享对本次活动的感受,收集学员的感受和意见	—
5 分钟	总结	预告下次活动,并且告知下次活动将是小组活动的最后一次,提前预告结束时间	—

第六次小组活动:"朋友再见"。具体内容详见表 8 – 10。

表 8 – 10 "朋友再见"

日期及时间	2018 年 7 月 31 日 14:30—15:30		时长	60 分钟

本次小组活动的总目标:
(1)巩固学员在小组中取得的进步,了解学员参加小组后的变化
(2)巩固学员间的友谊及相互支持
(3)处理学员的离别情绪

时间	目标	内容	物品
5 分钟	学员能快速进入小组状态	(1)邀请一位学员回顾上次小组内容 (2)介绍本次小组活动的主题和内容	—

时间	目标	内容	物品
10分钟	使学员快速进入小组状态	热身游戏:随机给学员发放写有不同数额的纸贴,如5角、1元等,引导学员贴在自己身体显眼的地方;然后学员围成一圈,当工作人员随机喊出一个数字(如5元)的时候,学员根据自己身上的面额,快速组成5元的小组,未进入小组的学员记名一次。活动结束后,记名超过3次的学员要表演节目	写有不同数额的纸贴
15分钟	回顾前五次的小组内容,让学员直观地看到自己在组内的表现	收集前五次活动中学员的照片,以此为素材做成PPT,现场播放,主持人观察学员的表现	PPT
10分钟	学员在反思中获得力量	(1)邀请学员分享前五次小组活动的感受 (2)针对小组活动,提出自己的建议	—
10分钟	巩固学员间的友谊和支持,引导学员积极面对生活	可以提议大家合唱积极向上的歌曲,大家一起唱,为自己打气,为小组打气	电脑、音响
10分钟	宣布小组结束,巩固小组活动效果	(1)回顾小组历程,并强化其中的一些心路历程,由工作人员宣布小组结束 (2)协助学员做好活动评估工作 (3)与学员告别,全体拍合影照	背景音乐、纪念品

四、小组发展状况

1. 小组前期

学员开始聚集,并相互熟悉,探索和了解小组功能和目标;小组开始形成彼此的认同规范,小组动力开始形成。此阶段,学员间的互动比较少,社会工作者处于中心位置(角色主要是领导者)。同时,学员也出现了各种各样的问题,首先是接纳的焦虑,小组初步形成,体现为学员之间、学员与社会工作者之间的信任危机,此时,社会工作者的处理办法是说明小组规范,关心小组学员的利益和小组利益;其次是沉默的现象,某些学员基本不发言,此时社会工作者接受他们的沉默,尊重他们的选择,同时也表示要友善、放松和平等,并采取一些方式引导他们发言。

2. 小组中期

在此阶段,小组重整和归纳,学员的自我意识和权利控制意识增强,小组会出现冲突。学员之间的关系也在疏远—亲密—冲突—和谐中不断发展,因此对社会工作者的挑战也很大。社会工作者适时运用包容、理性、分享、焦点回归等技巧,引导学员间相互理解和尊重。社会工作者要详尽地准备每次的小组活动内容,包括集体游戏的选择、学员的纪律性、处理团队冲突及不合作等,并需要通知学员小组活动开始和结束的时间,把握好每次小组活动的时间和节奏。社会工作者带领学员分享活动感受和内心体验时,社会工作者要相信学员是有能力的,要鼓励学员积极参与,帮助学员实现目标,并处理特殊学员间的冲突。

3. 小组后期

此阶段的学员既有积极的情绪(如正面的改变),也有消极的情绪,如对小组结束的担忧、失落、逃避。社工应帮助学员独立地、有成就感地离开小组,并带领学员回顾整个小组活动;通过社工提问、学员回答、社工补充的形式,带领学员回忆整个小组历程,评价学员在小组中的表现,巩固在小组活动中的学习经验。最后一次小组活动用一首激动人心的歌曲《啊,朋友再见》来结束小组,以此处理小组离别情绪,鼓励学员保持小组内的良好改变,并将其延续到以后的生活中。

五、小组评估

(一)过程评估

(1)对参与活动的学员运用抑郁自评量表和焦虑自评量表进行前测和后测,对比分析后发现,有 2 名学员在第三次活动时焦虑量表得分从轻度焦虑转变为正常,另有 1 名学员的抑郁得分也由中度变为轻度。

(2)了解家属对学员参加小组活动前后行为表现的评价,尤其是与人交往方面的表现。有学员的家属反映学员回家后的语言会比以前更多且表现得更主动一些,愿意表达自己的想法和感受,尤其是参与活动中的感受和体会。

(二)总结评估

(1)学员分享和总结:在每次小组活动结束时,工作人员会组织一个小型分享会,每位参与者可表达自己此次参加活动的感受和收获,通过这种形式,可以初步了解当次活动的效果和参与者的变化程度。

(2)意见反馈与收集:在每次小组活动结束之后,工作人员一方面需收集学员对活动内容、介入手法、工作态度及表现等方面的意见,以此作为评估依据,并对小组方案进行改进;另一方面需收集医护人员的意见,邀请医护人员观察每次活动结束后学员的表现,并以此作为小组活动效果的评估依据。

(三)效果评价

1. 小组活动评价

在小组活动结束后,组织团队通过访谈的形式了解学员对小组活动的效果评价,多数学员对小组活动的形式和内容都很满意。在整个活动中,学员通过观察、自我反思和不断改进,可使自身在活动中的协作意识和尊重他人感受的意识明显增强。

2. 学员满意度评估

社会工作者团队通过问卷调查的方式调查了针对小组活动内容、设计、社会工作者态度等的学员满意度,调查结果显示,100%的学员认为社工的能力、态度都很好;100%的学员认为活动很好地促进了学员间的相互了解;97%的学员认为小组活动安排合理、易于接受。从评估结果来看,学员对小组活动的满意度是很高的。

六、小组活动总结

(1)社会工作者应注意控制小组活动的时间,进行小组活动时,要根据学员对知识的接受能力将复杂的游戏规则分节讲解并做好示范,特别是对认知功能受损的学员,更需要社会工作者耐心细致、反复多次地讲解和提示。

(2)在小组活动中,加强小组学员间的互动非常重要,通过积极互动,有助于集中学员的注意力,并且可以加深学员对活动内容的理解。

第六节　同伴支持小组活动案例

一、概述

同伴支持小组是指那些曾经有过类似疾病,目前已经完全康复的患者,成为正在康复患者的同伴支持者,让康复好的患者带动新康复者一起参与康复,不仅可使老康复者发挥优势来帮助他人,实现自我价值;同时也让新康复者看到希望,建立自信,投入到康复活动中去。社工以需求评估作为提供服务的基础,整合患者、家属及社会的需求,通过链接各种社会资源,为患者提供支持服务。最终的目标是让患者能达到复原状态,家属能安心工作、学习和创造社会价值。通过与同伴支持者建立微信群,一起参加小组社会工作、手工作品义卖等活动,让同伴支持者最大限度地发挥自己的作用,为新康复者讲解服药、康复等知识,让新康复者看到希望,并树立坚持康复的信心。

同伴支持者在社区精神康复中所扮演的角色可以是教育者,以自身的经验和体会对参与社区康复的学员进行相应的健康教育;可以是倡导者,对学员的技能学习提供相应的建议;可以是支持者,对学员的学习过程提供相应的心理支持,让学员感受到来自同伴的鼓励和支持;可以是服务提供者,对学员在技能学习过程中需要的帮助进行指导;可以是协调者,协调学员、社区康复机构、社区资源的关系,促进学员获得积极的帮助和资源(图8-5)。

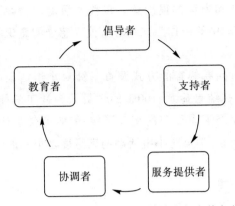

图8-5 同伴支持者在社区精神康复中的角色

(一)小组目标

1. 总体目标

由精神科医护人员为学员提供各种治疗、护理康复服务,充分发挥同伴支持群体的资源,最终使学员悦纳自我、建立自信,并使职业技能、生活自理和社会交往能力得到进一步提升,为回归社会搭建桥梁。

2. 具体目标

(1)心理健康:症状稳定,悦纳自我,自信从容地面对生活。

(2)自理能力:生活自理能力有所提高。

(3)社交能力:学会与人沟通交往。

(4)职业技能:各种职业技能有所提高,学会手工编织、制作各种工艺品等,会种植并打理农作物等。

(二)小组性质

小组的性质为社区精神康复患者同伴支持小组。

(三)小组对象

小组的对象为精神危险性在1级以下,排除有活动性传染性疾病、重大躯体疾病的精神障碍(主要为精神分裂症),经精神科医生评估后确认病情稳定、适合社区康复且自愿参加的社区康复学员。同伴支持小组可分为5个小组,平均每个小组成员为8~12人,共计50人。

(四)同伴支持小组的活动时间及程序

本社区开展的同伴支持小组工作从2018年1月至2018年6月,同伴支持小组的活动周期为6个月。

(1)调查、评估同伴支持小组成员的需求。

（2）根据需求评估结果确定小组目标。

（3）根据目标制订活动计划和方案。

（4）邀请康复患者参加小组活动,并签署知情同意书。

（5）开展同伴支持小组活动。

（五）可能的困难和解决办法

（1）小组成员积极性不高或不配合:链接心理咨询师资源,由心理咨询师对学员进行始动性训练,及时矫正学员的不良认知并为其疏导不良情绪。

（2）小组成员担心自己表现不好,遭同伴嘲笑:以代币方式,对参与活动的每一位学员都给予精神奖励和物质奖励。

（3）小组成员参与活动中突然病情发作:链接精神卫生服务资源,每次小组活动均有一名精神科医护人员全程参与,确保能够对突发的应急情况给予及时的临床对症处理。

（六）社区资源

社区精神康复团队分别前往精神专科医院、残疾人联合会、卫健委、街道办事处及精神卫生综合管理处等部门寻找相关的社会资源,目的是帮助学员能够在社区精神康复站享受由相关政府部门对精神康复患者提供的"一站式"服务政策,如国家免费发药、免费体检等。

同伴支持小组:通过社区宣传、入户动员等形式,招募同伴支持者的成员,最终招募到同伴支持者10余名。

每个小组分别有1~2名同伴支持者和若干名学员,在社区精神康复团队的组织和带领下,开展小组活动,目的是使同伴支持者发挥自己的优势,实现自我价值;同时让新学员看到希望,树立信心,自觉投入到康复活动中。在组建同伴支持小组时,社区精神康复站在尊重学员兴趣爱好的基础上,开展针对性的小组活动,指导他们开展原生艺术创作(包括绘画、书法、陶艺、编织等)、生活料理、社会技能等方面的训练,并以此为切入点,让学员融入社会劳动和群体生活中。具体分组情况如下。

（1）原生艺术创作同伴支持小组:由1名绘画指导老师带领2名康复者及新学员组成。

（2）生活技能训练同伴支持小组:由2名康复的同伴支持者与其他9名新学员组成,由同伴支持者教授新学员学习整理床单位、清扫、保洁、准备餐食等。

（3）社交技能训练同伴支持小组:由2名社工作为指导老师,1名已经获得康复的目前从事收银工作的同伴支持者,与8名新学员组成小组开展活动。

（4）团体心理辅导同伴支持小组:由1名国家二级心理咨询师带领新组员,在同伴支持者的协助下开展小组活动。

（5）职业技能训练同伴支持小组:由4名康复者作为同伴支持者协助社工带领新组员开展职业技能训练小组活动,内容包括编制串珠工艺品、贴画和插花制作、农疗技术、收银和理货技术。

二、服务计划

（1）原生艺术创造同伴支持小组活动：详见表 8 - 2。

（2）社交技能训练同伴支持小组活动：详见表 8 - 11。

表 8 - 11　社交技能训练同伴支持小组活动

活动主题	活动内容	活动目标
初期：人际交往支持小组（"笑口常开，康复自然来"）2 节	（1）破冰活动："棒打薄情郎" （2）小组游戏："请你和我这样做"，增强和改善学员间的沟通交流，尊重接纳他人 （3）游戏："突围与闯关"，引导学员了解人际交往关系冲突形成的原因及妥善处理的方法 （4）分享和作业：给家人一份问候及一封感谢信，让学员学会情感表达，拉近与家人的关系	通过游戏，打破陌生的氛围，让学员彼此建立信任。学员在小组活动中认识自我和他人，体验人际交往的魅力；促进学员学习一些基本的人际交往技巧，提升他们在人际交往中的自我效能感；增加学员间的彼此信任，从园区内到园区外，从熟人到陌生人，循序渐进地进行交流
中期：学员适应环境互助小组（"同舟共济，一路前行"）4 节	第 1 节：我们在一起 第 2 节：团结互助 第 3 节：共渡难关 第 4 节：你我同行 （1）热身活动："十指操" （2）小组游戏："按摩""你拍我拍""夹球""同舟共济" （3）角色扮演："坚持服药""妈妈的笑""卖瓜" （4）参加某医院的"好声音"唱歌比赛及运动会	社工秉承助人自助的价值观，引导学员与小组积极互动、相互支持；通过角色扮演等活动，认识到坚持服药对预防疾病复发的重要性；同时通过场景模拟，换位思考每个人的难处，促进相互理解，促进家庭和社会支持网络的建设；增强学员人际交往的能力，展现学员的优势，减少公众对精神疾病及康复者的误解，弱化精神病的标签，降低公众对精神病患者的恐惧感和抗拒感
后期：社会融入训练支持小组（"一路同行，感谢有你"）1 节	带学员走进某某社区开展活动 （1）热身活动："我是明星" （2）社区教育共融活动 （3）社工组织学员（作为爱心志愿者）到各社区售卖社区精神康复站工艺品活动 （4）收银和理财能力培养 （5）小组告别	通过进入社区实地开展人际交往，挖掘学员自身潜能和优势，提升其环境适应性；通过小组活动，提高学员实际处理事务的操作、协助、沟通等能力，帮助学员提升回归社会的自信心，增加学员与社会接触的密切度

（3）生活技能训练同伴支持小组活动：详见表 8 - 12。

表 8 - 12　生活技能训练同伴支持小组活动

活动主题	活动内容	活动目标
初期:自我照顾2节	(1)个人衣着卫生(洗澡、更换衣物、修剪指甲及头发) (2)园区健康的就餐饮食习惯(学员有次序地排队打饭,饭后自己刷碗,并将碗放在指定的地方) (3)园区日常生活安排	引导学员注意个人卫生,掌握内务整理的技能,养成良好的园区生活习惯,改变以前因为服药导致的慵懒生活状态,从而建立自信和自我价值感
中期:家居管理技巧2节	(1)内务整理(整理被褥及更换被褥) (2)合理作息,养成午休习惯 (3)家居安全,处理突发状况演习,如地震演习、火灾的逃生和自救	培养学员的生活能力,增强学员的生活兴趣,同时掌握整理内勤的基本技能,能应对地震、火灾等突发事件
中期:健康管理训练2节	(1)精神疾病健康知识宣教 (2)病情波动时,如何寻求医疗援助 (3)提高服药依从性,按时、按量服药训练	提高学员对精神疾病和自我管理的认知水平,尤其是提高服药依从性
后期:社区认知技巧2节	(1)生活用品采购 (2)社交技巧 (3)道路安全规范培训 (4)角色扮演:乘坐公交车、买菜 (5)组织学员观看《美丽心灵》,小组告别	学员学会购物、乘坐公交车、买菜等基本生活技能,同时掌握交通安全规则;通过观看诺贝尔奖获得者——数学家纳什(一位精神病患者,带着症状生活,征服疾病的困扰,完成自我实现)的真实故事,让学员看到回归社会的希望

(4)职业训练同伴支持小组活动:详见表 8 - 13。

表 8 - 13　职业训练同伴支持小组活动

活动主题	活动内容	活动目标
初期:糊纸袋,钻贴画、装饰辣椒制作,珠绣,折纸3节	(1)破冰活动:"我们是有用的人" (2)手语操:"不要认为自己没有用" (3)学员前期手脑协调性训练 (4)同伴支持者现场教授(由易到难): ①钻贴画制作学习;②糊纸袋,手工折纸学习;③珠绣制作学习 (5)作品分享和总结	(1)破冰活动有助于尽快活跃小组氛围 (2)同伴支持者与学员的交流分享有助于彼此建立信任合作的关系 (3)学员克服长期服药导致的手抖,提高自己的学习能力和劳动能力

活动主题	活动内容	活动目标
中期:串珠学习(杯垫、挂件、抽纸盒、发财树、摆件)4节	(1)热身活动:"对对碰" (2)同伴支持者介绍串珠的基本原理,所需原材料和过程 (3)同伴支持者现场向学员演示如何串珠 (4)总结分享制作串珠的感受,解答学员的疑问;学员展示各自的作品 (5)学员交流职业训练的心得体会,分享自己的技巧	(4)学员通过学习和劳动建立了自信,劳动锻炼了学员的手脑协调性和精细动作 (5)学员通过学会糊纸袋、钻贴画、手工折纸、珠绣等技术后,可以通过出售手工制品赚取生活津贴
后期:收银,理货,零售训练3节	(1)进行简单的100以内的数学计算 (2)人民币的真假辨识 (3)货品清点,简单地记账 (4)微信收付到账检查 (5)货品出售实操	通过在园区的模拟商店和社区爱心超市进行管理和售卖货物模拟实践后,学员获得了相应的实践技能并建立了自信;同时,售卖出去的手工作品可使学员获得相应的生活津贴

(5)团体心理辅导同伴支持小组活动:详见表8-14。

表8-14 团体心理辅导同伴支持小组活动

活动主题	活动内容	活动目标
初期:"悦纳自我,放飞心灵"3节	第1节:认识自我 第2节:悦纳自我 第3节:放飞心灵 (1)热身活动 (2)小组游戏:"我们一起拍拍""盛开的棉花""心有千千结" (3)改变认知:"你说我画""瞎子摸象""书写生命树" (4)一起观看《不完美的一角》 (5)分享和总结	(1)通过冥想训练,让学员宁静心灵、悦纳生活中的不如意 (2)借助游戏引导学员表达个人感受和需求,根据学员的心理状态,给予指导和安慰,改善负性认知和不良情绪,循序渐进,由浅入深,由易到难,使学员树立信心 (3)引导学员正确看待疾病,针对疾病的漫长恢复过程,要有耐心,冷静处理矛盾,奖励微小进步,忽略无法改变的现状 (4)引导学员认识自我、探索自我,促进学员彼此之间的认识和了解,学会欣赏他人和接纳自我

续表

活动主题	活动内容	活动目标
中期:"健康同行,一路陪伴" 2节	第1节:我的情绪和健康 第2节:我的人际关系 (1)热身活动:放松训练 (2)小组游戏:"你我同行""抢种抢收" "镜子里的我""快乐你我他" (3)分享和体会:引导学员认识到沟通顺畅及人际互动的重要性 (4)家庭作业:"童年开心的一天",引导学员回忆童年生活,营造愉快的氛围	(1)教会学员识别不良情绪并学会控制情绪和行为 (2)引导学员学会换位思考,加强人际交往能力,增强团队合作及小组凝聚力 (3)促使学员参与有意义的生活,强化其社会角色 (4)帮助学员发掘自己和他人身上的优点 (5)引导学员享受团队合作的快乐。学员学习人际交往的技巧,开放自我,包容他人;学会清晰表达、准确应用语言和行动表现对他人的关怀和挚爱
后期:"我的未来我做主" 3节	第1节:"我的未来不是梦" 第2节:"我的未来蓝图" 第3节:"我的未来我做主" (1)热身活动:"健康在我手操""头肩拍拍""生命的冥想" (2)小组游戏:"未来的路""所向披靡" "给未来的信" (3)观看《我的一生》 (4)角色扮演:"当家的一天" (5)小组告别	(1)通过游戏来进一步引导学员开发潜能,让学员认识到自己是有能力的,遇事可以从多角度考虑,不要钻牛角尖 (2)通过活动,促进学员的个人成长,提高心理抗压能力及健康水平 (3)引导学员体会自身的潜能,并将这些潜能落实到日常生活中,扬长避短,使自己更好地完成社会化的过程,实现良好的发展与成长,最终回归社会和家庭 (4)进行提高学员的应变能力的训练,以激发潜能、提升信心

三、评估

（1）精神科医生和心理咨询师运用 SCL－90、SDS、SAS 等心理测验量表对学员进行活动前、后的测量,并对比和分析测量结果;护士和社工运用 ADL 量表对学员在小组活动前、后的日常生活能力进行评估和对比。

（2）护士和社工对学员满意度和家属满意度进行调查。

（3）收集学员的家人及社区相关人员对学员的生活自理能力、社交能力改变的观察及异常行为的报告。

四、总结

（一）学员的效果评价

在同伴支持小组手工活动中，让已获得康复的患者志愿作为同伴支持者来提供支持和指导，通过手把手地教学员学习制作辣椒工艺品、糊纸盒、编织、串珠等手工艺品以及创作原生艺术画的技巧，共同完成169件作品。将这些作品售卖后，去掉购买相关材料后的全部收入返回给学员，作为他们的劳动报酬，让同伴支持者和学员们都认识到"我是一个有用的人，我可以为社会创造价值，我可以为他人带来快乐"。

通过同伴支持小组活动，学员们获得了相关的技能训练，部分学员已在社区获得了就业岗位，并得到了属于自己的经济收入；其他学员也都在生活自理、与人交往能力方面得到了很大提高，真正体现了社区精神康复站作为社区精神康复机构的宗旨，即"心有阳光，回归社会"。

（二）整合社会资源，促进社区精神康复的发展

精神疾病患者的社区康复需要全社会给予特别关注，需要精神科医生、心理咨询师、康复治疗师、社会工作者及护士之间的协同工作，也需要社区及相关机构共同合作，建立一个全方位社区精神康复支持体系。团队成员运用科学的方法及策略，评估服务对象的需求，开展社区精神康复患者的日间照料服务，尤其是引入了同伴支持的方法，支持和帮助当下更有需要的服务对象，实现自助助人，取得了显著的成效。

（肖　荣　潘淑均）

第九章　精神分裂症的法律与伦理问题

第一节　精神分裂症患者的权益

一、概述

精神分裂症是精神科的常见病,可导致各种社会功能缺损甚至精神残疾,因此,精神分裂症患者又属于精神残疾人。精神病患者与残疾人都是社会的特殊人群,国家对这些特殊人群都有特殊的法律,以保护他们的合法权益。司法精神病学中对精神分裂症患者有特殊的法律保护条文,使其享有法律规定的合法权益。我国于1990年12月28日经第七届全国人民代表大会常务委员会第十七次会议通过,制定了《中华人民共和国残疾人保障法》(以下简称《残疾人保障法》),其中明确指出残疾人是指在心理、生理、人体结构上某种组织、功能丧失或者不正常,全部或者部分丧失了以正常方式从事某种活动能力的人。残疾人包括视力残疾、听力残疾、言语残疾、肢体残疾、智力残疾、精神残疾、多重残疾和其他残疾的人。《残疾人保障法》的宗旨是为了维护残疾人的合法权益,发展残疾人事业,保障残疾人平等地充分参与社会生活以及共享社会物质、文化成果。《残疾人保障法》还明确指出,残疾人的人格尊严受法律保护,禁止歧视、侮辱、侵害残疾人的合法权益。上述立法充分说明了我国对保护精神分裂症患者合法权益的重视以及所给予的法律保证。

人类对于精神病和精神卫生的认识经历了漫长而又曲折的过程。精神卫生服务的曲折历史以及疾病的特殊性使得越来越多的人意识到精神分裂症患者这一弱势群体的公民权益极易受到侵害,要真正改善患者的悲惨处境,必须通过法律手段对其被广泛剥夺或忽视了的权益加以保护。据WHO在2001年底对160个成员国的调查结果表明,已有3/4的国家和地区有了精神卫生法,其中近一半是在20世纪90年代制定和颁布的。我国自1978年以来,已经先后颁布实施了一系列涉及精神障碍有关问题的法律法规和政策文件。自2002年以来,上海、宁波、北京、杭州、无锡等地先后出台了地方精神卫生条例。以法律手段保护精神疾病患者的基本权益,已经成为政府和社会的广泛共识。第十一届全国人民代表大会常务委员会第二十九次会议于2012年10月26日审定并通过了《中华人民共和国精神卫生法》,并于2013年5月1日起正式实施。

然而,现实生活中还存在着一些有法不依、执法不力等现象。例如,精神分裂症患者由于精神失常、丧失理智,经常受精神症状支配而挥霍财物、打骂或伤害亲人等,导致亲人的疏远或遗弃;如今大多数精神病医院由于观念陈旧,依然执行着传统的、封闭式的管理,从而限制了精神病患者充分参与社会生活的机会,剥夺了患者享受社会物质与文化生活的权利,使患者的人格尊严受到损害等;精神病患者出院后,较难得到社会、家庭和工作单位的帮助与同情,有的单位甚至对已痊愈的患者迟迟不予安排工作,甚至嘲笑、歧视精神病患者,这些都是不应发生的社会现象。因此,我们要动员全社会尊重、爱护、关心精神分裂症患者,保障他们的合法权益不受侵犯。

二、非自愿医疗与监护权益

严重精神疾病患者的非自愿住院通常需要遵循比较严格的标准,这类标准传统上分为英国模式和美国模式。英国模式以患者"(因病情严重)需要得到治疗"为主要标准,强调治疗的恰当性、监护人和医师在做出住院决定上的权力;美国模式则以患者"具有(针对自身或他人的)危险性"为主要标准,强调正当程序和警察在决定住院方面的权力。

我国目前主要实行的非自愿住院方式为医疗保护住院和强制住院,而且非自愿住院是我国精神疾病患者主要的住院方式。据 2002 年全国 17 家医疗机构 2333 例新入院患者的调查,自愿入院的患者占 18.5%,医疗保护入院的占 59.5%。强制入院占多数这一现状,与大多数欧美国家不同。在欧美国家,精神卫生机构中自愿入院的患者人数一般占入院患者总数的 70% 以上,这是因为欧美国家法律注重对患者自主性的保护,导致医疗机构对一些没有自主决定能力的患者也采用自愿入院的方式,往往患者只要"理解入院条件",就可以自愿入院。

我国的实践,尤其是在医疗保护住院方面更倾向于英国模式,比如按照上海地方条例的规定,具有主治医师以上职称的精神科执业医师应当按照入院的医学标准和患者就诊当时的自知力状况对是否需要住院治疗进行评定,如果医生认为患者需要住院治疗而患者又未完全或者部分丧失自知力者,则医生应当出具医疗保护住院通知书,承担患者医疗看护职责的监护人在签署住院同意书后,应代为或者协助患者办理入院手续。"自知力标准"其实就是强调了疾病严重程度对患者判断和决策能力的影响,所谓入院的"医学标准",也远较危险性标准宽泛。在这里,医生和监护人掌握着决定和办理住院手续的几乎全部权力,警察无须出面,法庭听证等程序也没有必要。即便在强制住院方面,我国也少有需要法院判决才能住院的情况发生,无论是否进行过司法鉴定,公安部门一般都足以合法地强制肇事、肇祸的患者住院,其中在操作上唯一可能体现程序正当性的地方就是公安部门必须向医院提交强制收容肇事、肇祸精神疾病患者的申请单,而医院须有两名以上高年资执业医师评估并决定是否收住。

根据国际立法的有关要求,我国立法中通常设置有"紧急住院观察"这种非自愿住院的过渡形式,这在许多国家是唯一留给警察行使权力的一种方式,除此以外的非自愿住院均需要法庭或中立的审核机构的裁决。观察时间的限制在各国出入很大,我国倾向于72 个小时。目前,我国正规使用紧急住院观察这种入院方式的还不多,在具体执行中应注意以下这些环节。

（1）被观察者不一定已有明确的精神科诊断，所有"疑似患者"都适用这种入院方式。

（2）当有伤害自身、危害他人或者危害社会行为的精神疾病患者或者疑似精神疾病患者（以下统称被检查者）按照法规规定的程序被送至精神卫生医疗机构时，应当由两名以上精神科执业医师对其精神状态进行检查评定。

（3）护送被检查者至医疗机构的监护人或者近亲属应当在取得医生出具的紧急住院观察通知书并签署住院同意书后，代为或者协助患者办理入院手续。

（4）属于公安部门或其他相关部门、人员护送来院者，应当在取得医生出具的紧急住院观察通知书的同时，通知被检查者的监护人前来医疗机构签署住院观察同意书并办理入院观察手续；被检查者的监护人联系不到时，该护送者应当暂时代为签署住院观察同意书并办理入院观察手续，同时继续联系被检查者的监护人，直到其到场并重新签署住院观察同意书和办理入院观察手续。

（5）对于实施紧急住院观察的被检查者，医疗机构应当有专门的紧急住院观察室，并配备专人观察和护理；被检查者的监护人应当陪伴并承担医疗看护职责。

（6）医疗机构应当在实施紧急住院观察后的 72 小时内做出的处理结论包括：①由监护人或者公安部门协助监护人办理住院手续后带回；②由监护人办理医疗保护住院手续后转为医疗保护住院；③按照强制住院的相关法规规定办理强制住院手续后转为强制住院。

第二节　精神分裂症患者的知情同意

现代医学模式最引人注目的特征就是医患交往过程中患者诊断地位的崛起。患者诊断地位崛起的标志就是该群体知情同意权的获得，知情使患者的人格尊严受到尊重，同意使患者的意志自由受到尊重。患者道德权益的实现有一个前提，就是他们必须具有正常的知情同意能力。然而，当该原则遭遇到精神分裂症患者这一知情同意能力存在或轻或重损害的特殊群体时，情况就截然不同。因此，在临床治疗与康复过程中，如何有效保护精神分裂症患者的知情同意权利就成为我们必须关注的紧迫主题。

精神分裂症患者的知情同意是一个较为复杂且长期受到临床医生忽视的问题。当前强调依法维护患者的知情同意权有这样几方面的原因：第一，努力让患者自主、理性地做出决定，是为了体现对患者基本人权的尊重；第二，出于防卫性医疗的需要，即一旦发生法律纠纷，医务人员能够举证指出相关诊治内容已经取得患者本人或者其监护人的充分理解与同意，从而有利于减轻或免除法律责任；第三，让患者或其家属更直接主动地参与到诊疗方案的制订与选择中来，以利于提高治疗的依从性、改善远期预后和总体功能。

一、精神能力

国外在司法实践上常根据认知能力来定义知情同意的精神能力，但问题是当患者的行为受到情绪的影响时(如重性抑郁症患者),其认知能力也许并未受损。因此,法学界和医学界对于"知情同意能力"的定义一直存在较大的分歧。

截至目前,精神分裂症患者的知情同意能力评定工具主要有麦克阿瑟临床研究知情同意能力评估工具、加利福尼亚理解能力评定量表、签字同意测评工具。麦克阿瑟临床研究知情同意能力评估工具这种综合性测评工具很适合于那些能力损伤较严重的试验者。

由于患者表达知情同意的精神能力往往受到许多生理、心理因素的影响,因此临床上应把自知力评定作为一个连续性的过程。一个刚入院的患者也许无自知力,经过一段时间的治疗之后会重新具有自知力。此外,自知力被赋予了法律意义之后,评定上还可能遇到这样一个矛盾,就是医学意义上指向疾病的自知力一般是泛指的,而法律意义上的自知力应当指向具体的问题,如何将两者很好地结合起来将是今后操作过程中应认真探讨的课题。就这一问题,临床工作者已经开展了一系列的研究工作,并编制完成了"精神障碍者知情同意能力检查评估表(SSICA)",可在临床评估知情同意能力时作为参考。该工具主要包括对自身病情的理解和认识、对治疗方法的理解和认识以及对必要性的理解和认识等内容,较为完整地体现了知情同意必要的精神能力的要求。

我国关于精神分裂症患者的知情同意方面的研究在以下几个方面取得了一定的进展:第一,医、患以及家属三方对知情同意的态度;第二,知情同意对于精神分裂症患者的重要性;第三,对于精神分裂症临床干预过程中知情同意问题的伦理研究。总体来看,国外关于精神分裂症患者知情同意能力的研究主要集中于临床的实证调查方面,为保护精神分裂症患者的知情同意权利这一道德权益进一步的研究提供了较为充实的实证资料。关于精神分裂症患者知情同意问题的研究工作为深入分析该问题提供了具有理论深度的研究资料。

二、告知

知情是患者或受试者参与治疗或试验活动时的知情同意中的首要步骤。信息的告知是针对医生来说的,从患者的角度来说就是患者的知情问题。知情是患者或受试者的道德权利,也是它们获得尊重的表现。

从法律上讲,知情同意实质上是医患之间达成的契约。契约双方签署合同之前,应是平等的、对契约内容充分理解和自愿的。相对于医生而言,患者的医学知识较为匮乏,患者在未充分知晓和理解相关的医学知识时所做的知情同意在法律上是无效的,因此患者在签署知情同意前,医生应充分告知患者相关的诊疗信息。

信息告知的标准目前还没有统一的规定,但总体来说有3种公认的告知标准。第一,专业标准。它由专业人员按照传统惯例来决定信息告知的数量和类型,其优点在于专业人员的经验使他们知道应该如何告知,缺点在于信息告知的不确定性、惩罚性以及医生经验的不一致性可能会导致信息告知失去应有的作用或者流于形式。第二,患者中心化标准。该标准要求告知的信息应该以患者为中心,而不应该按照医生或者试验者的水平来实行。这个标准的优点是患者的价值观念和知情能力在交流决策中得到有效实现,缺点是患者的知情状况难以确定,医生与试验者要把专业内容通俗化,有时难以准确表达。第三,医生或试验者的主观标准。这个标准就是信息的告知程度、数量等都由医生或者试验者来决定,优点是有利于信息的充分告知以及在临床中灵活运用,缺点是医生对患者或受试者所实际需要的信息难以把握,导致了一些不必要的告知,同时也难以对患者或者受试者的性格等特异性因素做全面了解。

从伦理学的角度来说,信息告知应该是恰当的信息告知。虽然信息的告知应该尽可能完全,如《赫尔辛基宣言》对告知就有 10 项规定,CIOMS 则多达 22 项,但在这种情况下,临床实践的告知内容日益繁多,知情同意书日益增厚,反而增加了患者的负担,这也是对知情的错误理解。首先,完全告知不可能,不管知情同意书有多厚,信息总有遗漏之处,信息越多,患者或受试者越难以理解,信息告知就成为多余的行为,这样反而没有达到告知的目的,更谈不上保护患者的道德权益。其次,信息告知只能是恰当地告知,而不是患者无所不知。再者,特殊情况无须告知,如急诊、无同意能力、免除同意及治疗特权等。

在精神科临床工作中需要注意的是,告知患者或者其监护人的内容主要涉及以下一些范围,建议医生在做病历记录时参考。

(1)病情、诊断结论、治疗方案、可能的利弊、其他选择和预后判断。

(2)患者被要求参与的医学教学、科研,或者接受新药和新的治疗方法临床试用的目的、方法以及可能的利弊。

(3)精神外科手术的目的、方法以及可能的利弊。

(4)有关患者的肖像或者视听资料的使用目的、使用范围以及时限。

(5)对患者通信和会客予以限制的理由以及时限。

三、自愿

法律规定患者的同意应当是自愿地、自由地同意。患者或受试者参与治疗或人体试验中的决定建立在自愿、自由的基础上,在外力强迫下所做的决定不是自由的。欺骗包括恶意欺骗和善意谎言两种,在临床治疗和人体研究中,医生为了避免患者获知真实病情而导致不良后果,故意隐瞒或欺骗他们。善意的谎言有时是治疗或研究的必要手段,否则治疗或研究难以成功,因此这种善意的谎言在患者或者受试者的治疗或试验过程中是能够得到道德维护的。诱惑指的是医生或者研究人员为了使患者或受试者能够参加治疗或者人体研究,以物质利益或其他利益诱导其参加,如患者参加人体研究的话,医生承诺以后会更加关心患者的疾病等。有些利诱行为由于动机与目的不当,因此难以得到道德支持。临床实践中,医生不得以任何引诱、强迫、欺骗、欺诈的手段来影响患者的自主决定过程。在评估患者的同意是否为真正自愿时,通常会参考当时的各种相关情况,包括精神科执业医师的态度、环境条件及患者的精神状态等。

四、例外情况

由于知情同意在临床具体操作时会遇到许多障碍，因此国外通常会通过法律来定义一些例外的情况，也就是无须获得患者知情同意的情况。比如在美国，一般会有四种例外情况：①急诊；②无知情同意能力；③治疗特权；④主动放弃。需要注意的是，这些例外并非绝对的，多数情况下，即便患者本人属于"例外"，仍然需要获得其监护人或者其他法定代理人代行知情同意。我们当然也希望在执行我国的相关法律法规时能有一些适合我们日常工作的例外情况规定，因为这不仅关系到医疗纠纷的处理，更重要的还在于这种例外其实是对患者健康负责的考虑。

五、书面知情同意

当要求患者参与医学教学、科研，接受新药和新的治疗方法临床试用，对患者实施精神外科治疗手术，对患者进行录音、录像、摄影或者播放与精神疾病患者有关的视听资料等情况时，一般需要取得书面知情同意。从实用性来看，根据相关的举证、过错追究原则，在诉讼中知情同意书可以作为一个重要的证据。

知情同意书就患者而言，有两个方面的作用：一方面，患者以后不可能宣称未被充分告知，知情同意书写明了所告知的内容以及表明了知情同意的发生，若使用知情同意书，则它应成为告知过程的一部分。另一方面，知情同意书意味着患者和医生之间达成了一致，且以后该合同中不能增加新的内容。签订了知情同意书，表明经过协商之后患者同意所提供的信息。

知情同意书对医生最大的不利是该合同中可能会漏掉治疗的可能危险或药物副作用。另外，由于任何知情同意书都不可能尽善尽美，因此它只能为医生提供有限的法律保护。医生保护自身免于因缺乏知情同意而败诉的最好办法是在病历中记录知情同意的过程，具体体现在以下几个方面。

（1）告知给患者（监护人）的内容。

（2）患者（监护人）有无理解所告知内容的精神能力（自知力）。

（3）表示患者（监护人）理解该内容的可靠证据。

（4）患者（监护人）的同意是否为自愿的。

第三节　精神分裂症患者的隐私保密

隐私保密是指患者在私下所讲和所写的信息如果未经口头或书面的许可，有不得被外界知晓的权利。特许证明则派生于隐私保密权，是一种关于证据的法律规定，指的是此特权持有者（如精神疾病患者）享有防止掌握隐私信息的人（如精神科医生）在法律程序中泄露患者隐私的权利。

一、隐私保密

我国的《执业医师法》已有明确规定,医患关系一旦建立,医生就自动地承担起保证患者的隐私不予泄露的义务,但这种义务并不是绝对的,在有些情况下,公开隐私既是符合道德的,也是合法的。

各国精神卫生法律法规均规定,可自行行使隐私权利的人,需为具有完整精神能力的患者;而精神能力不完整的(如完全或者部分丧失自知力的)精神疾病患者,则由其承担医疗看护职责的监护人代理行使隐私权利。

精神卫生工作中隐私保护的范围在不同国家各不相同,从临床实践来看,我们认为主要应当有以下几个方面。

(1)患者的病情、诊断、治疗和预后判断。

(2)患者向医疗机构提供的个人史、过去史、家族史材料。

(3)患者或其监护人提供的书信和日记等资料。

(4)有关精神疾病患者的肖像或视听资料。

未经患者或者其监护人的许可,精神卫生专业人员不得将在精神检查和治疗患者时获得的上述信息披露给其他个人或团体,但有下列情况之一者除外:患者有可能实施危害他人或者危害社会的行为时;患者有可能实施危害自身的行为时;担任高度责任性工作的患者(如公交车驾驶员、民航领航员等)因精神症状的影响而表现出明显对事物的判断和控制能力受损以及司法部门需要调查取证时。

对于上述前三种情况,医生在开始评估或治疗时就应该向患者或其监护人解释清楚保守秘密的不利之处。

因学术交流等需要,在书籍、杂志等出版物或者影视宣传资料中公开患者的病情资料时,应当隐去能够识别该精神疾病患者身份的标志性资料,如家庭住址、工作单位、具体工作或者职务,以及与其密切接触的亲属、同事或朋友的姓名和住址等。

如果患者的身份无法被充分掩饰,则必须得到该患者的同意,当患者完全或者部分丧失自知力时,应当得到其承担医疗看护职责的监护人的同意。如果没有患者的同意,一旦文章中的对象被识别,精神科医生就有可能面临法律的诉讼和道德的谴责。

如果是在为第三方做评估,如司法鉴定、就业或入学前的心理评估、残疾评定或者劳动能力评定等,则医生与患者之间不存在治疗关系,也就不涉及保密的义务。医生从一开始就应告诉被鉴定人或者被评估者从他那里获得的信息并不受到有关保密的道德或法律的约束,而且医生不会将鉴定或者评估报告直接交给被评估者本人,而是直接送给相关的第三方。如果被鉴定人或者被评估者接受了鉴定或评估,就意味着默认此结果。

二、出具证明

我国有关法律法规都已经明确规定,患者可以在门诊或者出院后向医疗机构索要门诊或住院治疗的医疗证明、摘抄或复印病历资料等,但这应当有一定的条件和手续限制。例如,应当在患者门诊或者出院以后的一定时限内申请索要,过期将不予受理;索要医疗证明必须提交书面申请,并写明索要的理由,所在医疗机构的医务科(处)经过审核并受理以后,应当尽快开具加盖公章并注明出具日期的医疗证明给患者或者其监护人。需要注意的是,当完全或者部分丧失精神能力的精神疾病患者本人要求摘抄或复印病历资料,以及索要医疗证明时,精神卫生医疗机构或精神科医生有权予以拒绝。

如果患者或者其监护人已经涉及民事纠纷或刑事案件,则医生可以向其说明其索要的证明材料在其案件中并不具有法律效力,而应当进行司法鉴定。

在民事诉讼或劳动争议仲裁中需要索取精神疾病患者的病历资料、复印件或医疗证明时,法院或劳动争议仲裁委员会的承办人应当先取得精神疾病患者本人或其监护人同意,并持有介绍信和患者(或监护人)的委托书。当事人的律师需要索取材料或证明时,也应当向医疗机构出具市或区(县)司法局的介绍信以及前述的委托书。

第四节　精神分裂症患者的法律能力

"法律能力"的概念目前在法学界并无一致公认的定义,通常是指一系列需要专业人员加以界定或评估确定的法律资格。我国目前与精神疾病有关的法律能力评定内容包括刑事责任能力、民事行为能力、作证能力、服刑能力、性自我防卫能力、劳动能力、知情同意能力等。精神疾病与法律能力之间的关系十分复杂。由于疾病的特殊性,患者的法律能力可能受到削弱,但这种削弱除与精神病理学因素有关外,还可能与诸多生物、心理、社会因素(包括社会对精神疾病的偏见等)有关。

评定精神疾病患者的法律能力是司法精神病学领域的重要课题之一。我国司法精神病学鉴定工作中常见的法律能力主要包括以下几种。

一、刑事责任能力

刑事责任能力指行为人在实施危害行为时对所实施行为的性质、意义和后果的辨认能力以及有意识的控制能力。达到法定责任年龄且精神正常的人都具有刑事责任能力,而对于精神病患者的刑事责任能力评定,我国《刑法》第十八条明确规定必须具有两个要件:一是医学要件,即必须是患有精神疾病的人;二是法学要件,即造成危害行为时是否具有辨认或控制能力。据此,精神分裂症患者的刑事责任能力的评定有以下分法。

(一)无刑事责任能力

我国《刑法》规定,精神病患者在不能辨认或不能控制自己行为时造成的危害结果,经法定程序鉴定确认的,不负刑事责任。精神分裂症患者如果处于发病期且作案行为与精神疾病直接相关,丧失了对自己行为的辨认或控制能力,或者患者处于衰退期,精神活动不稳或残余病态观念诱使,可能做出严重危害社会的行为,在这些情况下,该患者不负刑事责任,即评定为无刑事责任能力。

(二)限定刑事责任能力

我国《刑法》规定,尚未丧失辨认或控制自己行为的能力的精神病患者犯罪的,应当负刑事责任,但是可以从轻或减轻处罚,即患者在实施危害行为时,辨认或控制自己行为的能力并未完全丧失,但又因疾病的原因使这些能力有所减弱的,评定为限定刑事责任能力。精神分裂症患者如果处于发病期,但作案行为与精神症状不直接相关,或间歇期缓解不全,遗留不同程度后遗症的,在这些情况下作案,其辨认能力或控制自己行为的能力削弱,应评定为限定刑事责任能力。

确定某种行为构成犯罪所必须具备的各种要件的总和为犯罪构成或犯罪构成要件。它是区别罪与非罪、此罪与彼罪的界限,也是应否追究刑事责任的依据。构成一切犯罪必须具备的共同要件有四个方面。

(1)犯罪主体:指实施了危害社会的行为,依据刑事法律应负刑事责任的人,通常是限于达到一定年龄(16 周岁)、精神正常、具有责任能力的自然人。

(2)犯罪客体:指刑事法律所保护的为犯罪行为侵害的利益,可以体现为物质上、政治上、道义上、文化上或其他方面的利益。

(3)犯罪的主观方面:指行为人在实施犯罪时的心理状态。其组成因素包括行为人必须具有侵害的故意或过失、行为的动机和目的。

(4)犯罪的客观方面:指刑事法律确定为危害社会应当受到刑罚、惩罚的行为和以行为为中心的其他客观事实特征,包括结果、行为与结果的因果关系、方法、对象、时间、地点、环境等。

刑事法律的基本出发点是人人都拥有自由意志,如果某人犯错,是他咎由自取,则应当受到指责和惩罚。许多精神疾病症状可以导致患者出现严重暴力攻击等行为。对精神病患者进行无刑事责任能力的辩护则是基于这样的认识:由于精神症状,导致了患者对其行为缺乏自由意志,即患者在症状支配下,往往对其行为的对错、后果等缺乏实质性的判断及认识能力。因此,各国都从立法上对患者的违法行为予以免除刑事责任,代之以强制性的精神医学治疗。早在 1843 年,英国的"McNaughton 准则"就指出,如果能清楚地证明被告在被指控行为的当时存在理智的缺陷或者患有精神疾病,使其不能理解该行为的性质和特性,或者如果他能理解,但不知道该行为的对错,则被告可以被赦免。该准则强调的是被鉴定人对行为性质或对错的理解,但问题是,它只涉及了被鉴定人的认知能力,而没有将情感、意志等因素纳入考虑。与之相对应的"无法抗拒的冲动准则"则需要对作案当时是否缺乏控制行为的意志力做出鉴定,但该准则在实际操作中的难度在于究竟如何区别冲动是属于无法抗拒的还是未做抗拒的?

1962 年,美国法律研究所(ALI)在综合"McNaughton"和"无法抗拒的冲动"准则的基础上,提出了"ALI 准则",指出如果被告在行为时由于精神疾病或缺陷造成的结果,而缺乏辨认其行为的犯罪性质或使其行为遵守法律要求的实质性能力,则对其违法行为不负刑事责任。ALI测试明确以"辨认"替代了以前使用的"理解",同时增加了"控制行为"的意志标准,但在实际应用中还是存在一定困难,即鉴定人需要对"实质性"和"辨认"这两个概念做出清楚的界定和证明。

我国现行《刑法》第十八条基本类似于"ALI准则",也对精神疾病患者的刑事责任能力进行了较为详细的规定。精神病患者在不能辨认或者不能控制自己行为的时候造成了危害结果,经法定程序鉴定确认的,不负刑事责任,但是应当责令他的家属或者监护人严加看管和医疗;在必要的时候,由政府强制医疗。例如,"间歇性的精神病患者在精神正常的时候犯罪,应当负刑事责任","尚未完全丧失辨认或者控制自己行为能力的精神病患者犯罪的,应当负刑事责任,但是可以从轻或者减轻处罚","醉酒的人犯罪,应当负刑事责任"。

以上法律规定表明,在确定精神疾病诊断以后,辨认和控制能力就是评定刑事责任能力的两大关键。研究发现,与辨认和控制有关的精神病理因素包括儿童期虐待、酒精/药物滥用、智能低下、反社会和情绪不稳定人格、中枢神经系统疾病、命令性/争论性幻听、被害/影响妄想、思维紊乱、情感淡漠等。国内研究人员对根据《刑法》第十八条进行的司法鉴定案例的总结分析后发现,与辨认能力密切相关的因素包括目的动机、预谋准备、环境辨认、性质认识、自身感受等,而与控制能力相关的因素则包括社会功能受损程度、既往行为方式、作案的诱因和先兆、自我保护、周围环境、作案后果等。

尽管如此,在实际鉴定工作中,各鉴定机构之间、不同鉴定人之间在对辨认和控制能力理论上的理解以及实际评定工作中存在比较大的学术分歧,常常导致重新鉴定结论不一致甚至截然相反。为此,有专家提出可以借鉴心理学测验的方法,采用责任能力的量化评定工具作为评定的参考。在国际上,使用比较多的有"Slobogin作案时精神症状评定清单(S-MSE)"和"Rogers责任能力量表"等。前者为松散的半定式访谈工具,无量化或标准化处理,鉴定人员仍然必须在这些资料的基础上根据经验做出结论,而且也有研究显示其效度并不理想;后者由25个基本项目组成,虽然将各项指标进行了量化处理,但并不要求实际定量或试验测量,只需最后做出关于"认识、控制能力丧失"和责任能力的综合评判。我国在最近几年也先后编制了一些评定工具,如"暴力作案刑事责任能力评定量表(CRRS-V)"就是依据我国法律规定来编制的,分为辨认与控制分量表,将所得的评分累加,对于客观评定暴力作案的辨认和控制能力具有一定的参考意义。

二、受审能力

受审能力是指刑事案件中的犯罪嫌疑人或被告人理解自己在刑事诉讼活动中的地位和权利,理解诉讼过程的含义以及行使自己诉讼权利的能力。与责任能力反映被鉴定人作案当时的精神状态不同,受审能力涉及批捕以后审判以前这段时期的精神状态,因而是能实时观察和评估到的,在法庭辩护中可信度更高。在许多欧美国家,它实际上已经逐步替代了刑事责任能力,成为精神疾病相关的刑事司法鉴定中最主要的内容。研究发现,受审能力主要由以下内容组成:①理解对其起诉的目的和性质;②理解自己的情况与这次诉讼的关系；③与律师合作、商量，帮助辩护人为其辩护的能力；④对其他诉讼参与人的提问做出应有的回答。

近年来，关于受审能力的研究需要解决的主要问题是评定为无受审能力而送进精神卫生机构的患者可以通过建立在治疗反应基础上的参数来预测其是否恢复了受审能力。

三、民事行为能力

民事行为能力指公民能够通过自己的行为取得民事权利和承担民事义务，从而设立、变更或终止法律关系的资格，也就是公民以自己的意志行为独立进行民事活动和对其过失行为承担相应责任的能力。民事行为能力通常取决于年龄和精神状态因素。按照我国《民法通则》规定，完全民事行为能力人是指年满 18 周岁的成年人或者 16 周岁以上不满 18 周岁但以自己的劳动收入为主要生活来源者。限制民事行为能力人则指 10 周岁以上的未成年人或者不能完全辨认其行为的精神病患者；无民事行为能力者为不满 10 周岁的未成年人以及不能辨认其行为的精神病患者。

限制民事行为能力人可以进行与其年龄、智力或者精神健康状况相适应的民事活动，其他民事活动由其法定代理人代理，或者需征得其法定代理人同意。无民事行为能力人则应由法定代理人代理民事活动。

对于民事行为能力的评估，首先是要确定被鉴定人是否存在精神障碍，在此基础上分析精神状态对某种民事行为辨认或意思表示能力的影响。这类评估和诊断往往可能涉及多种情形，包括单纯的医学检查、特殊的对涉及道路交通事故受害人的损伤影响评估，以及对订立遗嘱、签订合同、民事诉讼能力等的评估，或者是对劳动能力、精神残疾的评估等。在这些大多数的鉴定中，主要涉及的是确定行使某种功能的权利或行为能力，或者是评估有精神残缺的人自主决策的能力。当一个人被确定为无行为能力后，将会导致其丧失民事权利，由此可能成为对特定个体进行合法的社会控制的一部分。因此，承担鉴定的医生有伦理责任确保其鉴定结论应完全建立在现有的、最佳的临床证据基础之上。

正常情况下，针对特定个体的行为能力需先推定其具有的权利能力，即推定某人具有做出决策的能力，进而根据鉴定检查和调查分析证明其能力有削弱或丧失。有严重精神或者生理疾病本身并不一定导致一般或特定精神功能的缺失。此外，尽管上述情况可能影响了某人的行为能力，但其可能仍然具有从事其他功能的能力。更多见的情况是，由于行为能力可能在不同时期有波动，以及权利能力并非全或无的概念，因此它与要完成的特定决策或功能密切联系。此外，有研究发现无行为能力也应当有时间限制，即应当在不同时期对行为能力再次加以复核。例如，卒中可能导致某人无驾车的能力，因此他被确定无驾车的权利能力，但他可能仍然具有签署合同或管理财务的行为能力和权利能力，随着时间的推移和恰当的康复治疗，其可能重新获得驾车的行为和权利能力。

（朴海善）

参考文献

[1]王玉龙,胥欣茹,王俊晓,等.5-HTR$_{2A}$基因多态性与抗精神分裂症药物疗效相关性的 Meta 分析[J].中国现代应用药学,2022,39(2):215-223.

[2]王长虹,吕路线,姚丰菊,等.河南省精神障碍流行病学调查精神分裂症流行情况分析[J].中华精神科杂志,2020(1):23-28.

[3]丁贤彬,焦艳,毛德强,等.2012—2018 年重庆市精神分裂症死亡率及早死疾病负担变化趋势[J].中国神经精神疾病杂志,2020,46(8):471-475.

[4]陆彩莲,黄正元,陈弘旭,等.长链非编码 RNA 在精神分裂症中的研究进展[J].实用医学杂志,2021,37(19):2559-2562.

[5]董震,刘欣,张丽丽,等.首发精神分裂症与 DRD2 基因多态性和认知功能的关系研究[J].中国全科医学,2021,24(32):4116-4120.

[6]李然然,黑钢瑞,杨叶,等.精神分裂症阴性症状及认知障碍增效治疗的研究进展[J].中南大学学报(医学版),2020,45(12):1457-1463.

[7]陈惠.社区精神分裂症患者生活质量与其精神症状及服药依从性的相关性研究[D].济宁医学院,2020.

[8]刘英豹.利培酮联合氨磺必利对精神分裂症难治性幻听的治疗研究[D].山东第一医科大学,2019.

[9]张伟,李如华,祝欣欣.利培酮维持治疗精神分裂症的效果[J].心理月刊,2022,17(3):65-67.

[10]雷超彬.住院精神分裂症患者抗精神病药联合治疗的现况调查及其影响因素的研究[D].广州医科大学,2017.

[11]游旭.探索外周血非编码 RNA 对精神分裂症炎症相关基因的调控作用[D].昆明医科大学,2021.

[12]李永丰,陈帅,乔海法,等.精神分裂症动物模型发病机制研究[J].现代中医药,2022,42(1):1-9.

[13]刘欣,张丽丽,王素娟,等.首发精神分裂症 DRD2 C957T 多态性及认知功能的相关性研究[J].精神医学杂志,2021,34(3):244-247.

[14]姜秋波,王志敏,徐伟平.阿立哌唑联合富马酸喹硫平治疗老年精神分裂症患者的临床分析——评《精神分裂症》[J].中国实验方剂学杂志,2022,28(4):123.

[15]司天梅,于欣.难治性精神分裂症的研究进展[J].中华精神科杂志,2018,51(3):157-162.

[16]王锋.精神分裂症家庭照顾者生存质量现状及其影响因素研究[D].武汉科技

大学,2019.

[17]曾丽,徐秀瑛. 精神分裂症患者延续护理的研究进展[J]. 全科护理,2019,17(12):1447 - 1450.

[18]封华,胡筱峰,徐朝英,等. 精神分裂症照顾者疾病知识和健康教育需求调查[J]. 护理实践与研究,2016,13(23):72 - 74.

[19]司天梅. 精神分裂症早期干预的研究进展及挑战[J]. 中华精神科杂志,2016,49(6):349 - 352.

[20]王青. 应激理论下生活事件与精神分裂症复发关系的调节变量及干预方案的研究[D]. 宁夏医科大学,2021.

[21]郭馨心. 精神分裂症社会认知及社会功能研究[D]. 济宁医学院,2019.

[22]刘静. 不同病程的精神分裂症患者认知功能损害特征的研究[D]. 皖南医学院,2019.

[23]刘东玮,周郁秋,李国华. 社会支持与精神分裂症残疾:自尊与心理韧性的链式中介作用[J]. 中国临床心理学杂志,2019,27(1):78 - 82.

[24]靳帅. 精神分裂症家庭照顾者获益感现状及影响因素研究[D]. 湖州师范学院,2020.

[25]焦亚辉,田建丽,单伟颖,等. 精神分裂症恢复期患者生活质量与自我管理水平的相关性研究[J]. 全科护理,2016,14(33):3547 - 3548.

[26]陆林. 沈渔邨精神病学[M]. 6 版. 北京:人民卫生出版社,2018.

[27]MASUDA T,MISAWA F,TAKASE M,et al. Association with hospitalization and allcause discontinuation among patients with schizophrenia on clozapine vs other oral second-generation antipsychotics:a systematic review and meta-analysis of cohort studies[J]. JAMA Psychiatry,2019,76(10):1052 - 1062.

[28]ANG M S,REKHI G,LEE J. Associations of living arrangements with symptoms and functioning in schizophrenia[J]. BMC Psychiatry,2021,21(1):497.

[29]麦敏君. 社会工作介入精神分裂症家庭照顾者心理帮扶的行动研究[D]. 北京工业大学,2020.

[30]WANG X,ZHANG W,MA N,et al. Adherence to antipsychotic medication by community-based patients with schizophrenia in China:a cross-sectional study[J]. Psychiatr Serv,2016,67(4):431 - 437.

[31]张子旬. 湖北地区精神分裂症患者康复现状及其影响因素分析[D]. 武汉科技大学,2020.

[32]邱允. 两阶段认知行为疗法对精神分裂症的疗效研究[D]. 广州医科大学,2020.

[33]霍洪林,刘肇瑞,黄悦勤,等. 精神分裂症患者临床特征及相关影响因素[J]. 中国心理卫生杂志,2021,35(12):991 - 998.

[34]邹琳. 中国森田疗法治疗康复期精神分裂症研究进展[J]. 继续医学教育,

2021,35(9):87-89.

[35]杜雁,张新功,闫洁. 精神分裂症病例精神卫生服务需求及可及性分析[J]. 华南预防医学,2021,47(5):676-678.

[36] YANAGIDA N, UCHINO T, UCHIMURA N. The effects of psychoeducation on longterm inpatients with schizophrenia and schizoaffective disorder [J]. Kurume Med J,2017,63(34):61-67.

[37]胡淼文,朱浩,魏宇梅,等. 精神分裂症认知功能障碍的研究进展[J]. 神经疾病与精神卫生,2021,21(2):128-133.

[38]刘忠. 帕利哌酮对精神分裂症的临床治疗效果研究[D]. 华北理工大学,2018.

[39]FERNÁNDEZ-ABASCAL B,SUÁREZ-PINILLA P,COBO-CORRALES C,et al. In and outpatient lifestyle interventions on diet and exercise and their effect on physical and psychological health:a systematic review and meta-analysis of randomised controlled trials in patients with schizophrenia spectrum disorders and first episode of psychosis [J]. Neurosci Biobehav Rev,2021,125:535-568.

[40] HAMANN J,PARCHMANN A,SASSENBERG N,et al. Training patients with schizophrenia to share decisions with their psychiatrists:a randomized-controlled trial[J]. Soc Psychiatry Psychiatr Epidemiol,2017,52(2):175-182.

[41]卢一洲,相霞. 音乐疗法治疗精神分裂症的研究进展[J]. 黑龙江科学,2021,12(18):42-45.

[42]LUO H,LI Y,YANG B X,et al. Psychological interventions for personal stigma of patients with schizophrenia:a systematic review and network meta-analysis[J]. J Psychiatr Res,2022,148:348-356.

[43]唐艳,张秀翠,龚逸飞,等. 正念训练对精神分裂症和抑郁症患者快感缺失症状的疗效比较[J]. 心理月刊,2021,16(16):28-29.

[44]SHE P,ZENG H,YANG B. Effect of self-consistency group intervention for adolescents with schizophrenia:an inpatient randomized controlled trial[J]. J Psychiatr Res,2016,73:63-70.

[45] VALENCIA M,RASCON M L,JUAREZ F,et al. A psychosocial skills training approach in Mexican out-patients with schizophrenia[J]. Psychol Med,2007,37(10):1393-1402.

[46] BIGHELLI I,SALANTI G,REITMEIR C,et al. Psychological interventions for positive symptoms in schizophrenia:protocol for a network meta-analysis of randomised controlled trials[J]. BMJ Open,2018,8(3):e019280.

[47]TAKSAL A,SUDHIR P M,JANAKIPRASAD K K,et al. Feasibility and effectiveness of the integrated psychological therapy(IPT)in patients with schizophrenia:a preliminary investigation from India[J]. Asian J Psychiatr,2015,17:78-84.

[48]严云鹤,李瑾. 个案管理模式在精神分裂症患者中的应用研究述评[J]. 中国

社会工作,2020(9):17-22;30.

[49]SOLAR A. A Supported Employment linkage intervention for people with schizophrenia who want to work:a survey of patients´views[J]. Australas Psychiatry,2015,23(2):163-165.

[50]BECHI M,SPANGARO M,BOSIA M,et al. Theory of Mind intervention for outpatients with schizophrenia[J]. Neuropsychol Rehabil,2013,23(3):383-400.

[51]CHIEN W T,THOMPSON D R. Effects of a mindfulness-based psychoeducation programme for Chinese patients with schizophrenia:2-year follow-up[J]. Br J Psychiatry,2014,205(1):52-59.

[52]SHEPHERD T A,UL-HAQ Z,UL-HAQ M,et al. Supervised treatment in outpatients for schizophrenia plus(STOPS+):protocol for a cluster randomised trial of a community-based intervention to improve treatment adherence and reduce the treatment gap for schizophrenia in Pakistan[J]. BMJ Open,2020,10(6):e034709.

[53]WANG Y,ROBERTS D L,XU B,et al. Social cognition and interaction training for patients with stable schizophrenia in Chinese community settings[J]. Psychiatry Res,2013,210(3):751-755.

[54]REN Z,WANG H,FENG B,et al. An exploratory cross-sectional study on the impact of education on perception of stigma by Chinese patients with schizophrenia[J]. BMC Health Serv Res,2016,16(1):210.

[55]崔慧茹,王继军. 精神分裂症社会动机损伤的研究进展[J]. 中华精神科杂志,2021,54(3):219-223.

[56]李谷静,张丽蓉,米莉,等. 舞动治疗:一种自下而上的精神分裂症干预探索[J]. 心理科学进展,2021,29(8):1371-1380.